超初心者用・鍼灸院治療マニュアル

即効性のあるテクニック

北京堂鍼灸代表
淺野　周

前書き

その昔、柳谷素霊は五十肩で腕の挙がらない患者を一回の鍼で挙がるようにしたという。また『鍼灸開業・繁栄の秘訣』には、患者を一回の治療で回復させれば、近所から集まった人々が驚くので宣伝になると書かれている。昔は娯楽がなかったから鍼治療も見世物的な意義があり、往診先の人々が珍しがって集まって来るので、その効果を目の当たりにさせ、鍼を世間に知らしめるとある。中国でも小針刀のDVDなどを見ると、45度ぐらいしか腕の挙がらぬ患者に治療し、やはり一回で耳まで挙がるように改善させている。

鍼の効果を中国では「手到病除」という。手で病巣を取り除くように痛みが消えることから出た言葉で、鍼には即効性がある。しかるに現代では「五十肩が一発で挙がる」とか「ギックリ腰が一発で普通に歩ける」などの話は聞かない。「五十肩を一発で挙げる」方法を習ったはずの柳谷素霊の弟子ですら、「あれは先生にしかできない。同じようにやっても効果がない」と嘯《うそぶ》いているらしい。平成の初めにＮＨＫで筑波大学の鍼治療を取り上げていたが、五十肩患者の手が刺鍼前より1センチほど挙がるようになっただけで、角度にしたら1度程度、とても「一発で手が挙がる」というには、ほど遠いものだった。水平にまで挙がらない腕ならば、一回の治療で少なくともプラス40度ぐらいは挙がるようにしないとインパクトがない。柳谷素霊の刺鍼技術は、後継者がおらず途絶えたらしい。

確かに「五十肩を一発で挙げる」とか「ギックリ腰を一発で歩けるようにする」など、昔に言われていたような治療をすれば、その効果に驚いて患者が知り合いを紹介するだろう。そして都会なら三年もするうちに患者の溢れる鍼灸院となる。「ここが混むと予約が取れなくなるから紹介しない」という患者は少ない。どのみち将来は予約が取れなくなるものならば、自分の知り合いから詰めていこうと考える人が多い。だから「私は一回で治してしまうので、患者が来ない」と豪語する治療者がたまにいるが、それは勘違いなのである。日本人なら鍼治療の効果がない場合、特に関東人は「あなたの鍼は全く効きませんでした」などと傷つくようなことは言わない。匿名のハガキなら本当のことを書くが、一般には「一回で治ってしまったのでキャンセルします」と婉曲《えんきょく》に伝えてくるはずだ。

本当に一回で治ってしまうこともあるが、その場合あとで必ず知り合いを紹介してくる。紹介者は「一発で良くなると聞いたけど、信じられなくて」と言ってくる。本人が身体に悩みを抱えている年齢なら、その周囲にも一人や二人は同じような不調を訴える知人がいるはずだ。とにかく本当に効果があれば、友人や同僚、そして身内を必ず紹介してくる。だから百メートルごとに鍼灸院があっても、芋づる式に患者が増えるので十分やっていけるはずだ。潜在的な患者が多いし、行列を成している整形の患者は、あらかた鍼灸のほうが効果も良い。先に鍼灸院へ来て、治らなければ整形というのが本来の姿だ。そうなれば保険診療の患者は減り、医療費の国家負担も少なくなり、患者が支払う交通費や治療時間も省ける。

さて鍼治療の方法だが、鍼灸学校を卒業しても、学校で効果的な治療方法など教わらない。なぜなら治療技術を持っている鍼灸師ならば、治療所の先生が治療せずに他所《よそ》へ講義に行くことなど、患者が許さないからだ。そんな暇があれば自分たちを治療してくれと言う。だから患者さんが必要としない鍼灸師しか、治療所を離れることを許してもらえない。治療技術を持った者は、はなっから学校講師や講演会などしない。だから治療技術を持たない鍼灸師に習った学生は、当然にして教師になるか講演者として稼ぐか介護職に就《つ》くかという道しかなく、治療したところで患者さんにインパクトを与えられる結果が出せず、痛み止めを処方する整形に負けてしまう。だから開業したところで、宣伝しなければ先細りとなって閉院する。また来ている患者さんが治らなくても、なぜ治らないのか理由も分からず、考えても原因を究明できないので、ただただ治らない方法を継続する。そこで電気を流して鍼麻酔によって痛みを和らげようとする鍼灸院が増え、鍼灸は一時凌ぎだと思われて信用を失い、新たな患者さんの紹介もなく、先細りになって閉院する。だからマッサージや按摩をせず、鍼だけで食べていくことが鍼灸業界では至難のわざと言われている。

鍼灸院を開業するのは簡単だが、それを維持して患者を増やし続けることは難しい。だが現実に鍼灸院を開業し、宣伝しなくとも鍼だけで食べていく人もいる。私は何人もの鍼灸師を教えたが、いずれも鍼だけで開業し続けている。それは彼らが、鍼だけで食っている私に鍼治療院をやってゆく方法を教わったからだ。その方法を踏襲《とうしゅう》しているから食っていけているに過ぎない。だから鍼で食っている人に教われば、たいがいは誰でも鍼でやっていける。それが下積み時代なのだ。鍼の治療現場に入り込み、患者に様々な質問を浴びせる。どうして通ってきているのか、これまでの治療院ではどうだったのか、どうやったら効果があったのか、どんな症状に効果があったのか、その方法を患者に尋ねる。それを集めて選別すれば、効果的な方法だけ蓄積できる。だから現場に入り込んでも、患者さんや治療者に治療効果がどうだったかすら質問しないようでは開業できる見込みがない。そしてその治療法に効果がないと分かったら、直ちに治療法を改める。効果もないのに同じ治療法を繰り返していたのでは上達はない。したがって患者さんから効果的だった治療方法を聞きだすのが最良の勉強方法となる。昔から「患者が最良の師」という。患者を診なければ、いつまで経っても技術の進歩はない。患者が「効果が今ひとつだった」と言えば、その治療法を捨て、「効果があった」と言えば採用する。このことは中国の鍼灸書にも「効果なければ他の方法を採用し、効果があれば変えずに続ける」と明記されている。

鍼灸学校の先生になりたければ、鍼灸学校へ行って講義で食っている先生に教わればよい。講演で食っている先生になりたければ、講演で食っている先生の弟子になるとよい。だが鍼治療だけで食いたければ、鍼治療だけで食っている人に教わらなければならない。そうすれば教えてくれた人程度には食えるようになる。私は翻訳して本を書いてはいるが、それによる収入はほとんどないので、実際には鍼治療だけで食っている人間といえる。そもそも鍼治療だけで食っていける人ならば本など書かないので、私も著作収入で食っていると誤解される。しかし鍼で食えない人や、食っていこうと考えている人のために書いている。だから私に限らず、治療できる先生に習った治療法を自分の患者で試し、効果がなければなぜ効果がなかったのかを先生に尋ね、助言に従って改善していけばいい。最初から上手くはできないのだ。見た目は先生をそっくり真似ても、実質が全く違うこともあるのだ。

私が本書を作ろうとした理由だが、前に某鍼灸学校の教師の要請で『鍼灸院開業マニュアル』を書いた。それを読めば、何とか開業して食えるだろうという内容だった。しかし学校の実習で持ち運べるように薄くしたため、治療法についての内容は限られたもので、何とか開業を続けられるだろうという程度の代物だった。鍼は即効性が命なので、効果がなければ開業を続けられない。だから治療法が最も重要なのだが、現在の私は還暦を過ぎ、腎臓も悪くして、このまま昇天したら世間で言われている北京堂の治療も、弟子によって様々な流派になってしまうのではないかという危惧もあり、本書を作成することにした。『鍼灸院開業マニュアル』では治療院の開業方法が先にあり、後半が治療法を載せている。それでは具体的に分からないという声に応えて『鍼灸院開業マニュアル』ＤＶＤも作成した。しかし本書は北京堂の鍼治療法が中心で、開業方法のスペースは僅かだ。鍼灸院は歴然とした結果を出さなければ患者が集まらないし、患者に治療できなければ、その治療法の有効性を判定することもできない。だから治療法をマスターするには患者を集めなければならないし、読んだ書物の治療法を実施するには、治療マニュアルが決められている他人の鍼灸整骨院で鍼をしていてはダメなのだ。治療法と開業は、車の両輪だ。雇われている鍼灸院では、そこの治療方針があるため自分が試したい治療ができない。だから自分が試してみたい治療をしたければ、開業することが必須となる。だから自分の患者による新患紹介を実現する治療法は、最初の新患を呼び込んでくる宣伝方法と切り離せない。最初のスタート患者がいなければ、患者の広まりようがないからだ。

私は腎臓を悪くして入院したが、病院における腎臓病の最多は糖尿病だった。その次が薬物原因らしい。私のような原因のない腎臓患者は少なかった。糖尿病で透析を受けるのは大部分が自業自得といえるが、薬物原因は本人の責任ではない。

人は痛みがあれば整形へ行き、整形は簡単に痛み止めを出す。しかしロキソニンは腎毒性があり、リリカには肝毒性があり、横紋筋融解を引き起こす痛み止めすらある。それによって透析になったり、肝不全となったり、寝たきりになって動けなくなる。だから痛みを即座に和らげる鍼治療は、現代で必要とされる技術だろう。

私の知人である張仁先生は「難病こそ鍼灸の目的だ！」と言う。私は「重篤な不良作用のない鍼による痛みの解消こそ、痛み止めによる腎不全透析を減らし、医療費削減の助けになる」と考える。腎不全となった人を鍼治療で治すという分野は内臓疾患の得意な鍼灸師に任せるが、私は腎不全を生み出す痛み止めを使わせないようにすることで透析を防ぐことが自分の務めと思っている。張先生と私は考えが違うものの、各々の分野で理想を追求していることに違いはない。張先生は緑内障の治療法を覚えるため、住んでいた新疆から遠く離れた新郷にて一カ月ほど泊まり込んで治療指導を受けたという。やはり現場で実地に教わったから一カ月ほどで技術を会得できたのだろう。本を読んで試しながら治療していたのでは、その技術を習得するのに何年もかかったのではなかろうか？

鍼灸学校を卒業して三年も経過すると、怖くて鍼が打てなくなってしまう。だから卒業して三年以内に、誰でもいいから鍼をさせてもらい、即効性のある治療法をマスターしなければ開業を続けてゆくことができない。治療方法はたくさんあるので片端から試してみないと分からないが、三回試しても効果のない治療法ならばさっさと捨て、次の治療法を試さなければ三年のタイムリミットに間に合わない。効果のある治療法ならば一回の治療でも患者をビックリさせられる。患者は東洋医学に、西洋医学にはない不思議さを期待しているので、不合理な話だが驚くような効果を上げないと「やっぱり民間療法は気休めか」と思われてしまう。だから卒業したら直ちに現場に入って教わらねば間に合わぬ。講演や勉強会に無駄銭を払うより、そこの講師の治療所を見学するほうが有益だ。

私は学生時代に木下晴都の『針灸学原論』を読んで影響され、中国では朱漢章の『小針刀療法』に共鳴した。私は臨床で、あまりに大腰筋が固い患者に対して、太い長鍼をペンチで切ってグラインダーにより刃を付け、まさに小針刀のようにして刺そうと考えたことがある。その一年後に朱漢章の『小針刀療法』が出版され、(ちょっと小針刀はイメージと違って太すぎるけど、まあいいか！）と思った。考えることは皆同じだ。小針刀は書物で理論的に共感したが、朱漢章のDVDを見たときは驚いた。本当に水平にまで挙がらない腕が、十秒ぐらいの治療で耳付近まで挙がるようになったのだ。角度にして45度ぐらいは変わっただろう。これぐらいのインパクトがなければ、誰も鍼治療を宣伝してはくれない。当時の一九九〇年代の中国では、鍼灸の弁証治療が廃《す》たれ、小針刀や新九針などが台頭《たいとう》して来た時代だった。そのため特に朱漢章の小針刀には思い入れが強い。本治療は、木下晴都と朱漢章の二人をパクッた治療法といえる。本書は北京堂で鍼治療を教わる人のテキストとして作成したが、同一人物が書いた本は変わり映えしない内容の書籍となる。本書も『鍼灸院開業マニュアル』と重複する部分が多々あるが、マニュアルは開業を中心に書いており、本書は治療を中心にして、患者さんに対する細々とした注意を省くようにした。同じ内容では『開業マニュアル』が売れないためだ。また、同じ中国鍼灸でも、本書の内容は日本で知られている中薬の補助として鍼灸が使われる弁証治療と性格が異なり、鍼灸を主とした解剖中心の三部取穴による中国鍼理論である。

なお本書の内容は、『霊枢』の官鍼篇を中心にしている。

浅野　周

目次

八　各種疾患……78

一　北京堂の鍼治療理論

まず「なぜ鍼が効くのか」という命題に対し、それを現代の患者さんに説明し、納得してもらわねばなりません。理論がなければ、治らなかったときに、どこが間違っていたのか原因を探し出せません。また自分が納得ゆかないような理論に基づく治療を、自信を持って患者さんに勧められません。だから理論が必要なのです。

中国医学は証明ではなく、比喩を用いて説明します。例えば雨が降れば芽が出て植物が生え、その植物が木に育って燃えると火が起こり、火が燃えたあとは灰となって土に還り、土地からは鉱石が出て金属が生まれ、金属には朝露が着いて水となり、それが天に昇って雨となり地上に降り注ぐ。物性とは、すべてこのように五行で分けられる。同じように漢方薬も、すべて比喩を用いて説明します。

ところが現代になり、地表がアスファルトやコンクリートで覆われると、雨が降っても植物が生えない。そもそも大昔のように大地が一面に広がり、そこらじゅうに樹木の種が落ちているという状況ではないから、雨が降っても芽が出ず、固いコンクリートでは根も張れない。薪を使う時代でもなく、ガスを使うから火が燃えても灰が残らない。鉱石から金属が生まれることと、金属表面が冷えると露が着くことは現在でも同じだが、そもそも露は植物の葉や蜘蛛の巣にだって着くため、金属だけの特性とはいえない。このように五行説は現代において破綻している。

そして天人合一という思想。人は直立する唯一の動物である。蛇は地を這い、鳥は空を飛び、動物は四つ足で地を駆ける。生物のうち人だけが直立するので天地と一致しているという比喩論。人が小さな天地（小宇宙）だからこそ人と天地は対応しているのであり、人の頭が丸いから天は丸く、そして足が四角いから地は四角いと『霊枢』邪客篇に書かれている。これは古代で地球の形など確かめようがなかったため、言ったもん勝ちのところがありました。ところが現代では天から地球が眺められ、地面が丸いことが分かっているので、人と天地が対応していないことが知られてしまった。宇宙の形は丸かどうか分からず、地面の形は四角でなく丸い。これでは人が小さな天地だと主張しても、反論こそあれ説得力がない。人体と身体の一部が対応していることはＤＮＡで証明されているといっても、その時代には遺伝子工学もなかった。

また人々が権威者の言うことをそのまま受け入れなくなってきました。すぐに反証を挙げるし、反証を挙げないまでも心の中では小馬鹿にしている。そこで宗教的な形而上学ではなく、現代人でも説得できる治療理論が必要となってきます。良導絡なら、なぜ電気が流れやすくなることが治癒に繋がるのかを説明しなければならないし、脈診なら橈骨動脈の位置から内臓の状態が推測できる原理を説明し、対応していることを証明せねばなりません。車が四足動物と似ているからといって、ガソリンを食べ物、排気ガスをオナラに喩え、自動車がこうだから四足動物も同じはずという人はいません。

ただ「イメージ的にそうなのだ」とか「昔の本に書いてあるからそうなのだ」では、現代では誰も納得しない。昔と現在では、古代人にとっては魔法使いを見るように、現代人が昔と変わってしまっている。事実に基づいた因果関係の説明でないと患者を納得させられません。

鍼には様々な流派があり、それぞれ独自の治療理論を持っています。北京堂でも同じく、主に中国の文献に書かれた様々な内容を治療の根拠にしています。

まず北京堂の理論では、やはり中国と同じく主に『霊枢』に基づいています。そこには「通じなければ痛む」とあります。通じない物とは経絡であり、経絡は経脈と絡脈、つまり血管の総称です。血管内には血液が流れていますが、中国医学では血液が気によって運ばれていると考えます。つまり風を含めた大気が肺に取り込まれて血液と結合し、動力となって血管の中で血を循環させる。だから気が滞れば血も進まなくなり、組織が栄養されなくなるから痛みが起きると考えています。そこで血管の詰まりを取り除くために、鍼を突っ込んでパイプのように掃除する。そうすれば血管が再び通じるようになって血が循環して組織が栄養され、病は自然に治る。そのような血管が詰まっている場所を『霊枢』刺節真邪などでは「索」、表面血管なら「横絡」と呼んでいます。索はロープの意味で、柔らかい筋肉が紐のように凝り固まった部位、横絡は血液が滞って怒張した部位です。そこに鍼したり血を出したりして、索や横絡を消すことが治療となります。もちろん北京堂の治療では古代の理論をそのまま引用しているのではなく、そこに古代理論では存在しなかった神経をプラスしています。

まず北京堂では、神経が圧迫されて痛みが発生するとしています。もちろんすべての痛みが神経の圧迫から起きるわけではないので、筋肉による神経圧迫から起きている痛みに絞って鍼の治療対象としています。この圧迫段階には三つあり、①初期は筋肉が少し神経を圧迫して、神経がパルスを発生させている状態。これが知覚神経を圧迫していればジリジリと痺れるような感覚や圧迫感が脳に伝えられ、運動神経なら筋肉を少しずつ収縮させて緩まなくし、筋肉付着部に圧痛をもたらす。②次に筋肉が神経を圧迫し、神経が激しくパルスを発生させている状態。これが知覚神経を圧迫しているなら締め付けられるような痛みとなって脳に伝えられ、運動神経を圧迫しているならばチックのような不随意の痙攣となります。③そして最終段階が、筋肉が神経を強く圧迫し、神経からのパルスを遮断している状態。これが知覚神経を遮断してれば感覚は脳に伝えられないので知覚がなくなり、運動神経を遮断していれば脳からの命令が伝わらないので筋肉が動かせないと考えます。だから手足が動かないとか感覚のない場合が最も進行しており、治療時間がかかるというのが北京堂の痛み理論です。

本来は柔らかくて収縮性のある筋肉ですが、使いすぎて酸素不足になったり、不完全燃焼によって筋肉内に疲労物質ができると、筋肉が縮んで固くなります。また廃用性萎縮といって脳卒中や寝たきりなどで動かなくても、静脈の血液が循環しなくなり、静脈が滞るため動脈からの血も通わなくなります。動脈の先に静脈があるので、静脈が塞がれば動脈も流れにくくなります。血液が流れないと筋肉は酸素不足となり、筋肉が縮んで固くなります。筋肉が収縮し続けると、運動神経を圧迫刺激して筋肉に収縮パルスが発生し、その循環を繰り返して自然では柔らかい筋肉に戻らなくなります。その理由は筋肉が一旦収縮すると、神経だけでなく血管も圧迫するからです。締め付けられた神経は、知覚神経なら痛みとなり、運動神経ならパルスを出して筋肉を収縮させ、ますます筋肉の収縮を激しくします。また筋肉の中には血管が通っているので、筋肉に圧迫されて血が流れなくなれば体温が伝わらずに冷たくなり、酸素を含んだ血が流れてこないため筋肉の萎縮が進みます。これを『素問』痹論は「冷えによる痛みを痛痹」として、冷えが痛みと最も関係が深いことを述べています。このような収縮した筋肉に鍼を入れ、20分ほど置きます。すると軸索反射によって血管が拡張し、血流が回復して酸素が運び込まれ、発痛物質が運び去られて固まった筋肉が緩み、筋肉による神経や血管の圧迫が解消します。血液が流れれば酸素不足も解消され、筋肉の凝りは和らぎ、血が循環して筋肉内の疲労物質が全身に運び去られ、腎から排出されます。血液循環が回復することによって筋肉内に留まっていた局所的な疲労物質が全身に行き渡るので、鍼治療のあと脳は運動したあとのような眠気を感じ、ちょうど筋肉痛のような状態になります。筋肉痛と凝りの違いは、筋肉痛は筋肉内に疲労物質があっても筋肉が柔らかいので血液により運ばれますが、凝りでは血管が筋肉に締め付けられているので疲労物質が代謝されません。つまり筋肉痛と凝りの違いは、痛む筋肉が固いか柔らかいか、代謝産物が運ばれるか否かの違いなのです。そして凝滞した血液を、鍼によって循環させることで凝りを筋肉痛に変えるのです。これが木下晴都の『針灸学原論』に書かれた内容です。逆に言えば、せっかく鍼で筋肉を緩めて血管の抵抗をなくしても、心臓とか循環器が悪ければ血液循環が回復せず、また貧血や生理前のように血液の少ない状態でも効果が悪いことになります。北京堂は木下理論に従って治療しています。

もう一つの柱は朱漢章の小針刀理論です。これは摩擦などによって筋膜が破れ、筋膜どうし、あるいは筋膜が骨と癒着したり、筋肉自体が瘢痕化することにより、筋肉の運動が制限され、動かしたときに血管や神経へ張力や圧力がかかり、神経に力が加わるために痛むとする理論です。そうした筋膜の癒着を剥がしたり、瘢痕化した部分を治すため、朱漢章は「小針刀」という道具を考え出しました。もともと針刀は骨を切るために朱漢章が考えたものですが、それを小さくして癒着した筋膜を剥がす目的に使い、小針刀と命名しました。現在の中国にて小針刀は、新分野の鍼技術として教科書に採用されています。一般に小針刀の直径は０・６～１・２ミリですが、０・３５～０・６ミリに細くした刃鍼という鍼も登場しました。これは鍼尖を横に並べたような先端構造をしています。ちょうど火鍼が三頭火鍼になり、平頭火鍼へと進化したのと似ています。刃鍼は毫鍼の鍼尖を並べた、マイナスドライバーのような尖端構造をしているので、毫鍼よりも効果が強いです。

小針刀は刺入したあと動かして筋膜の癒着を剥がす目的に使われましたが、刃鍼は縮んで伸びなくなった筋線維を切り、血管の圧迫をなくすことで組織の血液循環を甦らせようとするものです。その作用は、血液循環の回復を促すという面で毫鍼に近いのですが更に強力です。あまりに収縮しきった筋線維は鍼を刺しても緩まないので断ち切ってしまうより方法がありません。つまり索を断つのです。

最後に刺絡抜缶ですが、これは凝滞した血液を体表の静脈から取り除くことにより、静脈内における血の滞りを解消し、新たな動脈血を組織に流れこませようという方法です。これを「古い血があれば新血は生まれず」と呼んでいます。道路に事故車があれば渋滞して車が流れないので、事故車両を撤去して流れるようにしてやるようなものです。しかし体表からしか出血させられないので、背中とか頭のように筋肉の薄い部分しか血液循環を改善できない欠点があります。だから北京堂では、あまり刺絡をやりません。刺絡抜缶の効果があるのは主に虫刺されです。蚊や南京虫に咬まれたら、すぐに腫れた所へ三稜鍼を刺し、抜缶で透明な液を吸い出せば、痒みが直ちに止まります。中国でも毒蛇に咬まれたときや毒虫に刺されたときに抜缶を使います。

以上に共通した理論は、圧迫された血管の圧力を除いたり、滞った血を取り除くことによって血液循環を回復させ、組織に新しい血液と酸素を供給して治そうとする理論です。

寒は中国医学で収縮させると言います。冷えや寒さは金属などを収縮させ、液体を凍らせて、血液を流れにくくするために痛痺が発生するとしています。そこで鍼治療して血流が改善したあとは、できるだけ保温して冷やさないようにします。しかし熱痺というのもあります。中国医学では中暑と呼び、日本では熱中症と呼ばれますが、以前には日射病や熱射病と呼んでいました。中暑もひどくなると血流が悪くなって手足が冷え、寒がります。それを回りくどい解説ですが、中医では熱が激しいために、体内で盛んになった陽が陰を身体から追い出し、陰が体表に浮いてくるため身体が冷えると説明していました。これは高熱などで暑くなると、体内の陽が強くなりすぎて陰を排斥し、陰液は汗として体表から出て行くため血液の液がなくなり、浮かべる水がないため小船が進めない状態になったと考えます。水液がなくなるため血液が経脈を流れなくなり、血脈が通じなければ痛む。まさに寒と同じように血液循環を障害し、血が流れなくなって痛みになるわけです。だから寒くても血管が収縮して血液が流れず、暑すぎても血液の水分が奪われてドロドロし、血が流れなくなるのです。それではせっかく筋肉を緩めて血管の圧迫を除いたところで、肝心の血液がサラサラでないため血液循環が起きません。だから水分補給しなければ陽熱によって血液から陰である液体成分が汗となって追い出され、血液がドロドロになって流れにくくなり、やはり熱痺となります。これを防ぐには、刺鍼後には保温するだけでなく、水分補給が重要となります。水分といっても糖分入りはダメです。糖分は血液をドロドロと粘っこくさせるので、普通の水を飲んで血液をサラサラにします。昔、上海万博では福原愛が案内役を務めましたが、突然腹痛になって倒れたそうです。それは真夏の上海が暑すぎ、汗をダラダラかいたため血液中の水分が奪われ、血液が流れてこないため大腰筋が酸素不足となって痙攣し、それで腹痛が起きたようです。だから水分補給をしなければ、筋肉が痙攣して頭痛や吐き気、腹痛や筋肉痙攣が起きます。そこで鍼の効果を高めるためにも水分補給をします。中国ではインフルエンザになったとき、高熱で汗をかくのでなるべく水分補給をするように指導されます。

つまり、鍼治療をしたあとは水分補給が必要ですが、それには血液をドロドロにする糖分入り、あるいは利尿作用のあるカフェインやアルコールは不適切です。

二　治療理論の根拠

以上が北京堂の鍼治療理論ですが、理論には裏づけが必要です。鍼治療の仕事を長く続けていると、患者が痛みを訴えてくる部位は、かなり筋肉が凝り固まっていることが経験的に分かってきます。マッサージ師や按摩師ならば、その筋肉の固まりをほぐすことでしょう。しかし鍼師ならば、その固まりに刺鍼して緩めます。どうして固まった筋肉に刺鍼すると筋肉が緩むのか？

鍼をすると刺鍼した周囲が発赤します。発赤は毛細血管が拡張していることを示しますが、鍼すると血管が拡張することによって血流量が多くなり、新鮮な血が運ばれてきて病態が改善するというのが木下晴都の主張です。彼は神経による軸索反射によって毛細血管が広がり、血管が太くなることで血流量が増え、酸素不足を補って筋肉の収縮が除かれるため、神経の圧迫が消えて痛みの悪循環を断ち切ると『針灸学原論』で主張しました。しかし体表の毛細血管が広がるのが見えるからといって、筋肉内部の血管まで拡張して血流が改善するのでしょうか？　それを証明するために中国では、腕を水槽に浸し、腕と水槽の水位に印を付け、腕へ刺鍼してから水槽に戻すと、元の水位より水の体積が増えているという実験をしました。水位が上がっていれば刺鍼前より刺鍼後は、腕の体積が増えたことになります。その水位の増え方は皮膚表面の血管拡張だけで説明できず、腕の筋肉内部の血管が広がって血液量も増えたとしなければ、それほど大量の水が押しのけられる説明がつかないものでした。だから刺鍼したあとに血管が拡張し、腕の体積が増えたと考えられるのです。また刺鍼後にサーモグラフィで温度が上がることからも、体表の血管が拡張して血流量が増えていることが分かります。

刺鍼部位の血液量が増加するのは、血管に対する締め付け抵抗がなくなるからだとされています。つまり血管周囲の筋肉が緩んだため血管が広がり、血流量が増えることで腕の体積が膨張し、温度が上がったわけです。これは刺鍼した筋肉が柔らかくなることからも、触ってみれば確かめられます。筋肉が柔らかくなれば、筋肉によって締め付けられた血管が解放されて血流が改善し、その部分の栄養補給や酸素不足が解消されて、傷ついた組織の回復が促されます。また、筋肉による神経の締め付けがなくなり、それが知覚神経であれば痛みが消え、運動神経であれば筋痙攣がなくなります。

直接的な痛み治療は以上ですが、それだけではなく脊柱起立筋である棘筋には自律神経の後枝が入っているので、内臓の異常が背中の痛みとして反映されています。つまり膵臓の痛みや胆囊の痛みが背中の痛みとして感じられるため、心臓の痛みも背中まで通ると古典鍼灸の本に書かれています。つまり自律神経は、前枝を内臓に出して内臓を調節しながら、後枝を棘筋に出して筋肉を収縮させているのです。だから背中に痛みがあれば、背中の筋肉が硬くなっているのであり、その硬くなった筋肉に締め付けられて自律神経の後枝は興奮している。その興奮が自律神経節に伝わって、自律神経の前枝も興奮するから内臓が異常となる。だから後枝の興奮を鎮めれば、自律神経節を介して内臓の異常も解消する。それが背中の足太陽膀胱経に五臓穴が並んでいる理由です。

また上半身は手経で治療し、下半身は足経で治療するという下合穴の原則も、手の神経は首から出ていて、首には横隔神経や迷走神経があり、それが心臓の裏や胃を通っていることから、手経を使って頸筋に影響を与え、さらに首の星状神経や迷走神経から心臓や胃などに影響させる原理も説明できます。胃は横隔膜から下にあるのに上半身とは不思議な話ですが、古代では胃痛を心窩部痛と捉えていたのです。だから心痛と真心痛を分けて考えている面があり、心痛は胃痛なので治るが、真心痛は心臓の痛みだから助けようがないと考えていました。実際に胃を支配する迷走神経は頸を通っているので説明もつきます。そして下半身の臓器は腑が多く、胃や大小腸に行く自律神経は大腰筋の中を通ることから、足三里などの坐骨神経分枝を刺激することによって大腰筋に影響を与え、大腰筋の中を通る自律神経の刺激をなくそうという原理です。もちろん古代では、そうした神経と自律神経の関係を意識してはなかったのでしょうが、「腑病には下合穴を使う」という記載が、こうした「風が吹けば桶屋が儲かる」式の治療を経験として生み出したのでしょう。つまり筋肉による神経の締め付けを緩めれば、痛みや冷えばかりでなく、内臓疾患も調えられることになります。それが北京堂の古代理論の応用です。

三　鍼の刺入ポイント

『素問』では索と呼ばれる筋肉硬結へ刺鍼するか、横絡と呼ばれる血絡を刺すことが主になります。そこで鍼治療では全身を触り、皮下で硬くなった部分を探す切経《せっけい》か、血絡を探す望診が中心になります。しかし北京堂では、そうした手によるポイント探しはほとんどしません。それは私の学生時代の出来事に原因があります。鍼の実習で先生が生徒の腕を触り、「ほら、ここに硬結があるだろう。みんな触ってみろ」と言いました。私が「そうですね」と答えたのですが、触ったところで誰も硬結が分からない。それで「あいつは先生の言うことに合わせているだけだ。だから先にあいつに触らせて、それから先生が同じ場所を指すのか確かめよう」ということになり、私は三～四人に捕まって一人の学生の腕を診させられることになりました。そして診た学生を先生の所に連れて行って確認すると、やはり同じ場所を指して「ここにある」と言います。そこで同級生たちは「そういうのってあるのかなぁ？」と半信半疑に頸を捻っていました。それを見て私は「硬結みたいな皮下の反応点は、誰にでも分かるものじゃないのだ」ということを悟りました。指先の感覚に頼った治療ポイント探しは、誰にでもできるものじゃない。ならば指先に頼らない治療ポイント探しを開発しなければなりません。

どこに治療ポイントを求めるのか？　私が中学生のとき、読売新聞が世界的に有名なドイツの整形外科医を呼んで来て講演させたことがあります。その講演内容は新聞に連載されていました。その経験は「神経と筋肉が垂直に交わる部位が痛みの発生源となる」というものでした。例えば三叉神経痛などは、神経と一緒に頭蓋骨から出ている血管が動脈硬化を起こし、動脈が膨らんで神経を圧迫するから痛むわけで、痛みを止めるためには神経と血管が出ている頭蓋骨の穴を広げなければならないというものです。そこは血管が神経を圧迫しているといっても、やはり神経と筋肉が垂直に交わっているポイントには違いありません。北京堂といえばご存知の大腰筋刺鍼も、神経が骨から出るところで大腰筋と交わっています。また梨状筋も、坐骨神経と垂直近く交わっています。だから解剖的に神経と筋肉が垂直近く交わっている部位が治療ポイントだということです。なぜかといえば神経の走行に沿って筋肉があれば、筋肉が収縮しても神経はあまり圧迫されません。例えば大腿後面では神経が筋肉と平行に走っているので圧迫されにくいのです。それに対して大腰筋や梨状筋では筋肉の中を神経が通っていることが多く、筋肉が強く収縮すれば神経が絞扼《こうやく》されて痛みます。だから神経が筋肉と垂直近く交わった部位が治療ポイントになります。これが北京堂鍼治療の第一ポイントです。

次に治療する深さです。学生時代に戻りますが、刺入深度については『霊枢・官鍼』の「九刺」に輸刺、分刺、毛刺があります。輸刺は経穴への刺鍼、分刺は分肉の間、毛刺はミリ単位の刺入で皮膚を対象としています。次が十二刺。輸刺は深く刺して熱いものを治す、短刺は骨まで鍼を至らせて上下に骨を擦るとあり、現在の掃骨鍼法《そうこつしんぽう》です。浮刺は浅く刺して肌の冷えを治すとあります。学校では習いませんが三刺では、浅刺して気に至り、再刺して血に至り、そして深刺すれば穀気に至るとして、穀気に至れば身体が自然に調整されると書いています。五刺は、浅い半刺、瀉血の豹文刺、筋肉の骨付着部を刺す関刺、筋肉を広く刺す合谷刺、骨まで到達させて骨が痛むように思える神経痛を治す輸刺が記載されています。深さについては三刺のような浅刺、中刺、深刺。あるいは五刺のように五つに分類するのが適当と思います。九刺や十二刺は深さだけでなく刺法の違いも述べられていますので、深さだけに限ると以上のようになります。分刺とは分肉間、これは筋肉と筋肉の間とも解釈されますが、骨と筋肉の間も分肉と呼ぶのです。

さて九刺には輸刺、分刺、毛刺。十二刺には輸刺、短刺、浮刺があり、毛刺と浮刺は浅刺、分刺と輸刺は深刺、短刺は骨を鍼で擦る刺法だから特殊な深刺です。

ここで筋肉の血流を考えてみるに、体表の筋肉は外気に晒《さら》されているので血管には大気圧しかかからず、冷えで血管壁が収縮する以外に血流障害を起こす要因は考えられません。しかるに深部の筋肉、特に骨に付着している筋肉は、例えば小殿筋など考えますと、下からは腸骨、上からは中殿筋に板ばさみにされて圧力がかかっています。だから中殿筋より小殿筋のほうが、筋肉内を通っている血管に外部圧力がかかり、血管は踏みつけられたホースのようになって、内部が流れにくくなっていると考えられます。また同じ腸骨筋ならば腸骨付近、つまり骨付近の血管が最も圧迫されて血流障害を起こしていると考えられます。大腰筋は下が腸なので圧力がかかりませんが、筋肉自体が厚いので中心部には半端ない圧力がかかり、やはり血管が圧迫されるでしょう。そうしてみると大腰筋や梨状筋のような骨のない筋肉は中心部が圧迫されやすいので輸刺、そして三角筋や小殿筋のような骨に付着している筋肉は骨との接地面が圧迫されやすいので短刺がふさわしいことになります。

いずれにしても浅刺が良いのか深刺が良いのかという問題は、実際に治療して比較してみないと効果のほどが確かめられません。そこで木下晴都は浅刺と深刺の効果を、患者によって比較しました。『霊枢』には浅刺も深刺も適応症がありますが、どのような症状に浅刺が効いて、どのような疾患で深刺しなければならないのか『官鍼』篇に記載があっても、健康人に鍼したところで効果のほどが分かりませんから、病人で試すしかありません。だから深刺が良いとか、浅刺が良いとかの問題ではなく、どの疾患にはどんな刺し方が効くのか知らなければならない。つまり開業して『霊枢』官鍼篇に記載された様々な刺鍼方法を試すことができなければ、いつまで経っても初心者のままというか、上達どころか鍼が打てなくなってしまいます。学校を卒業して鍼が打てなくなるまで、私は三年ぐらいとみています。浅刺は皮膚を破るだけなので、学校で散々やってきました。しかし骨付近までの刺入は、あまりやったことがないと思います。つまり深刺する人は浅刺したときの感覚が分かりますが、浅刺しかしたことのない人は、その先の深さの感覚が分かりません。未知の世界です。だからいろいろな物体に刺鍼してみたほうがいいし、また人体なら様々な深さを経験していたほうがいいということです。ただ注意すべきは、深刺では皮膚の浅刺と違って内臓を傷つける危険性が伴います。そこで『刺鍼事故』や人体断層写真集のような書物を読んで、どのように刺せば内臓を傷つけないで済むのか学習しなければなりません。そうでないと死の危険もあります。学生時代は「痛い鍼をすると患者が来なくなる」と聞かされますが、痛くない鍼をしても効果が感じられなければ、患者は時間の無駄だと考えて来なくなります。また、筋硬縮は徐々に進行するので、効果のない治療を続けていると「治療したら悪化した」との電話があったりするようです。だから最初に治療効果ありき、その次に切皮痛なく刺すことが大切になります。切皮痛なく刺すことは自分の身体で練習すれば上達しますが、一発で効果を出す治療法は病人の身体を借りないと学習できません。「痛くないけど治らない」という時間の無駄な場所へ行くのと、「痛いけど十回も治療すれば治る」という場所へ行くのと、どちらを患者が選ぶかは明白です。それなのにみんなが「痛くないけど治らない」という方式で営業しようとするので、競争も激しくて脱落していくのです。

ここでまとめると、骨にベッタリ付着している筋肉なら骨付近、両端だけ骨に付着している太い筋肉なら中心部分に刺鍼する。そして広背筋のような表面で薄く広がった筋肉は、北京堂では圧迫されないため血液が滞らないと考えていますが、それが鬱血している場合は梅花鍼で浅刺し、吸い玉によって滞った血を出せば、新しい血が入ってくると考えています。第二ポイントは、骨付近の深刺、筋肉への中刺、浅く広がった筋肉への浅刺と刺絡抜缶を使い分けるということです。

四　刺入感覚

鍼灸治療をして分かったのですが、皮膚が硬くて刺さらないという患者は稀《まれ》で、切皮ぐらいはできます。刺入ポイントを探して鍼を入れていきますと、最初に肌肉と呼ばれる脂肪組織に当たります。皮膚は硬いのですが、脂肪組織は柔らかいのでスイスイ入ります。次に筋肉層へ入ると少し粘っこくなります。最後に骨に当たると「コツン」と陶器にでも当たったような感覚がありますが、その直前に硬いゴムのような感覚があります。軟骨にでも当たったかのような感覚ですが、軟骨は鍼が入りにくくてもスコッと抜けるのに対し、硬くなった筋肉は粘っこくて抜きにくいのです。その違いは刺した鍼を引っ張ってみれば分かります。鍼は硬い皮膚を通過するときにチクッとし、皮下脂肪では軟らかく、筋膜で少し硬く、骨付近の硬い筋肉や硬結に当たるとゴムの塊にでも当たったかのような手応えになり、それと同時に患者は怠く痺れるような、あるいは重く締め付けられるような得気を覚えます。最後に骨に当たるとコツンというような、陶器にでも当たったかのような鍼の手応えがあります。治療ではズッシーンという得気が患者にあれば、そのあと5ミリ～1センチぐらい刺入します。『鍼灸大成』などには「刺入して、患者が驚いたら止《と》める」とありますが、得気して筋肉が収縮した

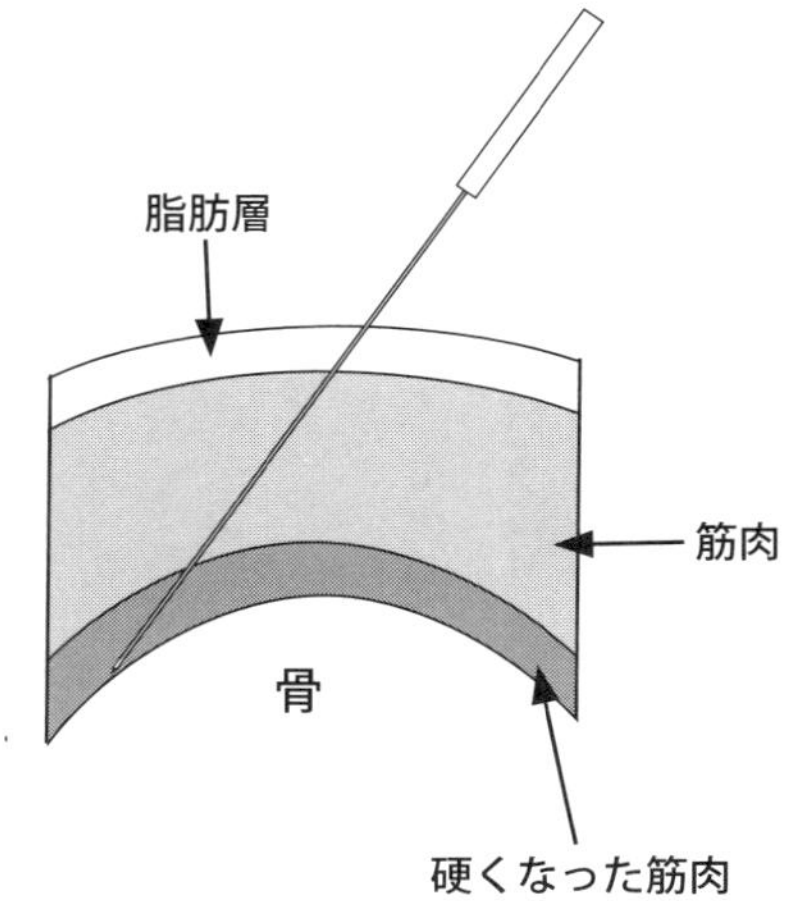

ため神経を締め付け、神経がビリビリして患者が驚いたわけで、そのときは硬いシコリに鍼尖が触れているわけです。だから鍼を入れていくと、病巣部に当たった途端に筋肉がビクンと動くことが結構あります。そのまま鍼尖が当たった状態で留めていると、硬いシコリが膨らんできて鍼が外に押し出されてしまいます。それで塊の中にいくらか留めて、シコリが膨らんでも鍼がシコリから離れないようにするのです。そうしなければ鍼がシコリから離れた瞬間に効果が消えますから、置鍼している意味がなくなります。これは鍼によって固まっていた筋肉の血流が増し、筋肉が膨らんで鍼を押し返した現象と考えられます。このような固まった筋肉は、太い筋肉の中心部や、骨にベットリ付着した骨面近くの筋肉に多く存在し、筋肉の骨付着部で骨の表面3～5ミリを覆っています。そうした骨膜表面の筋肉へ効率よく刺入するため、北京堂では骨と接線方向に鍼を刺入します。この方法は、硬い筋肉へ鍼が当たった瞬間にズッキーンとした痛みと、術者の手には硬くて粘っこいものに刺さった感覚がありますが、そうした感覚があってから5ミリ～1センチ刺入して置鍼します。上手い角度で入れないと、鍼が骨の遥か上空を通過したり、骨に当たって止《と》まってしまうので、何回か角度を変えながら接線方向に刺さるよう微調整します。こうすれば硬くなった骨表面の筋肉に効率

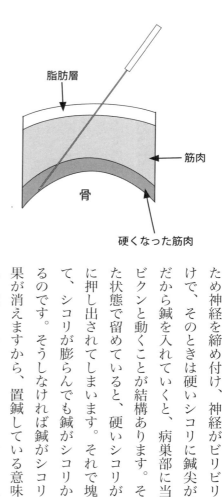

よく長めに刺入できます。ただ初心者では硬い筋肉に当たった感覚と、骨に当たった感覚の違いが分からない人が多く、刺入している途中で少し硬い筋肉に当たりでもすれば、「はい。骨に当たりました」と刺入を止《や》める鍼灸師がほとんどです。「当たりました」と止《と》めた鍼を、私がさらに1～2センチほど刺入すると、コツコツと骨に当たるような感覚があります。「骨に当たってないじゃないの！」と言うと、「はい。深く刺したことがありませんので」と言い訳する。これでは神経を圧迫している筋肉に鍼が入ってないので、見た目は同じように鍼が刺さっているようだが、効果には雲泥の開きが出ます。うちの弟子にも骨に当てられない者がおり、患者さんを紹介しても「治らないから」と戻ってきてしまいます。神経を締め付けているような硬い筋肉に当たっているかどうか確認するには、刺した鍼を引っ張ってみれば分かります。鍼を引っ張ったときに、入っている鍼が人差指と中指で挟んでズルズルと抜けるようならば硬い筋肉に入っていませんし、親指と人差指で強く挟んでようやく抜けるようならば硬い筋肉に刺さっています。なかなか骨付近の硬い筋肉を再現できなくて練習が難しいのですが、骨は素焼きの皿か、硬いプラスチックを使うと感覚が近いです。その皿の上にホームセンターから買って来たコーキング剤を1～2センチの厚さに塗り、その上に発泡スチロールを乗せます。そうしてコーキング剤が硬化するまで待てば、少しは実物に近い鍼枕ができます。骨付近の硬い筋肉の感覚を掴むには、東急ハンズやホームセンターからゴム板などを買ってきて、どれが骨付近の筋肉の硬さに近いのか鍼を刺して確かめて作れば、より実物に近い鍼枕ができるはずです。ＮＢＲとかＰｏｒｏｎとかセルスポンジなどを売っています。また安く済まそうと思ったら百均で青い地震衝撃パッドを買ってくれば、それに刺しても似た感覚があります。脂肪層は軟らかいので蒟蒻か綿でいいです。食べ物ならば羊羹《ようかん》でもいいです。皮膚は硬いのでビニール袋を被せます。素焼きやプラスチックの上に、これらのゴムを積み重ねて作った鍼枕で短刺の練習をすると、股関節が固まって動かなくなった患者さんの筋肉の感覚を再現できます。その鍼枕に鍼を刺入してゆき、最後の素焼き皿に鍼尖が当たると、コツコツと短刺に近い感覚が得られます。それで練習すれば、骨を擦る短刺ができるようになります。もちろん実際の患者はゴム板やコーキング剤なんてレベルでなく、もっと硬いのです。そのうえコーキング剤やゴム板は固まった筋肉のような粘っこさがなく、刺しても引っ張るとズルズル抜けます。しかし実際の人体では、肉が鍼体を掴《つか》んで引っ張っているような感覚があります。それを『素問』は「魚が釣り針にかかったような感覚」と言い、『鍼灸大成』は「邪気が鍼を引っ張っている」と表現しています。つまり鍼が引き込まれるような感覚です。このほかにも模型では、置鍼していても萎縮した筋肉が膨らんできて鍼が押し出される現象がありませんし、また筋肉が収縮して置鍼中に鍼が吸い込まれていく現象も見られません。だけど多少は骨付近の硬い筋肉に刺した感覚に近いものがあります。実際の患者では骨付近に深く刺さったと思っても、10分もたてば萎縮していた筋肉が膨らんできて鍼が押し出され、再び入るようになります。そのときに鍼を深く入れ直せば効果がいいのです。中国では置鍼中は10分ごとに運鍼したりしますが、そのたびに鍼が深く入れ直されて、膨らんだ筋肉から更に奥へと刺さるようにリセットされているのです。これをするかどうかで、単なる置鍼と効果が変わります。この骨擦り手法、つまり短刺は頭皮鍼などの多くと同じ手法で、骨に沿わせて刺入する方法です。これまで述べたのは術者の感覚ですが、患者側の得気としては次のようになります。

まずシコリへ当たった瞬間にズキーンとした痛怠い得気が起こり、多くの場合は最も痛むときの感覚が再現されます。それは硬くなった筋肉に鍼が刺さって収縮し、神経が絞扼《こうやく》されて痛みが起きているのですが、普段の状態では、血管を絞扼している筋肉を使ったりしたために、硬い筋肉が酸素不足になって収縮して神経を締め付け、痛みが発生しているのです。その収縮した筋肉に鍼が刺さると、圧迫されている興奮した神経は、鍼を重大な侵害刺激と認識し、鍼や圧迫のような僅かな刺激でも運動神経がパルスを出して筋肉を収縮させ、筋肉が鍼を締め付けると同時に、その筋肉の中を通る神経や血管も締め付けるので、悪化したときと同じ痛みが鍼によって再現されるのです。つまり悪化したときと同じような痛みが鍼によって再現されたということは、鍼が上手く原因場所に当たっていることを意味します。一般に刺鍼してからおよそ20分間は筋肉が収縮するので痛みが再現されますが、そのあとから筋肉が緩み始めるので痛みがなくなります。しかし置鍼して20分後は筋肉が緩むのですが、収縮が再び襲ってきます。こうして筋肉が何度も収縮したり弛緩したりを繰り返し、静脈は圧迫されたり緩められたりを繰り返すうちに、そこに溜まっていた古い血液が静脈の弁によって排出されます。静脈から古い血がなくなると、動脈から新しい血液が流れ込んで筋肉の酸素不足が解消し、筋肉が緩んで神経や血管の締め付けもなくなり、痛みが消えます。これを中国では「古い血があれば新血が生まれず」と呼んでいます。だから鍼治療では、経絡という血管の気血循環が一番重要だとしています。

こうした筋肉の弛緩と収縮を繰り返す置鍼時間は、刺鍼して20分ぐらいから始まることが多いので、北京堂では最低20分の置鍼時間を設けています。もちろん時間が長ければ長いほどいいのですが、最終的には筋肉が弛緩したまま全く収縮しなくなり、それ以上は置鍼していても収縮が起きなくなります。しかし少しでも筋肉の凝りが残っていれば、やはり収縮と弛緩を繰り返します。姿勢にもよりますが、40分以上も同じ体勢を保つのは辛《つら》いので、一応の置鍼時間は40分ということにしています。ただ、腰や坐骨神経痛などの重症患者では一時間半ぐらい置鍼しないと効果が悪いこともあります。下半身の置鍼では、上半身が動かせないときほどしんどくないので、一時間半も置鍼することがあります。また感覚が麻痺するほどに凝り固まった筋肉では、なかなか弛緩と収縮が起きません。本来は筋肉が緩み、鍼を引っ張ると簡単にスルスルと抜けるまで置鍼するのが理想ですが、体勢が辛《つら》かったりベッドの使用時間などの関係で40分ぐらいしか置鍼できないのが現状です。ちなみに鍼を刺入しているとき、病巣部にビリッと静電気の走ることがあります。これを『霊枢』の「気至病所」と考えている人がありますが、それは李鼎先生が『鍼灸学釈難』の中で否定されているように、得気ではありません。それは触電感と呼ばれるもので、「気至有効」ではなく、病巣部に触電感はあるものの効果がありません。例えば夜間痛のある坐骨神経痛や五十肩の場合、頸部や腰部に刺鍼して夜間痛が再現されれば、その夜から夜間痛が軽減しますが、触電感が手足に走っても夜間痛は消えません。刺鍼して重だるい夜間痛が再現された場合、それは神経を絞扼している筋肉に鍼尖が入り、その筋肉が収縮して絞扼が強くなったため夜間痛が再現されていることを示しており、そのあと締め付け感が徐々に軽減していけば、筋肉が弛緩して血流が回復していることを示していますが、触電感は鍼が知覚神経に触れていることを示すのみで、神経を絞扼している筋肉に入っているかどうかが分からないからです。もし神経に当たっていても、同時に絞扼している筋肉にも刺さっていれば痛みは軽減していきますが、神経にのみに刺さっていれば痛みの改善は期待できません。それどころか神経に当たった衝撃により筋肉が収縮し、痛みが悪化することすらあります。またパルス刺激による感覚の伝導も、やはり得気とは呼べません。それは『霊枢』の書かれた時代にパルス器が存在しなかったのに鍼の効果があったという単純な理由もありますが、刺鍼して収縮した筋肉は、留鍼して20分ほど経過すると3〜5分ごとに弛緩と収縮を繰り返します。その収縮と弛緩を筋肉が繰り返すことによって、静脈内の血液は押し出されて入れ替わります。あたかも陣痛のようですね。それに対してパルス器の収縮は秒単位です。きちんとした収縮と弛緩のくり返しによる静脈内の血液入れ替わりが起きず、パルス刺激によるランナーズハイの状態が脳内で発生するだけなので、一時的には軽く感じられても翌日になれば元のままです。これがパルス器による感覚伝導を得気と呼べない理由です。「気至有効」は、その場限りでなく、少なくとも五日ぐらいは何もしなくとも好転し続ける状態なのです。また強すぎるパルスは筋肉内のエネルギーを消費させ、筋肉の収縮を悪化させるので、患者さんに「徐々に痛みが悪化していった」といわれる原因にもなっているのです。

もちろん悪化して極度まで硬縮してしまった筋肉は、鍼が入っても全く収縮が起きません。それ以上の収縮ができなくなった筋肉は、鍼が入っても神経を締め付けないので得気もなく、弛緩が起きないので収縮と弛緩も繰り返しません。そうした得気のない重症患者は、かなり回数をかけることで筋肉が弛緩と収縮を繰り返す状態になります。そのケースでは圧迫によりパルス信号が遮断されて知覚神経が麻痺していますので、治療の始め頃には何も感じなかったものが、筋肉が緩んで神経の感覚が戻り始めると、突然に痛みを感じるようになります。それは治り始める兆候で、途中の一〜二回ぐらいの治療で痛みを感じ始めますが、その後は痛みが徐々に軽くなってゆきます。この痛みが出始めたとき、患者さんに上手く説明しなければ「痛みが悪化したから鍼治療を止《や》める」と患者さんが言い出し、治るはずのものが治らなくなってしまいます。そもそも内臓を鍼で傷つけない限り、そうそう不良事象は起きないのです。しかし肺や膵臓などに刺さっても、内臓に刺さったという感覚は、術者にも患者にもありません。それは横紋筋が硬く、平滑筋は柔らかいので、鍼尖が軟らかい皮下脂肪から硬い筋肉に当たると手応えで分かるのですが、硬い横紋筋から柔らかい平滑筋に当たっても、硬い横紋筋が鍼体を締め付けているので抵抗があり、手応えが分からないからです。それは先ほどのセルスポンジに鍼を刺してみれば体感できます。鍼を刺しても突き抜けた感覚が分からないはずです。柔らかい物から固い物に当たったときは分かりますが、固い物から柔らかい物に当たったときは分かりません。それに内臓を傷つけても症状が直ちには現れてきません。だから内臓に刺さったときには一日ぐらい様子を見る必要があります。したがって脳に向けて刺入しても硬い筋肉から硬膜に当たると手応えで分かるため脳へ入る可能性はありませんが、肺や腎臓、腸などの柔らかい内臓では気づかずに刺さる可能性があります。そこで体幹部、特に肋骨に覆われた部分では、特に注意して危険方向へ鍼尖が向かないように注意する必要があります。

抜鍼するときも、筋肉が収縮し始めているときより、弛緩している状態で痛みなく抜鍼するほうが効果はいいのです。抜鍼が痛ければ緩んだ筋肉が痛みで緊張しますから効果が悪くなります。

中国では長時間置鍼すると効果のあることは常識で、昔読んだ本には「鍼の初期刺激×置鍼時間＝鍼の効果」という数式が書かれていました。もっとも筋肉が緩みきってしまえば、それ以上の置鍼は無意味ですが、緩むまでは置鍼時間の長いほうが効果があるとするのは張仁も書いています。

五　治療効果に関するほかの要因

これまで鍼治療効果を上げるためには、固まった筋肉を目標にして、その筋肉に刺さる深さに刺入する必要があること。そして20分以上の置鍼時間が必要と述べましたが、それ以外にも抜鍼時と切皮時の要因があります。切皮時にチクッとして痛いと、それによって筋肉が収縮し、置鍼しても筋肉が緩まなくなります。また抜鍼時に痛くても、痛みによって筋肉が収縮し、やはり効果が悪くなります。だから切皮のチクッとした痛みはマイナス要因、刺入して硬い筋肉に当たりズシーンと響く感覚はプラス要因、置鍼中の締め付ける感覚もプラス要因ですが、抜鍼するときのチクチク痛い感覚もマイナス要因です。「切皮は痛くするな」とは、よく言われますが、ではどうしたら痛みなく切皮できるか？　私が実験したところによると、一発で3～6ミリ刺入すれば痛みがなく、一回で刺入する深さがそれ以下でも以上でも痛みが増します。それ以下ならばチクチクし、以上ならズギューンときます。そうすると「ならばなぜ、学校では鍼管を使って三回で刺入するようにと教えるのか？」疑問が湧きます。あれは痛みのない切皮方法ではないのです。昔の鍼灸国家試験では実技テストがあり、我々は試験官の身体に鍼を刺さないといけませんでした。試験は銀の三番で寸六と決められていますが、銀鍼は軟らかいので一発で3ミリも刺入できません。そんな入れ方をすれば、鍼尖は鍼管を出たところで折れ曲がってしまい、試験官の皮膚には刺さらないのです。鍼が刺さらなくては試験に落ちるから三回に分けて切皮しろと言われたのです。実際、銀の三番寸六なら三回の切皮は最低回数で、それ以下なら確実に鍼尖が曲がってしまいます。しかし現在ではステンレス鍼だから一発入れが可能なのです。それと押手の使い方です。押手とあるので、みんなはグイグイ力を入れて皮膚を押さえなければならないと考えていますが、力を入れて押せば肉が押され、周辺の鍼が動いて痛みを感じます。押手は肉を押すというより、鍼管がぶれないように支えるものです。鍼管は鍼が弧《こ》を描いて曲がらないように内部で支え、力が横に逸《そ》れず直進するようにします。このように押手は鍼管を支えるだけのもので、皮膚を押してはいけません。だから人差指と親指はそっと皮膚に乗せ、他の三本指を広げて手を安定させ、鍼管から鍼柄を3～6ミリ出し、一発で刺入すれば痛みなく切皮できます。切皮したあとは鍼管を抜き、親指と人差指で鍼管を作り、鍼体が曲がらないように支えればスムーズに刺入できます。そして鍼の刺入でも、押手に力を入れてはいけません。鍼の刺入で押手に力を入れると、親指先の力が強いため、刺入した鍼が親指の方向へ行き、斜刺になってしまいます。これはまずいと思って、親指の圧力を弱めると、今度は人差指へ向かう斜刺になります。だから押手の強い人は、鍼を真っ直ぐ入れられません。『霊枢』邪客にも「鍼は真っ直ぐ入れる。斜めに向いてはならない」と書かれています。直刺できない原因は、押手が強すぎることにあるのです。だから押手はそっと置き、切皮スピードを速めることで切皮痛が解消されます。そして刺入し、鍼尖が骨に当たる寸前で刺入速度を緩

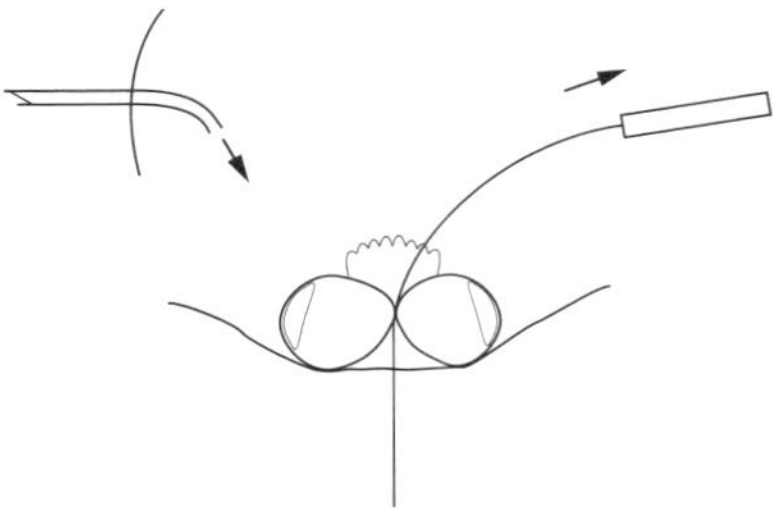

間違った抜き方

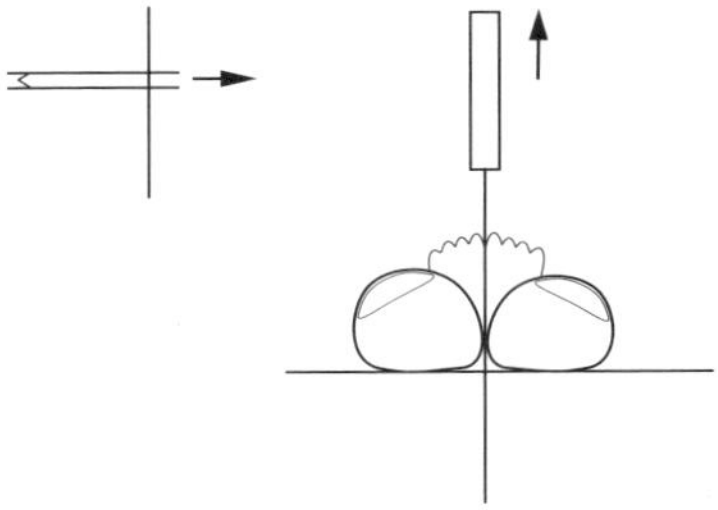

正しい抜き方

め、骨にはソフトに軟着陸させます。骨に思い切りぶつけると鍼尖が傷むのです。また抜くときも、やたら押手の強い人があります。強く押すことで周囲の鍼が動いてしまい、無駄に痛いのです。抜鍼のポイントは二つ。まず乾いた消毒綿花を取って押手に挟み、それで鍼体を包んで血が飛ばないようにし、押手の圧をかけないようにして周囲の鍼に触れないように秒速1センチぐらいで抜きます。このとき重要なことは、鍼の方向と平行に抜くことです。よく無造作に抜く人がいますが、それを見ていると鍼が弓なりに曲がっています。つまり鍼が通ってきたトンネルの穴を、鍼尖が内壁を擦りながら抜かれているわけです。これでは痛くて当たり前で出血もします。また、まっ直ぐ抜いているように見えて、最後の5ミリで曲がる人もいます。最後まで一直線に抜くことが重要です。これは余談ですが、出血量が多くなる鍼を使う場合、特に頸部では最初に皮下5ミリぐらいまで鍼を抜いておき、鍼の通っていた道に鍼尖で栓をしてから他の鍼を抜き、栓で血が止まったあと最後に抜鍼すれば出血量を減らせます。

このように切皮と抜鍼時に痛みを与えないことは、鍼治療の効果に重要です。抜鍼が痛い人は鍼が上手にならず、いつまで経っても上達しない人は鍼師に向いていないかも知れません。

それ以外の要因として、鍼は血流を促して治療する方法ですから、治療室の温度や手の温度も重要です。手足や筋肉は、血液が流れてラジエーターの役割をしており、それによって体温が上がりすぎたり下がりすぎたりしないようになっています。つまり寒いときは、手足の血行を悪くして体温が手足から逃げないようにして体内の温度を一定に保ち、また暑いときは手足の血流量を増やして熱を放散するようにしています。つまり温度が高ければ筋肉への血流量が増えて筋肉が緩むのですが、気温が低ければ筋肉への血流を遮断して体温を逃がさないようにするので、温度の低い部屋で治療していては筋肉に血が流れないので緩みません。それに冷たい手もいけません。冷たい手で皮膚を触られると、ヒヤッとして筋肉が縮こまり、やはり緩まなくなってしまいます。だから鍼灸師は常に暖かい部屋にいて、手が温かい状態を保ち、できるだけ湯で手を洗うようにします。こうして暖かい部屋、温かい手で施術しなければ効果が上がりません。ちなみに日本の鍼灸書には、部屋の温度を摂氏24度にしろとありますが、中国の書物には摂氏25度以下では得気しなかったとあります。ただ室温の問題は、電気敷毛布を使ったり、赤外線を使ったり、上から覆ったりすることで置鍼中の温度低下を防ぐことができます。患者は置鍼中に動けないので身体が熱を産生できず、寒がりやすいので特に気を付けます。患者は服を脱いでいる上にじっとしているので、治療者が暑くてたまらない程度でよいのです。温度設定は高くしろとは言っていますが、痩せた人は寒く、デブは暑がりなので、同じ部屋なら暑がりの人に温度を合わせ、寒がりの人には赤外線とかで特に暖房するようにします。夏にはデブだけ扇風機が当たるようにしても良いでしょう。治療者も身体が温かければ、熱を逃がすために手も温かくなるので、術者の身体も冷やさないことが重要です。

筋肉を緩めるためには身体をリラックスさせることも必要なのですが、患者がリラックスできるような環境にすれば、筋肉が緩んで回復も早まります。緊張状態では筋肉が緩みにくいのです。それは昔、人間が自然界で生活していたとき、動物に襲われる状況で筋肉を緩めていたら、猛獣に咬まれたときに身体の肉を持っていかれたからだと思います。だから緊張状態では、人は身を固くするのでしょう。筋肉の緊張が続けば血行が悪くなり、神経が圧迫されて効果も半減します。寒くても筋肉は収縮痙攣して熱を産生させようとしますから、やはり緩まないのです。

あとは『霊枢』終始篇などでもお馴染みですが、鍼したあとに飲酒したり、激しい労働や運動したり、喉が渇いたり、腹を立てたりしてはいけないので、注意を与えねばなりません。

酒を飲んで酔っ払えば、顔が赤くなって体温が上がります。一見すると血行が良くなるので良いのではないかと思われ、なぜ『霊枢』で禁止しているか不思議です。その理由ですが、酒は血管を広げて赤くし、体表の血行を良くして、どんどん熱を逃がします。ところがアルコールで脳が麻痺しているため熱を逃がしすぎ、体温が低下したところで身体は慌てて血管を締めにかかります。そのときに鍼で拡張させた血管まで締めて、不完全燃焼物質が代謝されず筋肉内に残ってしまうため、やはり効果が悪くなります。冬に飲酒すると凍死することが多いのも、酒が身体の熱を放散させすぎてしまうことに原因があります。また鍼治療のあとは激しい労働や運動、セックスも禁じていますが、筋肉は収縮することによって使えるので、筋肉を収縮させる行為を禁じているのです。せっかく緩めた筋肉なら、緩んでいる時間を少しでも長引かせたほうが効果があるのです。それに腹を立てても筋肉は緊張します。だからリラックスするのです。

こうした書物には記載されていませんが、生理前の女性に刺鍼しても効果が悪くなります。恐らく生理のため子宮に血液が集まり、全身の血が不足するため効果が悪くなると考えられます。貧血でも効果が悪いのです。また似たような理由で、心臓疾患の患者さんも血流が悪いため鍼の効果も悪いのです。年齢は70を過ぎたあたりから、鍼の効く人と効かない人に分かれます。年齢だけではないのですが、痩せていてミイラのように筋肉のない人は、どうしても鍼の効果が悪くなり、なかなか治りにくいのです。また太っているように見えて、脂肪ばかりで筋肉のない人も治りにくいです。つまり全体が筋肉質で、身体の一部にだけ痛みがあり、しかも鍼したあと運動せずに休む人なら治りがいいのです。

他には抗鬱剤《こううつざい》を飲んでいたり、睡眠薬を常用していたり、アルコールを常用していたり、コレステロールを下げる薬を飲んでいたりする人も効果が悪いのです。一般に薬物を常用している人は、鍼の効果が悪いです。それに鍼した後で睡眠時間がとれなくても、効果が悪くなります。

鍼の効果が現れると、血流が改善され、刺鍼部位がポカポカと温かくなってきます。

六　注意すべき患者

鍼は筋肉に刺さると、どうしても患者が緊張するので、血圧が少し上がることが知られています。鍼をすると一瞬は血圧が上昇し、徐々に低下していきますが、その一瞬の上昇時に脳溢血を起こす可能性が中国では指摘されています。だから血圧の高すぎる患者には注意したほうがよいでしょう。一般に中国では、顔が赤い患者は血圧が高いから気を付けろと言います。また鍼を極度に怖がっている患者、低血圧や空腹、寝不足の患者などで頸部に刺鍼するときは、血圧が下がって気分が悪くなりやすいので、鍼の本数を減らすべきです。特に若い男性は寝てないことが多いので要注意。

また胸板の薄い人にも注意したほうがいいです。胸板の薄い人は胸郭の前後幅が狭いのですが、そうした人は肺の体積を確保するために胸郭が広く、胃が正常位置より下がっていたり、肺が首の位置で正常より高く飛び出ていたり、腋下近くまで胸郭があったりなど、肺の範囲が広いことが多いため、特に注意して胸郭の範囲を触知しなければなりません。そして胸郭上には刺さないとか、前頸部で鎖骨の上は触知して柔らかな肺部分を避けるなどする必要があります。

そして中国の本にも書かれていますが、すべての疾患を鍼で治せるとは思わないこと。『鍼灸大成』

にもありますが、自分で治せそうにないとか、難しい患者さんには手を出すなということです。治せない患者とは、三回治療しても刺鍼前と比較して、あまり改善しない患者のことです。では初心者はどうやって治らない患者を見分けるかということですが、まず治療法を覚えることです。その疾患が得意な先輩のかばん持ちをして、その治療方法を覚えるのです。だいたい患者さんは一回の鍼に効果を求め、六回程度で完治させることを要求してきます。非常に要求の厳しい患者さんが多いのです。だいたいの患者は治療を続けるのが三ヵ月。それで相当改善しないと、別の治療を受けに行きます。だから仮に鍼で治癒したとしても四ヵ月以上の治療を受けていれば、患者さんは「あとから始めた○×治療で良くなった」と触れ回ります。だから少なくとも三ヵ月以内で相当改善させる自信がない限り、治療は引き受けないほうが無難です。「自信はないが、私が引き受けなければ患者さんが困ってしまう」と思われる方は、病院や別の治療所を紹介したほうが無難です。治療しても全く良くならなければ、患者が治療者に対する信頼を失ってしまうばかりか、鍼治療に対して悪い評判が立ってしまいます。一度治らないという評判が立ってしまうと、それを挽回するのは長期にかかるので、どっかへ引っ越して新たに治療院を始めたほうが簡単です。幸いにして「ここの治療院は、こんな問題がある」などとカキコミする掲示板は2ちゃんねるぐらいで、都会ならば全国から患者さんが集まってくるため、仮に問題を起こしたとしても引っ越さなくともネットや宣伝で患者が集まります。しかし地方では口コミが発達しているので誰もネットなど信じず、口コミで一旦悪い噂が広がってしまえばどうにもなりません。もし悪い噂が地方で立ったら、地道に実績を上げて見直してもらうしかありません。だから自信のない疾患には手を出さないほうが賢明なのです。

また酒や煙草、抗鬱剤、睡眠薬など、薬物を常用している人は治らない傾向があります。それは酒や薬物には横紋筋を溶かす作用があるからです。また飲酒が習慣化していれば、飲まないでくれといっても従いません。横紋筋が溶けている場合は、身体を触っても柔らかく、萎縮した筋肉の上を脂肪が覆っているので、「筋肉が柔らかいから、すぐに治りそう」と思っても、なかなか回復してくれません。いわゆる隠れ肥満というやつです。このように筋肉が溶けて萎縮した患者さんは、特殊な太目の鍼を何度も繰り返し刺して、ようやく回復するのですが、なかなか治らないと治療者も精神的に悪いので断ったほうが無難です。そうした患者は筋肉が少しずつほぐれてきて脂肪が燃えるようになり、脂肪が徐々に筋肉と置き替わっていきます。一般に自然状態の人を治療すると治りやすいのですが、手術をしたり、薬物を長年やっている人は治りにくいのです。どうしても治療したければ、一年かかると覚悟すべきですが、治りが悪いと評判も下がります。最近では横紋筋を溶かす薬物が多いため、どうしても鍼が効きにくくなっています。

当たり前ですが古典に記載されているように、妊娠中の患者さんには刺鍼しないほうが無難でしょう。古典には「妊婦の腰や腹に刺鍼するな」とあります。腰や腹に深刺すれば、胎児を刺して殺してしまうことは当たり前ですが、昔は合谷と三陰交に刺して人工流産させたりもしていました。背中や頸なら安全とは思いますが、鍼したあとで流産すれば、それが鍼の原因でなくとも「鍼したから流産したんだ」と噂されかねません。妊娠すると何もしなくとも流産する可能性がありますから、君子は危うきに近寄らずです。それに妊娠すると胎児が圧迫するため、坐骨神経痛や頻尿が起きてくるので治療を要求されます。そうした場合は「出産すれば自然に治りますから。出産しても治らなければ来てください」と答えて逃げることです。

それと前にも述べましたが、生理前の患者や貧血患者、心臓疾患の患者も治りにくいので治療を避けるか、生理が終わって時間を経てから治療すべきです。

古典には雨や曇りの日には効果が悪いので、晴天で治療しろと書かれています。気圧が低いと血液が流れにくくなるからと言われていますが、天候の悪い日は治療しないほうが良いのです。

また胸椎の夾脊穴に鍼が刺さっている場合、抜鍼する時に背筋が引きつって鍼が倒れることがあります。その時は筋肉の収縮により、鍼尖が椎弓を移動して椎弓間から吸い込まれ、肺に刺さっている可能性があるので、後頸部を抜いていたとしても、そうした胸背部で吸い込まれている鍼は、真っ先に抜かなくてはなりません。

また、認知症のひどい患者は鍼をしても動くので、危険です。

七　北京堂の治療方法

本書の内容は座学ですから、座学を実地に試しても述べられてないコツがあって、書かれているほどの効果がないケースもあるでしょう。しかし著者は五十肩の治療なら一回で夜間痛を半減させ、腕も挙がる角度を40度ぐらいは改善させたり、腰の曲がったギックリ腰なら一回で、咳しても痛みが出ないようにできます。それにも恐らく微妙なコツがあると思うけど、それは質問されなければ答えられない。だから自分が思いつく限りを、ざっとした治療手順のみで述べます。ちなみに私は、鍼師にはインターン制度が必須と考えています。私の母校である明治鍼灸では卒業生へのインターン受け入れを要請しています。私も受け入れを了承しているのですが、なにせ近畿から遠いので誰も来たことがありません。私の後輩は受け入れて、学生が来るようです。しかし私の弟子は、なかなかインターンを受け入れてくれません。自分は受け入れてもらったのに、なぜ他人を受け入れないのか不思議ですが。でも受け入れる弟子もあるようなので、熱心に頼んでみれば見学可能と思います。

本書では三回以内で確実に拾える疾患の治療から述べたいと思います。三回で効果を実感させられないと、患者が納得しないからです。しかし三回で効果を上げられる治療法にも基本があり、基本パターンの治療がきちんとこなせなければ効果を上げられません。だから基本パターンから述べます。

北京堂の基本治療は脊柱付近の筋肉を緩めることにあります。それは運動神経や知覚神経、自律神経に限らず、すべての神経が脊柱内の脊髄から出ているからです。

まず上肢の神経は、すべて頸部や上背部の脊椎から出ています。そして下肢の神経は、すべて腰部の脊椎から出ています。つまり手足と背骨の関係は『霊枢』でいう「標と本」であり、「根と結」の関係にあります。つまり上肢の痛みには、手の疼痛部位だけでなく、手に行く神経の出る根源である頸部へも刺鍼する。そして下肢の痛みには、足の疼痛部位だけでなく、足に行く神経の出る根源である腰部へも刺鍼する。それが「標本根結」理論の意味です。この標本根結理論については『霊枢』根結篇にも記載されていますが、私の『鍼灸学釈難』を参照しても結構です。鍼灸の理論は古代より標部と本部が対応するという前提ですから、痛みの現れた部位とともに脊柱からの神経出口も取穴するというのが治療の基本です。そして近代の鍼灸取穴では、さらに標本へプラスαする、つまり三部取穴が普通です。三部取穴とは天地人取穴とも呼ばれる取穴法で、病巣部の近位、中位、遠位を採る取穴法です。例えば五十肩で指まで痺れる症状の治療ならば、病巣の近位が前腕部で圧痛のある筋肉群です。そして遠位が腕神経叢の出る頸部、中位が腋下神経の通る腋窩になります。具体的には頸部刺鍼、肩甲下筋刺鍼、局部刺鍼の三部取穴となるわけですが、脊柱から必ず神経が出るので、この遠位というか上位刺鍼、そして下位の局所刺鍼は常に変わりません。痛みの出る局所は様々に変われども、そこへ到達する神経の出口がほぼ同じなので、脊柱の刺鍼は毎回同じです。だから脊柱付近の刺

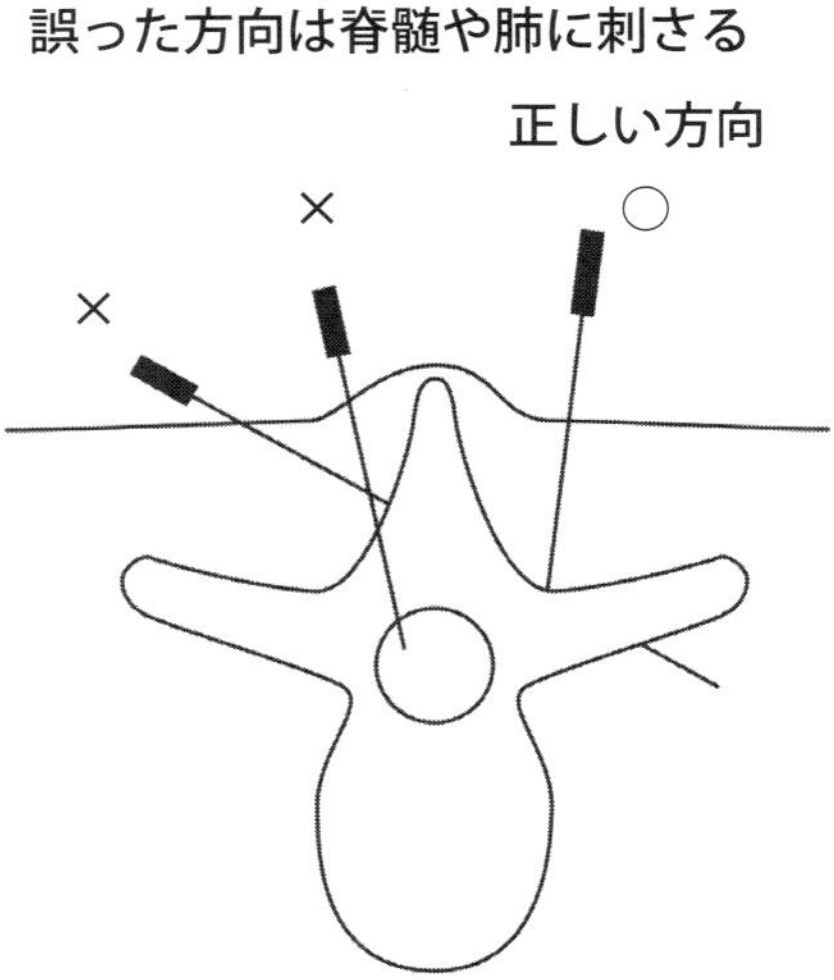

鍼が基本形になります。中位刺鍼は疾患ごとに変わりますが、五十肩では肩甲下筋だったり、坐骨神経痛では梨状筋だったりと、症状によって変わります。それでは脊柱刺鍼から解説します。脊柱両側への刺鍼では、あまり正中へ向けすぎると棘突起下の穴から鍼尖が入り、鍼が脊髄を貫く可能性があります。脊髄は硬膜に覆われているので、硬膜に鍼が当たった瞬間に足まで静電気が流れたような衝撃が走ります。そうした衝撃があったり、患者がビクッとなったら、そこで鍼を止《と》めて状況を尋ね、足まで静電気が走ったようならば少し引き上げ、方向を直刺に変えて刺入し直します。なお腰椎二番より下で足に電気ショックがあっても、三番から下は馬尾神経となっていて脊髄がないので心配する必要はありません。また脊髄硬膜に当たらなくとも、神経根に当たれば電気ショックが走ります。ただ電気ショックは気持ちのいいものではないので、それがあったら背骨から3〜5ミリ離して神経根に当たらないようにします。なお刺入するときは、鍼根から1〜2センチ残して鍼体を刺入します。それは鍼根部が折れ曲がっても直してしまえば分からなくなるので、金属疲労していることが見破れず、そこから切鍼しやすいから残すのです。

そうすれば仮に鍼根で切鍼したとしても、鍼体が皮膚から出ているので、毛抜きを使って抜くことができます。もし切鍼してしまっても術者は慌てないようにします。落ち着いて患者に動かないように告げ、毛抜きで抜きます。もし術者が慌てれば、患者は何かのアクシデントが起きたと思い、動いてしまうから体内に鍼が入って取れなくなってしまいます。動けば折れ残った鍼体部分が、体内に吸い込まれて抜けなくなります。そのため患者にはアクシデントが起きたことを悟られないように平静を装って、動かないように告げます。鍼が折れたなどと言ってはなりません。一般的に北京堂の治療では、鍼尖を骨表面に当てるので動いても中に入ることはありませんが、梨状筋とか大腰筋の場合は刺入部位に骨がないため、動くと深部へ入ってしまう恐れがあります。北京堂の刺鍼では、この梨状筋と大腰筋を除けば、切鍼して鍼が奥へ入っても取り出せます。でも鍼体が皮膚から出ていたほうが抜きやすいので、動かないように言います。これまでに切鍼の経験はありませんが、万一に備えておくべきです。これも張仁の本に記載されていますが、転ばぬ先の杖でしょう。

また古典のとおり、鍼をしたあとの飲酒は禁止です。これは前にも述べましたが、治療効果をなくさない意味で繰り返します。雨や雪の日は温度が低く、血の流れが悪く、効果も弱くなります。心臓病や貧血の人には、効果の弱いことを告げてから治療に同意してもらいます。女性では生理前の治療は避けます。古典の禁忌として刺鍼後の飲酒があります。飲酒すると熱を放散するため体表の血管が広がりますが、アルコールで脳が麻痺しているため体温調節ができず、体表から熱を放散しすぎるために体温が下がって毛細血管が縮み、鍼で広げた血管も収縮《しゅうしゅく》し、血が流れなくなって効果が悪くなります。また気温が低くても体温を放散しないように体表の血管が広がりませんが、寒ければ鍼しても体温を逃がさないため血管が拡張できず、血流も改善しないのでやはり効果が悪いのです。生理前には子宮に血液が集まって全身の血液が不足し、鍼によって血管を広げても血液が流れてこないので効果が悪くなるばかりか、血液が不足しているものだから貧血にもなりやすく、血圧が下がって暈鍼など起こし、気分が悪くなります。暈鍼は血圧が下がったため頭に血が行かなくなったものですが、食事をして血圧を上げれば治まります。逆に食事しておらず空腹だったり、寝不足だったり、鍼に対して極度の恐怖感があっても暈鍼して気分が悪くなるため、こうした条件を解決してから刺鍼すべきです。また妊婦へは刺鍼しません。それは妊娠が常に流産の危険性を孕んでいるからです。もし妊婦が流産し、そのとき鍼治療を受けていたら、「鍼治療のために流産したのではないか？」と疑われます。「桃下に冠を正さず」と言いますが、疑われるような行為は慎んだほうが良いのです。もし治療したあとで流産すれば、どんな言い訳しても信用されず、「やはり鍼は危険だ」と世間に思われてしまいます。そうなると自分だけでなく、他の鍼灸師にも迷惑がかかります。中国で刺入して良い臓器は、胃、子宮、前立腺、膀胱の四臓器に限られています。また鍼の得気以外で痛みを感じるのは無駄ですから、そうした無駄な痛みを省くために押手の左右圧や上下圧をかけず、爪先で鍼柄を弾いて一発で切皮し、秒速1センチのスピードで刺入し、できるだけ鍼尖転向はせずに捻鍼や雀啄もせず、骨に当たる寸前でフワリと速度を緩めて骨に軟着陸させます。つまり押手は軽く、ほとんど皮膚に触れているだけで、切皮はシュパッと速く、刺入はスムーズに手技を施さず、骨には軟着陸。「スパッ、スーッ、フワリ」です。特に骨に着陸させるときは、刺入と同じスピードで当てるとズドーンと衝撃が大きく、鍼尖が鈎状に曲がってしまうので軟らかく接地させることが重要です。なお刺鍼ポイントが分かりにくければ、《たにぐち書店》より『鍼灸院開業マニュアル・北京堂治療パターンＤＶＤ』1〜2巻が出ているので参照するか、最寄りの北京堂で見学してください。

次に基本刺法を述べますが、これは首と背骨の刺鍼が中心となっています。人の内臓神経として交感神経と副交感神経があり、交感神経は背骨の裏に交感神経節があって、背枝を起立筋に出していることから、夾脊穴刺鍼が交感神経へのアプローチとなります。また副交感神経は迷走神経と呼ばれ、大孔から前頸部を通って内臓に分布するため、頸部刺鍼が副交感神経へのアプローチになります。

基本刺法

①頸部刺鍼：後頸部正中の窪みに押手中指を当て、距離を測りながら切皮します。

(a)　後頸上部：頸部刺鍼では主に後頸部へ刺鍼しますが、前頸部へ刺鍼することもあります。後頸部は経穴こそ少ないのですが、百労や新設など奇穴や新穴が多いのです。頸夾脊なども登場しています。上天柱など上部の穴位は、バセドウ病の眼球突出や頭痛、眼の奥の痛み、鼻疾患、口内炎や舌炎、不眠などに効果があります。もちろん頸下部の筋肉を緩めるためにも上部穴は使います。刺入法

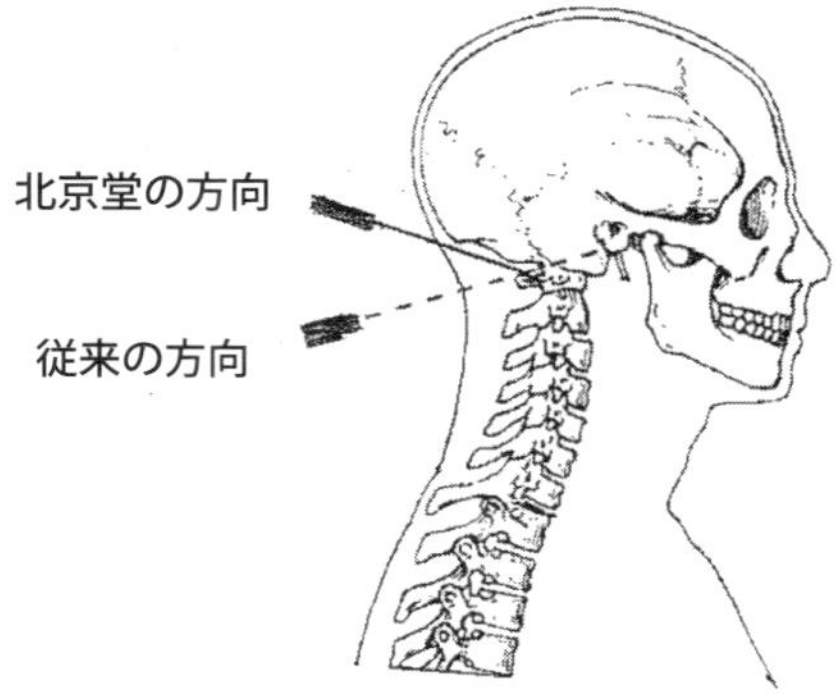
北京堂の方向
従来の方向

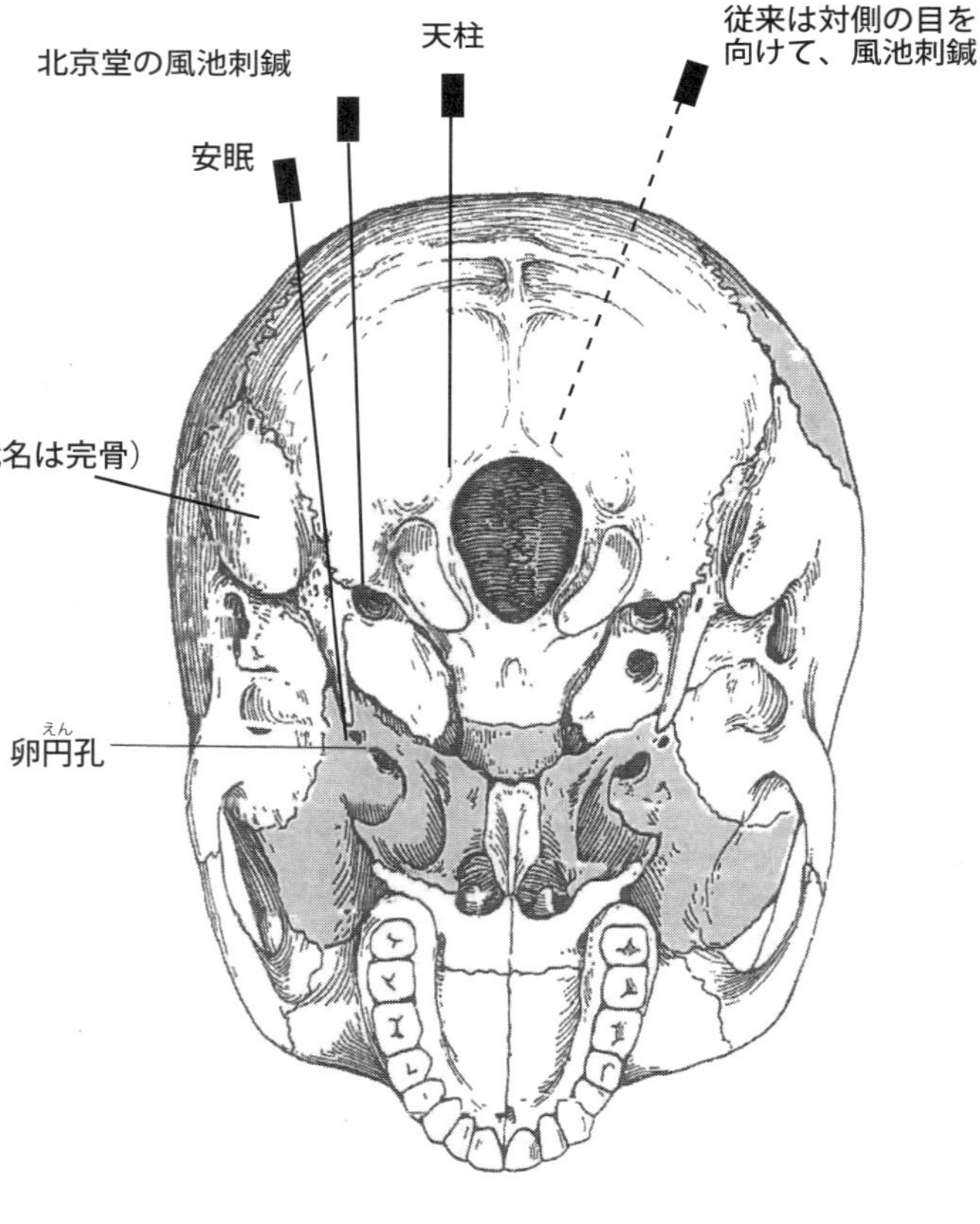
天柱
従来は対側の目を
向けて、風池刺鍼
北京堂の風池刺鍼
安眠
乳様突起(古代名は完骨)
卵《えん》円孔

は、上天柱、上風池、安眠、乳様突起上端の四箇所から、二寸鍼をベッドへ向けて垂直に刺入しますが、痩せた女性では寸六で骨に達することもあります。こうした頸上部の刺鍼では上に向けると、例えば眼に向けて刺入すると、大孔から脳内に刺さって延髄付近が内出血し、呼吸が止《と》まってしまい、生命に関わるので絶対に上を向けてはいけません。だから下部の風池や天柱、完骨から上部の眼球に向けて刺入するのは危険なので、それより上部の上天柱、上風池、安眠、乳様突起上端からベッドへ向けて刺入するほうが遥かに安全です。それでも下から脳へ向けて刺入したときと同じように、大小後頭直筋や上下頭斜筋に刺入できます。上頸部の刺鍼は頭蓋骨と首の境目から刺入します。これより少しでも上に刺鍼すると、頭蓋骨に当たって入りません。この位置では上に向けて刺入しようとしても頭蓋骨に邪魔されるので直刺でなければ入りません。だから延髄や小脳へ入る恐れがなく、しかも風池や天柱から上へ向けて入れたときと同じ筋肉に刺さるので、効果が同じだけでなく安全性も高いのです。天柱のような正中線に近い部分では、ベッドに向けて直刺しなければなりません。中心に向けると脊髄へ向かい、脊髄損傷を起こす可能性があります。だから頸椎両側の上部夾脊穴では、必ずベッドに向けて直刺します。その下の部位からは背骨へ向けて扇形に刺入して良いのですが、片頭痛が治らない場合、やはりベッドに向けて直刺して、頭蓋骨底面にある三叉神経の出口（卵《らん》円孔《こう》）まで到達させると効果があります。これは上頸部の特殊な刺し方ですが、完骨（乳様突起）の裏側を擦るような感じで刺入します。頭皮を覆う神経は、大孔から出たあと少し首のほうへと下がり、それからUターンして頭部へと向かいます。だから刺入部位は頭蓋骨と頸の境目だけでなく、それから1～2

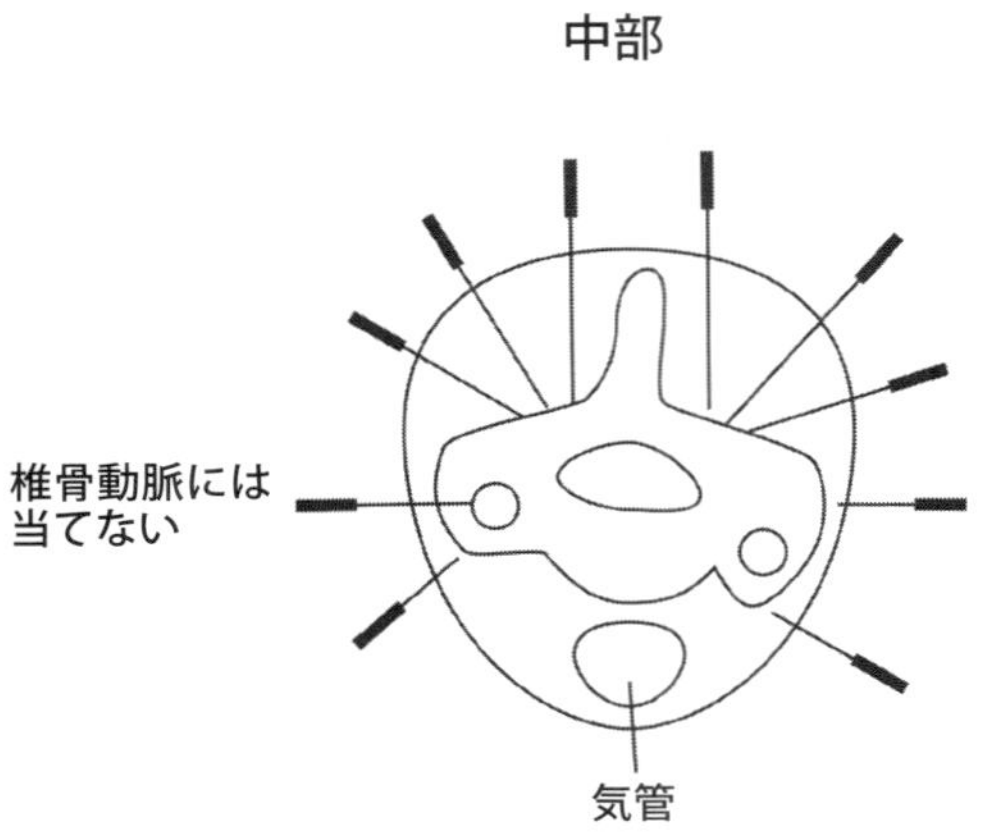

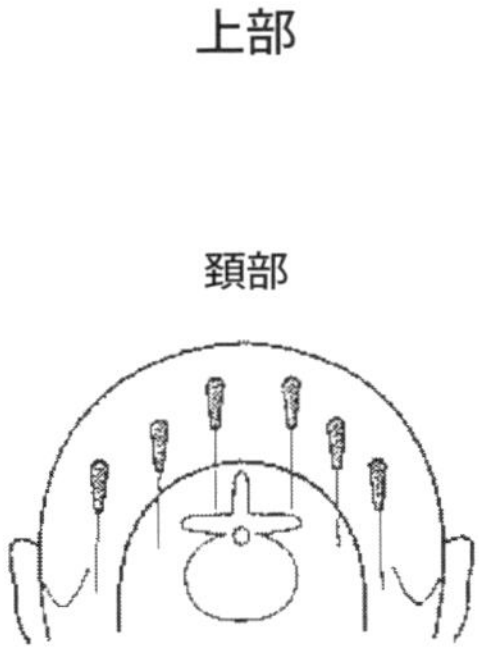

センチ下がった部位まで刺鍼しなければなりません。そして頸上部の刺鍼では絶対に捻鍼してはいけません。万一脳方向に刺さっていた場合、捻鍼しなければ脳硬膜で鍼尖が止《と》まりますが、捻鍼を続けていれば硬膜を突き破って脳内に鍼尖が入ってしまい、脳内出血を起こして即死する危険性があります。頸の上部には椎骨動脈が分布するので、鍼尖が硬い組織に当たったら、すぐに止《と》めます。

(b) 後頸中部：上部ではベッドへ向けて直刺しましたが、それは大孔から鍼尖が脳へ入らなくするためでした。中部では気管や椎骨動脈ぐらいしか危険物がないので、皮膚に対して直刺します。やはり後頸部の夾脊穴、そして天柱ライン、風池ライン、安眠ラインなどへ刺鍼します。中部への刺鍼では、最初に首を触って、筋肉が強《こわ》ばっているラインへ刺入します。それが上部刺鍼との違いです。上部では後頭骨が崖のように窪《くぼ》んでいるため、そこにある筋肉の硬さがよく分かりません。そこで頭蓋骨を目安にして境目に刺鍼するのですが、中部では頸椎しかないので筋肉の硬さがよく分かります。だから後ろの夾脊穴へ刺鍼したら中斜角筋を触知して刺入し、前斜角筋、後斜角筋、肩甲挙筋へと刺入します。中部では上部のようにベッドへ向けての直刺か扇形かの選択はなく、頸椎を中心にして扇状に刺入します。だから筋肉を触知して皮膚に対して直刺します。鍼を刺してから触知しようとすると、前に刺さった鍼が動いて痛いので、鍼を刺す前にすべて消毒し、ついでに触知も終えてしまいます。ただし触知した場所が覚えらていられなければ、あとで触るのもやむ得ません。

(c)　後頸下部：下部では中部の延長線上に刺入します。しかし下部には肺尖があるので、少し上向きに刺入したほうが安全です。頸の横に刺入するのは、肩に続くカーブが始まる部位までです。そこから下は肺尖があるため危険です。特に首の前側へ刺入する場合は肺尖があって下部は危険です。うつ伏せで肺尖を触知することは難しいため、前斜角筋への刺鍼は少し棘突起方向、つまり少し背中側へ向けて刺入します。だから中斜角筋は水平、前斜角筋は少し後ろへ向けて刺入します。そして肩カーブが始まる五番目以降は、夾脊穴だけ刺して横から刺しません。やはり肺尖があるためです。ですから第六頸椎から下は夾脊穴しか刺しません。中国の書物には、大椎は上へ向かって刺入、下へ向かって刺入、内外へ向かって刺入という四つの刺し方が書かれていますが、やはり外へ向けて刺入すると肺を刺す事故が起きているようです。上へ向けて刺したときは、患者の足に蝕電感があるのにかかわらず刺入を続ければ、脊髄損傷して半身不随を起こす恐れがあります。だから大椎は直刺か下へ向けて刺入するのが安全ですが、これも瘂門と同様に上へ向けて刺入し、頸髄を刺激する刺法もあります。しかし注意しないと非常に危険です。第六と第七頸椎は、棘突起間の外側一横指半に直刺します。これらは大椎とか隆椎と呼ばれ、椎体が大きいので深く入ります。椎体が大きいため、深く刺入しても直刺であれば絶対に肺へ刺さることはありません。一般には二寸、痩せた女性で寸六、太った女性や筋肉のある人では二寸五分（3インチ）がいっぱいに刺さります。

②胸背部刺鍼

(a)　上部胸椎：第一と第二胸椎の夾脊穴は、第七頸椎と同じく棘突起間の外側一横指半に直刺します。やはり深く入ります。北京堂では便宜的に胸椎十二個を上四椎、中四椎、下四椎に分けます。そして頸椎の六番と七番は上肢に神経を出して背部にあるため、同じく上肢に神経を出す第一胸椎や第二胸椎と一緒にし、頸椎下二椎と胸椎上二椎は棘突起間の外側二横指ぐらいに直刺しますが、胸椎で上四椎のうち、下の二椎は少し中央へ向けて刺入します。それは胸椎の上二椎に較べて下は少し椎体が小さいため、肋間神経の根部をすり抜けて肺に刺さらないよう、少し正中へ向けて斜刺気味に刺入します。上部二椎は椎体が大きいから割合に安全なのですが、それでも棘突起間からかなり離れたところで椎体に向けて刺入すれば、肺に刺さって気胸が起きます。胸椎下部の椎体は菱形に近く、砂肝を横に切ったような、セロリの茎を輪切りにしたような半月形をしているので、細い両端では鍼尖が

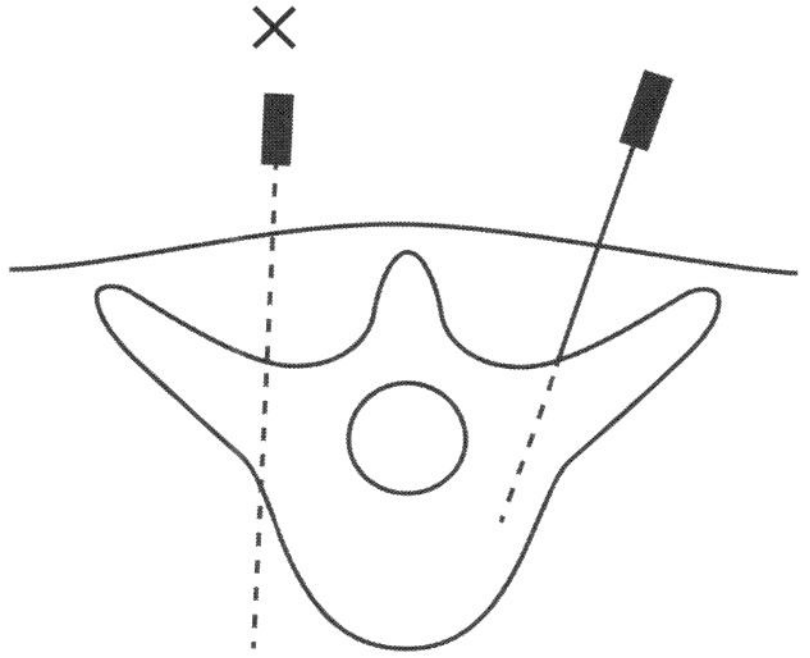

胸椎 5番目付近

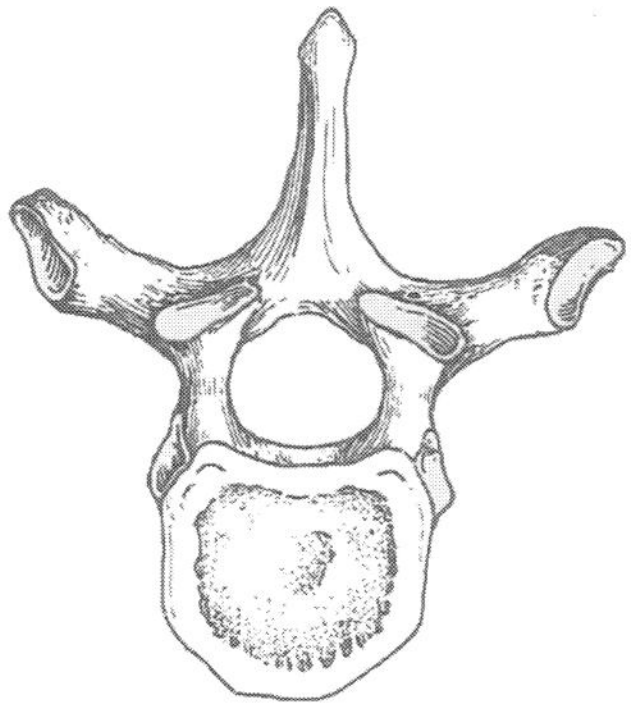

一般的な胸椎のイメージ

貫通してしまう恐れがあります。だから直刺でも少し中心に向けて刺入して椎弓に当てます。

(b)　中部胸椎：第五～第八胸椎は、棘突起間の外側に拘《こだわ》ることはありません。それは第六頸椎や第三胸椎と違って棘突起が下に長く伸びているため、棘突起間が椎体間とは限らないからです。古典でも胸椎は椎体一つ当たりの分寸が決まっており、それに基づいて取穴しています。ただ施灸の場合のみ、『鍼灸資生経』などを見ると、督脈では棘突起先端の下を取っているようです。中部から下の胸椎では椎体が小さいので、だいたい一横指半外側を取穴して少し中心へ向け、垂直より10度くらい傾けて直刺します。刺鍼間隔は第三胸椎と第四胸椎の棘突起間を参考にして、それと等間隔で刺入し、椎弓に鍼尖が当たったら止《と》めます。ここでは必ず鍼尖を椎弓に当てなければなりません。胸椎ではすべて鍼尖を椎弓に当てなければ危険です。前に

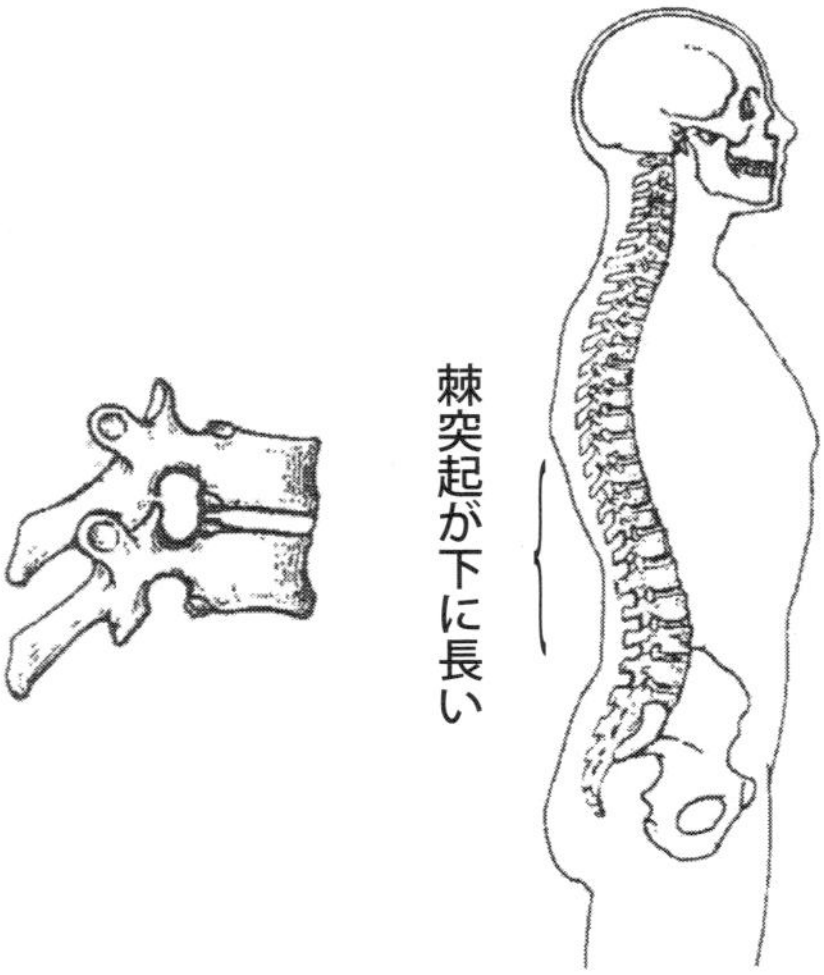

見学に来ていた人で、私の背中で練習した人があります。私の大椎周りは二寸でやっと届くのに、その人は寸六で刺入したのです。だから「私の大椎周りは二寸で骨にやっと届くのに、寸六では届かなかったでしょう。そんな刺し方では事故が起きるよ」と注意しました。その直後に別の女性に打って気胸を起こしたのです。やはり寸六が入っていましたが、その女性が写真を撮っていたため、第五胸椎で鍼が外側に向いていたのが分かりました。普通は骨に当てるので、（骨に当たらないのはおかしいな？　方向が間違って肺に刺さっているのかもしれない）と気づくのですが、この御仁ははなっから椎弓に当ててなかったので、鍼尖が骨に当たらなくとも平気だったのです。だから外側へ向けて刺入したことに気づかず、鍼が肺に刺さっても分からなかった。被験者は肺に鍼が刺さったまま呼吸したので、肺が上下に動いて切れてしまった。だから気胸になったのです。刺鍼するときは背骨の向こう側に肺があるので、椎弓で鍼尖が止《と》まっていれば安全です。あとで「どうして椎弓に当ててなかったの？」と聞くと、「椎弓に当てるのは深く刺すので怖かったからです」と答える。私は「経験したうちで一番背筋《はいきん》が薄かったのは90歳のおばあさんで、そのおばあさんは3ミリほ

どしか背筋《はいきん》がなかった」と語っていたにも関わらず背骨に当てなかったのです。だから浅刺でも3ミリ以上刺入したら背骨に当てないと危険なのです。当時の私は鍼尖を椎弓に当てていたから、そのおばあさんに筋肉が3ミリしかないと分かったのです。この御仁の刺し方であれば、あらかた寸六が入っているので、90歳のおばあさんは気胸を起こして死んでいたでしょう。理屈の分からない御仁には対処のしようがないということで見学お断りにしました。この事件で刺入風景を携帯に残しておくことが、あとで参考になると思いました。もっとも、一本だけ外側に向いているのを発見したのは被害者の女性で、私は指摘されるまで気づきませんでした。現場にいれば鍼を押してみるので分かったかもしれませんが。とにかく中部から下部の胸椎は、椎体が薄いうえに内臓があるので、セオリーどおりに刺さねば危険です。中国でも「倒八字《タオバーズー》」といい、胸椎では「逆八の字」に刺入して骨に当てるのが常識です。骨に当てろと教えるのは、北京中医薬大学の鍼推系だけではないと思います。こうしてセオリーどおりに骨に当てていても、気胸の危険性はあります。それは相当重症で筋肉が硬い場合、上の胸椎から刺していくと八番目ぐらいまで刺したとき、筋肉が突然痙攣して鍼の寝ることがあります。一般に鍼体を1～2センチ残して刺入するのですが、筋肉が痙攣すると鍼が寝るだけでなく引き込まれます。そのとき鍼尖は当たっている椎弓を移動し、椎体間の隙間から引き込まれて肺に刺さっています。このとき直ちに抜かなければ、その状態で呼吸すると肺が切れてしまいます。だから筋肉が攣《つ》って鍼が引き込まれたら、直ちに抜く必要があります。そうすれば肺には小さな穴が開くだけで、呼吸による上下の切れがありませんから、すぐに穴が塞がって気胸は起きません。胸椎で気胸が起きる原因ですが、腰や大椎付近の胸椎では椎体が円くて大きいため、神経根部分の下に椎体があるのですが、胸椎も中部ぐらいになりますと椎体が円形でなく半月状になり、神経根部分は椎体半月の端に引っかかっているだけなのです。したがって胸椎では椎体間に何もないため、鍼が引き込まれて椎弓を外れると、半月椎体の両端部分を通り抜けて肺に刺さってしまうのです。そこで胸椎の中下部では、鍼が引き込まれたとしても椎体で鍼尖が止まるように、少し内側へ向けて斜めに刺入します。でも万が一の場合は肺に刺さることがありますから、背筋《はいきん》の痙攣が起きたら直ちに抜き、痙攣しない範囲の刺鍼本数に留めておきます。鍼が引き込まれないように最初から鍼根部まで刺入すれば良いと考える人もあるでしょうが、鍼根部は金属疲労しても分からないので鍼体が切れやすく、切鍼が起きて肺に刺さっていたら、取り出せないだけ気胸よりさらに事態が悪くなります。だから背部刺鍼では痙攣しそうな兆候が見られたら刺鍼を中止し、そこから下は次回の刺鍼に回すことが肝要です。もし肺に刺さる恐れがあれば、鍼尖が椎弓へ確実に当たるまで呼吸を止《と》めてもらうことです。そうすればたとえ肺に鍼が刺さっても、呼吸を止《と》めているため肺が上下に動かないので肺が切れず、小さな穴が開くだけなので、気胸として感じない程度の軽微さで済みます。もちろん背部での提挿や雀啄は厳禁です。

起立筋ですが、後頸部と腰背部の夾脊だけならば、両側で15分以内にすべてを打ち終わらなければプロとはいえません。また両側の刺入部位の幅《はば》が広くなったり狭くなったりしていては危険です。夾脊穴を打たせてみると、40分ぐらいかかって大椎から胸椎までしか打てない人がありますけど、それでは遅すぎるので10分以内で打てるように練習すべきです。患者さんも用事がありますから、長い間じっとしているわけには行きません。夾脊に刺鍼させると、しばらくして大抵の鍼灸師は「入りません」と言う。行ってみると、最初は大椎から距離を置いていたのに、七椎も下がるとズレて棘突起の上に打っている。棘突起の上は筋肉がなく皮膚だけなので、切皮しても骨に当たり、刺入すらできない。うちの刺鍼法は中国を真似て腰掛けて刺入するが、「学校では立って打つので、一直線に打てません」と言う。本人いわく「立ってやれば、離れた位置から見えるので真っ直ぐ打てる」と言う。しかし背骨が真っ直ぐな患者ばかりとは限らず、側湾している女性はかなりいる。そんな患者に一直線で打てば、背骨を外れて肺に入り、気胸を起こす。だから北京堂では眼で見て一直線ではなく、棘突起の横2センチから刺入するのだ。そうすれば背骨が曲がっていても夾脊穴もカーブするので肺に刺さることはない。立って打つのに慣れていればそれでもいいのだが、立つと前屈みになるので自分の腰がやられ、自分が鍼灸院に通わなくてはならなくなる。だから椅子に腰掛ける中国式で刺すのだが、もちろん中国でも立って刺鍼する人はいる。どちらを選択するかは自由だが、腰掛式は面積を取り、立つ方式は狭くてもいける。どうも私は一分間に三本ほど夾脊穴へ打っているようだ。だから二十一椎で頚から腰まで打てば7分、両側で14分ほどになる。ただ大腰筋、起立筋すべて、頚の周囲を終えると25分ぐらいかかるようだから、それぐらいが営業スピードとなる。うちは30分ぐらいで、着替えから刺鍼、抜鍼をおこなうので、そのスピードになる。トータル1時間10分で抜鍼し、15分で着替えてベッドを空けてもらい、次の患者さんを入れる。本当は上半身と下半身で分けたいのだが、患者の要求が多くて腰背中と首となると中小殿筋まで打っている時間がなくなるので、頚プラス頚と背中腰の夾脊、そして大腰筋までしか刺せない。腰方形筋と中小殿筋は無理ですとなる。だから頸から腰までの夾脊に打てるのならば、最初は腰が悪くなっても立って治療して構わない。ヘルニアになる恐れはあるが、それで10分以内に打てるようになれば、腰掛けても正確に刺せるようになる。基本的には気胸さえ起こさなければ視覚で刺しても構わないが、視覚に頼ると失敗することが多いようだ。

(c) 下部胸椎：第九〜第十二胸椎までです。このあたりの背筋《はいきん》は最も薄く、寸三でも椎弓に達するぐらいです。この部位で棘突起間は、椎体間と全く一致していません。だから椎体の縦幅に基づいて等間隔で取穴していくのが古典の方法ですが、上から取穴するより腰椎の棘突起間から等間隔に上がっていったほうがやりやすいと思います。腰椎では再び棘突起間が椎体間になります。呼吸すると第九胸椎まで肺が降りてくるようです。第九〜第十二は肺がないから安全だと考えがちですが、それは間違いです。どんな場所でも胸郭で覆われた部分は、内部に鍼を刺入してはならないのです。だから中部のように少し正中へ向けて直刺します。以前に弟子希望者の女性がいました。高校を卒業し、ギリギリで国試を通った弟子希望者です。当時の私は国試など目安で、やる気さえあれば鍼灸師ができるなどと考えていました。たまたま嫁さんが便秘したので、大腰筋に打ってもらおうということになったのです。すると嫁が「内臓に当たっている」と騒ぐのです。騒ぎ方が尋常じゃないのでカーテンを開けてみると、第二腰椎から上にかけて二寸五分が深々と刺さっているのです。思わず「おまえ、どこに刺しているんだ！」と言うと、平然として「大腰筋に刺しています」と答える。いつも私が大腰筋に打つところを見ているはずなのに、第二腰椎の上から第一腰椎、第十二、第十一、第十、第九胸椎あたりまで刺さっている。「おまえ、そこ腰じゃなくて背中だぞ！」と言うと、「腰です。だって両側の腸骨稜から45度の角度で上がっていますから」と、神経走行のようなことを言っている。内臓に刺さっている鍼をすぐに抜けばいいろいろとやばいので、そのままにして「じゃあその下は何だ！」と言って刺し始めた。「先生、そこは腸骨ですから入りません」と言う。「入るかどうか見ていろ」と言って刺し始めた。「ほら、きちんと入るだろう。おまえが深刺しているのは大腰筋じゃなくて背中だ！　おまえが刺した部位の下には、どんな臓器がある？」と聞く。「分かりません。私、解剖苦手ですから！」。「分からないなら、うちにある解剖書で今からでも勉強せい！」。「でも鍼灸師に受かるぐらいは解剖を勉強しています」。「それなら普通の経絡治療のように深くは刺すな！　手足だけに刺せ！」。結局、彼女が勉強することはなかった。自分の打った鍼は証拠隠滅のためか、私が刺している間に抜いてしまっていた。そのときは何もなかった。たぶん膵臓に刺さっていたのだろう。膵液が漏れたら自分の内臓を消化してしまう。その夜になって腹痛が始まった。あまりにひどい腹痛なら、近所迷惑にはなるが救急車を呼ぶしかない。気胸と違って内臓が消化されれば命に関わる。その夜は眠れなかったが、明け方になると痛みが治まった。たぶん四番の細い鍼だったので、死なずに済んだのだろう。彼女を教える自信がなくなった。教えても漫画ばかり読んで、全く解剖の勉強はしようとしない。悩んだ挙句、そいつと年齢の近い弟子に指導を托《たく》した。すると、その弟子は一週間で破門にした。「あれはひどいですよ。点を付けて、ここに打てといっても、そこを外す」、だから破門にしたという。私に指導できなかったのだから、破門にされても返す言葉がない。

この事例からも分かるように、胸椎下部は中上部以上に危険なのだ。気胸が起きても死ぬことは稀だが、膵臓を損傷すれば膵液が腹腔内部に撒《ま》き散らされ、内臓が消化されて死に至る。だから背中の下部だから、肺がなくて安全とか思わないほうが良い。胸郭は危険なのだ。腎臓なら死ぬことはないが、それでも呼吸によって横隔膜が上下し、臓器が切れて腎臓破裂になるから刺してはいけない。部位として胸椎下部は、延髄の次に危険な部位だろう。恐らく『素問』診要経終論篇の五臓を刺して死ぬ記載は、膵臓を刺して膵液が漏れ、内臓が消化されて死んだものだろう。昔の鍼は簪《かんざし》と同じで、鉄棒から研《と》ぎ出して作るため太く、それで内臓や心臓を突かれたら、心臓なら心臓タンポナーゼ、膵臓なら内臓消化、肺なら気胸が起きたことだろう。気胸だったら失神ぐらいで済んだので返し鍼があったと思われる。こうした胸椎下部では、兪穴の少し外側から15度ぐらいの角度で横刺して椎弓に当て、外側の最長筋を緩めたりもする。しかし胸郭へ入れないようにせねば事件となる。

③腰部刺鍼：腰部には起立筋だけでなく、大腰筋と腰方形筋もあります。北京堂では前屈《まえかが》みすると痛く、背骨の上を押しても痛むときは表層の起立筋に刺入しますが、咳をすると痛むとか、前屈みになって腰が伸ばせないときには深部の大腰筋を、腰を回すと痛くて横に圧痛がある場合は腰方形筋に刺入します。それは筋肉が痙攣収縮して神経を圧迫しているので、収縮に逆らう動きをすると引き伸ばされて痛むと考えられているからです。こうした起立筋、腰方形筋、大腰筋への刺鍼は、中国で浅

層、中層、深層に分けて、天部、人部、地部の深さに刺入するのと同じです。それぞれの深さで補瀉するものが、透天涼とか焼山火などの分層補瀉と呼ばれる手法です。

(a)　夾脊穴：腰椎の夾脊穴は、棘突起間の外側一寸です。他の部分では夾脊穴が棘突起間か棘突起先端の外側五分なのに、なぜ腰椎の夾脊穴だけ外側一寸なのか疑問ですが、恐らく腰椎が他の椎体に較べて大きいから離しているのでしょう。深さも大椎と同じように、寸六か二寸を使って刺入します。もし表面の起立筋だけが問題であれば、起立筋にのみ縦三列ぐらいで排刺します。

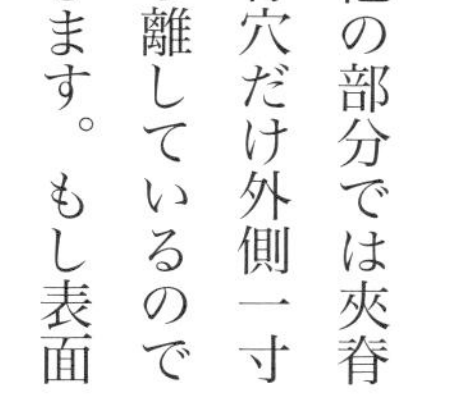

(b)　大腰筋：一般的な男性なら大腰筋の一本目は第四と第五腰椎棘突起間の外側4～5センチを三寸五番で直刺し、二本目は第五腰椎の下で腸骨稜を指でなぞり、その内縁で第五腰椎と第一仙椎の境目の高さを取れば、ほぼ刺入できます。三本目は第三腰椎棘突起下の外側に三寸を刺入します。腰椎の棘突起間といっても人によって異なり、棘突起間の真横で入る人もあれば、少し下で入る人、稀には少し上で入る人などがあり、筋肉が緩むにしたがって入る面積が増えて、どこでも入るようになりますが、カチカチに筋肉が萎縮している人は肋骨突起間の隙間が1～2ミリしかなく、入れるのに苦労します。四本目は第二腰椎から二・五寸四番を使って刺入します。これは上に向かって少しずつ左右の幅を狭くして、大腿骨上部と第十胸椎が細長い二等辺三角形を成す部位に刺鍼し、腎臓へ当たら

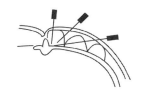

ないよう避けます。体型によっても違いますが、痩せている人には二・五寸四番、上の二本だけ二寸三番を刺入したりもします。これは腰部の棘筋に刺鍼して寸六で骨まで達する人は二寸五分、二寸でなければ達しない人は三寸を使うのが一般的ですが、脊椎寄りの大腰筋刺鍼から外側に刺入する、棘突起間の横7センチぐらいから斜めに椎体へ当てていく鍼の長さより五分くらい短い鍼が、中央寄りの大腰筋に直刺する適切な鍼の長さとなります。特に大腰筋が硬かったり坐骨神経痛の現われている人は、中央寄りに打った鍼の外側にも四、三、二椎は中心へ向けて大腰筋に当てていったりもします。大腰筋の刺鍼では、背骨からの距離が近すぎれば神経根に当たって足に蝕電感があるので、もし蝕電感があれば5ミリぐらい中心から外へ離して刺入します。腎下垂などでは腎臓に当たる恐れがあるため、外側からの刺鍼は避けて中央よりの一列だけ刺入します。大腰筋の直刺では刺入部位の下に骨が

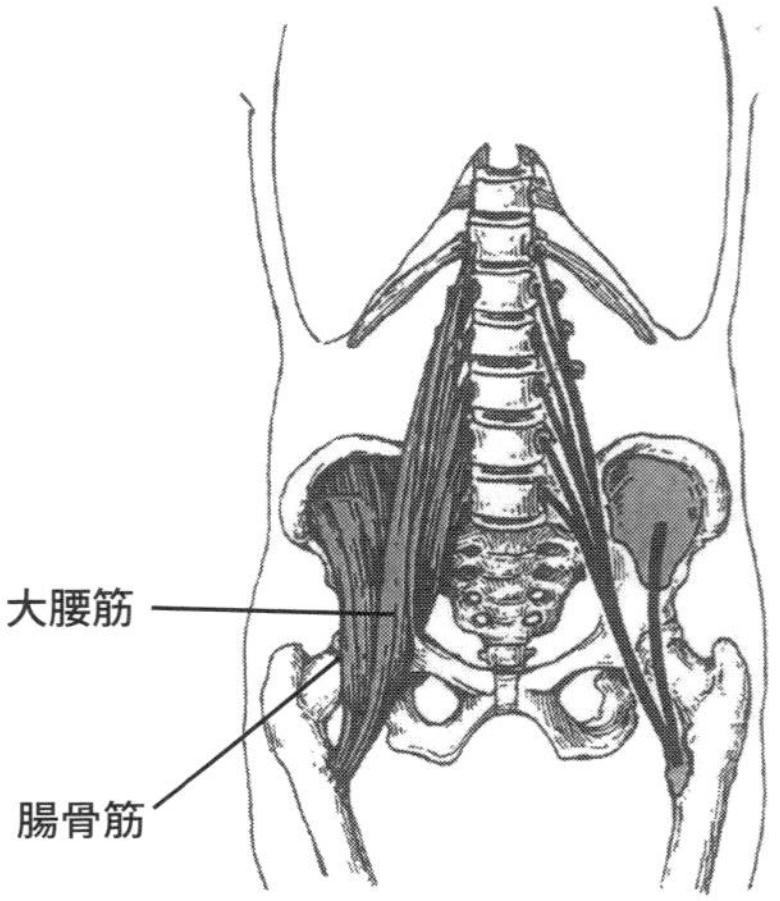

前面から見た大腰筋

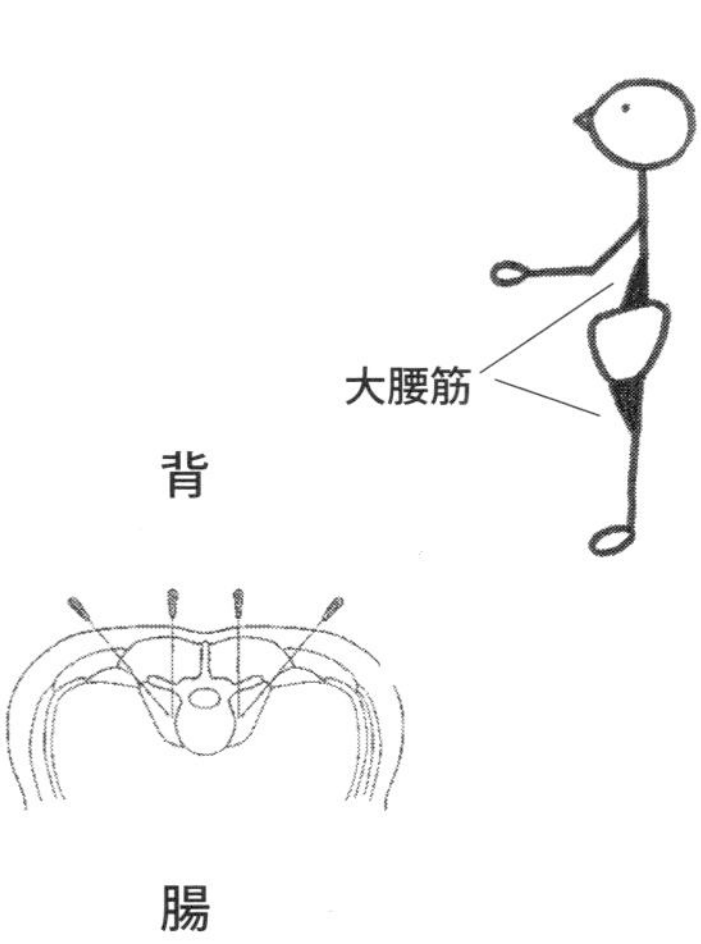

大腰筋刺鍼断面

なく、鍼尖が途中で止《と》まらないため、深く入れすぎると腸に刺さり、腸内の汚物が鍼孔から腹腔に漏れたりすると軽い腹膜炎が起きて発熱します。そのため最初から深くは刺入せず、細い女性なら二寸ぐらいから刺すようにしましょう。普通の女性なら二寸五分、普通の男性なら三寸、身長が１８０センチ以上で太った男性なら三寸五分を使いますが、「腸刺し」を避けるため基本どおりの鍼を使い、それで効果が悪ければ五分ほど長めの鍼を使うというように、徐々に深くしていきましょう。女性は妊娠して腹に胎児が入るため、胎児を圧迫しないように男性より大腰筋が細くできているのだと思います。これも初心者のうちは大腰筋になかなか入らないので、同じ場所で何度も鍼尖転向を繰り返してしまう人がいます。すると患者さんは「まだ入らないのか！　こいつはいつまでグチュグチュやっているんだ！　鍼師として大丈夫なのか？」と不安を抱いてしまいます。だから最初に棘突起間の外側で肋骨突起に当たって刺入できなければ、その鍼を抜かないで新たな鍼を上下３ミリぐらい離れた所へ打ち込みます。そうすれば患者は刺入に失敗したと考えず、隙間も見つかって入れられます。ところが、肋骨突起に鍼尖が当たって止《と》まっているのにかかわらず、いつまでも捻鍼して「固くて入りません」などと言っている鍼師もいる。骨か固い筋か判かるよう、ゴムと陶器の皿で練習しておくべきだ。大腰筋など肋骨突起の間から簡単に入りそうですが、腰の悪い人は大腰筋が収縮して椎体間が狭くなり、鍼尖が肋骨突起に当たって大腰筋に入りづらいのです。そもそも鍼尖転向を繰り返すと患者さんに不信感を持たれますので、うちでの鍼尖転向は三回までとしています。特に大腰筋では、切皮状態まで引き戻すのに９センチ弱は引き抜かねばならないのですが、大抵の鍼灸師は５センチ程度しか引き抜かず、残りの4センチが入ったままなので、角度を変えても再刺入したときに方向が変わらず、さっきと同じ通路で鍼が入ってしまうので、同じ場所で大きく提挿しているのと一緒です。三寸鍼で鍼尖転向するには、鍼尖を3ミリ残して全部抜かねばならないので、8センチは抜かないと方向が変わりません。大腰筋では肋骨突起に当たると鍼を抜いたり、鍼尖転向する鍼灸師が多く、鍼を抜いてしまったため肋骨突起に当たる目標がなくなって再び同じ所へ打ったり、10分も鍼尖転向を続けるため、患者さんが「こいつは鍼が入れられないんじゃないのか?」と不信感を持ち、「あんな下手糞な所、もう行くのは嫌だ!」となってしまいます。だから鍼尖転向を繰り返す弟子の所を紹介しても、患者さんが帰ってきます。なにしろ30分かかって大腰筋に鍼が一本ぐらいしか入っていないのですから。そんなことでは片側しか緩みません。鍼灸は近所で治療するのが一番良いので、鍼灸師は患者さんに嫌われないようにしなければなりません。それを防ぐためには大腰筋に入らなかった鍼を抜かずそのままにし、その3~5ミリ上下へずらして新《あらた》に鍼を刺入すれば、患者さんは「別の場所に刺してもらったな。サービスがいい」と感じます。決して「入らなかったから、もう一本入れたんだ」とは考えません。そのうえ入らなかった鍼が目標になり、新しく刺入した鍼は元の位置から確実にズレるので、入らなかった場所と同じ場所で刺入を繰り返す失敗がないのです。鍼尖転向は、三角筋の場合でも骨擦りに慣れてないと何度も繰り返して終わりません。その場合は最初に骨の端に当てて少しずらし、二回ぐらいで短刺します。そうでないと時間も鍼尖転向で使い果たし、本数も打てなくなってしまいます。くれぐれもグチュグチュした上下操作を繰り返してはなりません。

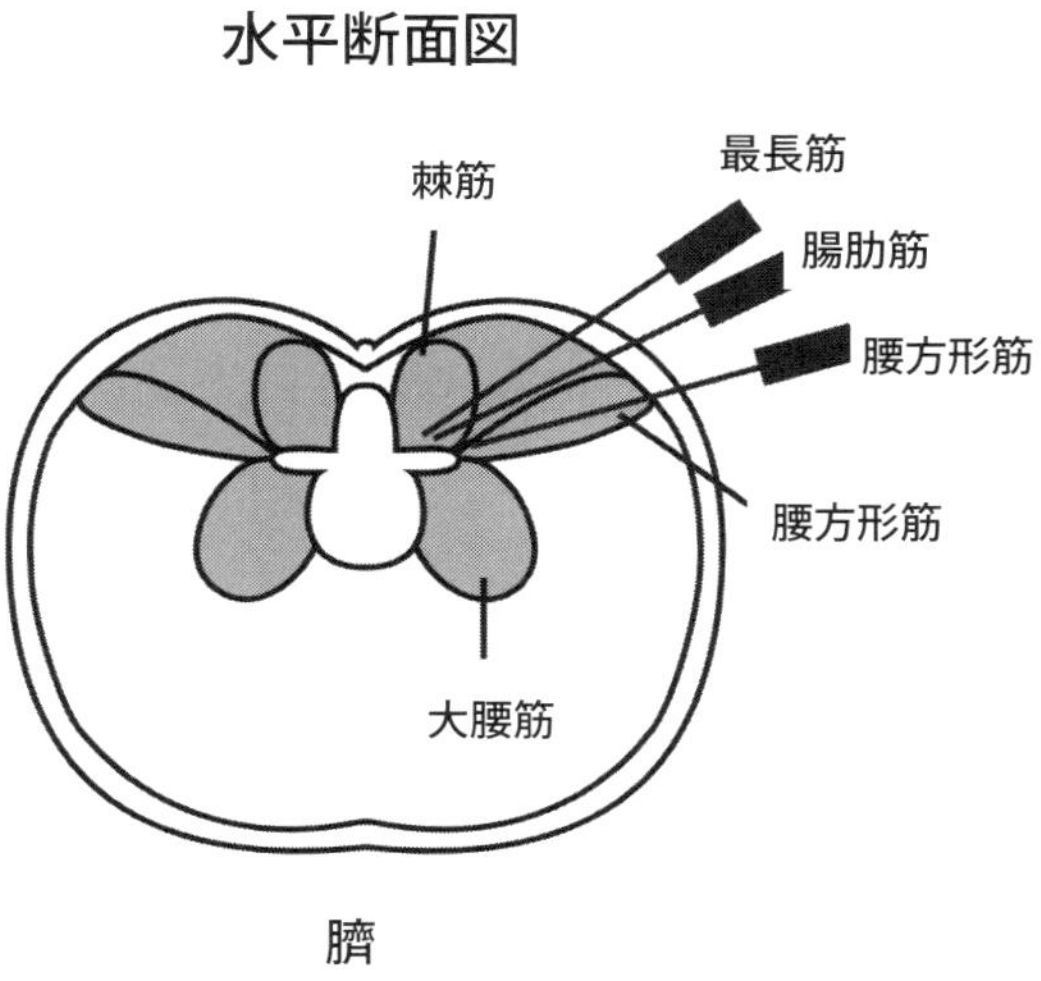

また、大腰筋の遥か外側に離れた部位へ刺鍼する人もいます。腸と腎臓を専門に刺すのでしょうか？　大腰筋は第一腰椎外側と大腿骨上部内側を結んだライン上に刺さなければなりません。

(c)　腰方形筋：これは起立筋の外側と同じ打ち方です。腰方形筋は腸骨稜と第十二肋骨下縁に付着していますが、起立筋の外側にある腸肋筋も肋骨表面に着いており、どちらも薄い筋肉で膜のように広がっています。だから腰の外側から手で押して表面の筋肉が触れる部分を探し、そこから椎弓へ向けて横刺します。腰方形筋は腸肋筋と同時に刺すような感じです。そのまま上がって胸郭上も最長筋に横刺しますが、これも腰方形筋と同じで、絶対に胸郭へ入らないよう筋肉だけを貫いて椎弓に当てます。このように表面だけ横刺して腰方形筋へ刺入すれば、腎臓を刺して損傷することはありません。だからうつ伏せで腰方形筋を刺すときは、鍼尖が垂れて深部に行かないよう、直進性に優れた太い鍼を使い、横から見て腰の中部でなく、筋肉が触知できる後部表面五分の一ぐらいを水平に刺入します。そうでないと腎臓に刺さって損傷します。

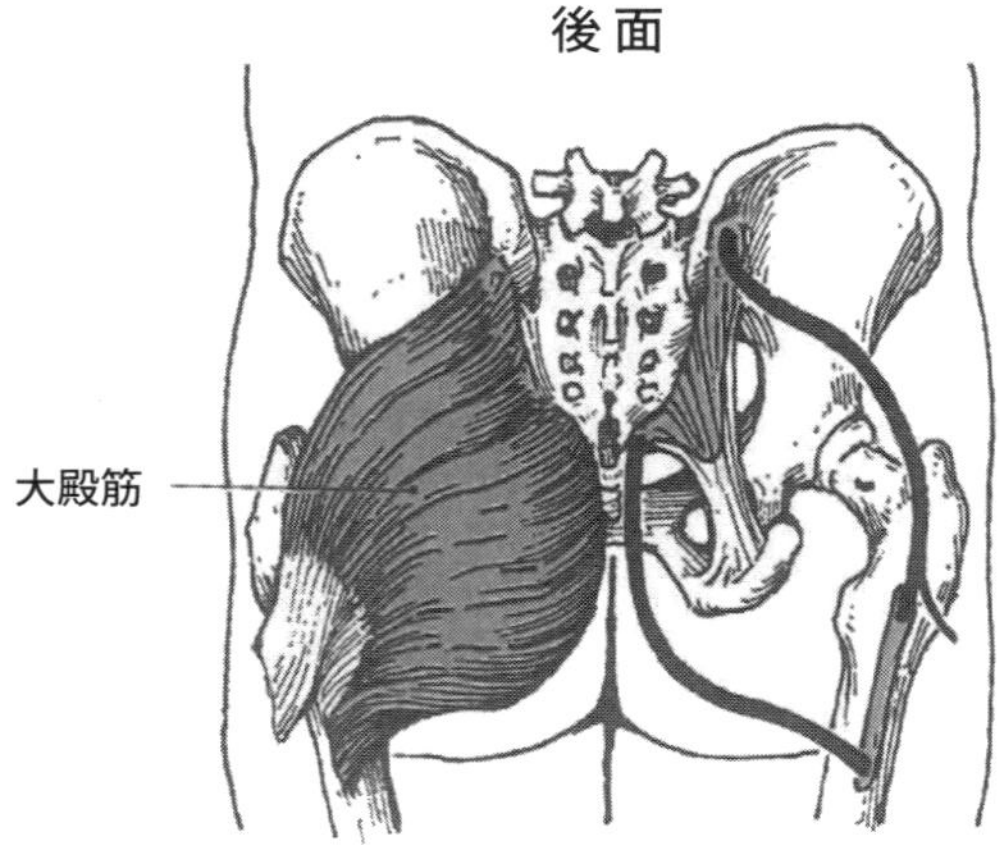

④臀部刺鍼：臀部の刺鍼が脊中の刺鍼に入ってくるのは変ですが、これも体幹部とします。患者さんは臀部が悪くても「前屈みすると腰が痛い」と言ってきます。私も初心者の頃は「腰が痛ければ腰に鍼をすればいいだろう」と、腰に集中して刺鍼しましたが、症状は一向に好転しません。いろいろ試しているうちに、どうやら腰ではなく臀筋が悪いと分かりました。寛骨の腸骨稜を一般には腰骨《こしぼね》と呼ぶので、一般人は腸骨稜が痛ければ「腰が痛い」とやってくるのです。腰ならば体幹になりますので、臀部も体幹としました。これも中殿筋刺鍼と小殿筋刺鍼があるのですが、だいたい同じなので一緒にします。大殿筋は薄いため、大殿筋だけに刺入することは仙腸関節や腸骨稜付近でないと難しいので、圧痛点治療だけするということで省きます。中殿筋は腸骨稜が痛み、大殿筋は仙腸関節が痛みますが、それは中殿筋が大転子から腸骨稜に付着しているのに対し、大殿筋は大腿骨から仙腸関節付近に付着しているので、それぞれの筋が硬縮すると付着部の神経が筋肉に引っ張られ

て痛むのです。臀部では刺鍼の危険性がほとんどありません。梨状筋などを深刺して腸に刺さる以外、すべて腸骨で鍼尖が止《と》まるので危険がありません。

(a)　小殿筋：主に股関節が痛かったり大腿骨頭壊死、間欠性跛行などで歩けなかったり足が前に出ない、大腿外側が痛む場合に使います。大転子の少し上側の窪《くぼ》みから、大転子を取り囲むように周囲へ扇状《おうぎじょう》に囲刺《いし》します。普通は三寸か3インチの十番以上を使い、大転子から2～3センチ離れた部位へ、直刺より5度ほど傾けて寛骨臼に向けて刺入します。すると腸骨に当たる寸前に、すごく硬くなった層に当たります。その層は薄いため5ミリぐらいしかありませんが、その層の表面へ当たったときに「腸骨に当たりました」と言って刺入を中断する初心者が多いのです。しかし本当に腸骨へ当たっているかどうか交替して確かめてみると、鍼尖は粘っこい物に当たっており、陶器のような硬さが感じられないので、これは腸骨でないと分かります。この深部で、骨付近の薄い層を通過して腸骨に当てるのか、それとも硬くなった薄い小殿筋の表面で鍼尖を止《と》めるのかによって、治療効果は大きく変わります。したがって陶器のような感覚の物体に鍼尖が触れなければいけません。その感覚を知るためには、スポンジの下にゴムを入れて貫いてみたり、その下に固い陶器の皿を入れて刺してみたりして、骨に当たる感覚を覚えねばなりません。人体では硬い層に深く刺入しても、刺してから5分ぐらいすると再び入るようになります。もし当たっている物体が骨ならば、時間を置いても再び入るようにはならないはずですが、刺さっていた固いゴムのような筋肉が緩み、血行が良くなって膨らんできたから再び入るようになったのです。本物のゴムでは再び入るようになることはありません。だから人体では何度か鍼を押し込み直すと、より良い効果が現れます。それで中国では置鍼中5〜10分ごとに運鍼し、何度も硬い筋肉中に入れ直しています。小殿筋は深部の筋肉なので、腸骨が下から押さえ、上からは中殿筋と大殿筋が圧迫していますから、腸骨と中殿筋で両側から挟まれて圧力が高く、血管が圧迫されてなかなか緩まないのです。小殿筋は女性が悪いことが多く、若い20代ぐらいの女性なら八回ぐらいで緩みますが、こじれている場合は一年ぐらいかかるかも知れません。しかし刺鍼するごと確実に症状が和らいでいきますので、患者さんは通ってきてくれます。あまり長く通わせることは鍼灸の効果が良くないことを意味していますが、大腿骨頭を手術しても完全に治ることはなく、何年かあとには再手術して人工股関節を取り替えなければならないので、完治して再び治療する必要のない鍼治療は意義があると思います。初心者は大転子の周囲から直刺で寛骨に当てるため、患者さんから「効かない」と苦情が来ることが多いのです。寛骨臼付近の小殿筋が最も堅いので、「小殿筋に当たれば

後面

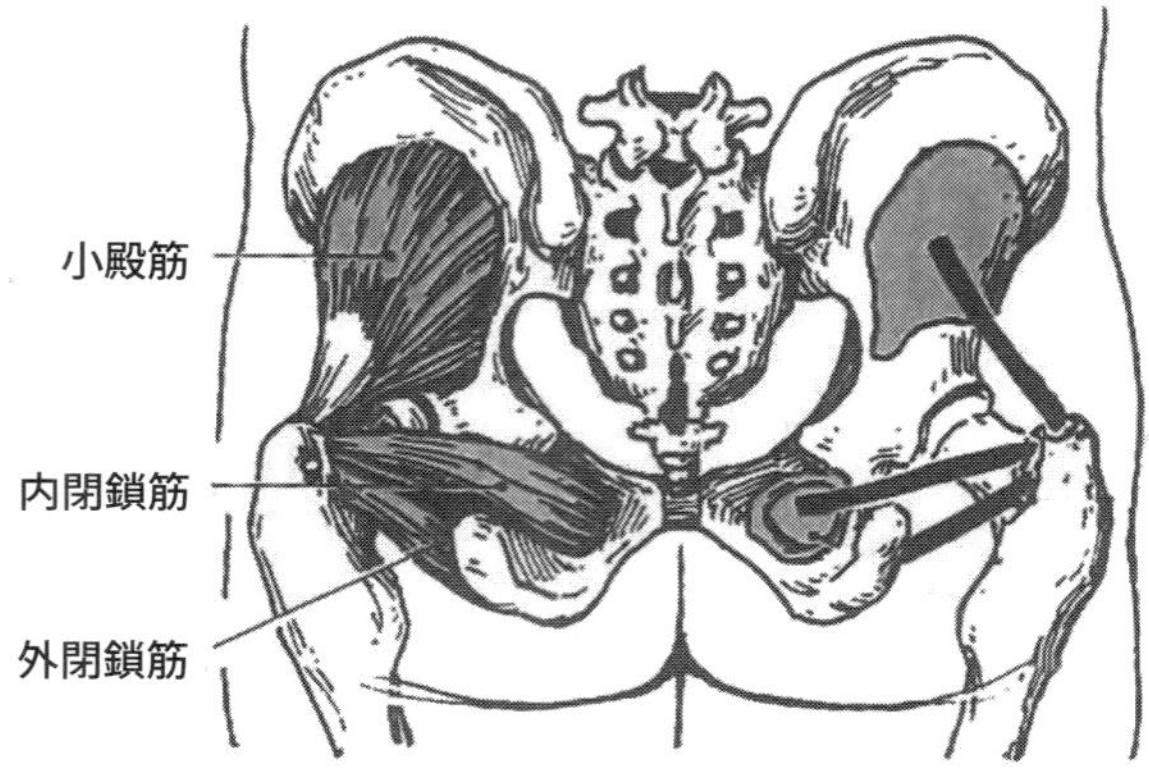

いいや」という感覚ではなく、寛骨臼を狙うつもりで刺入します。大転子付近では斜刺するといっても直刺に近く、大転子から離れるに従って鍼を倒す角度も深くなります。とにかく寛骨臼部へ刺入するつもりで刺鍼してください。小殿筋は寛骨臼にはないと反論されるでしょうが、大腿骨頸部や骨頭あたりの靭帯などが硬くなっており、それを緩めなければ股関節が動くようになりません。だから小殿筋を緩めるというより、寛骨臼へ入れるつもりで刺入しなければ効果がありません。小針刀の治療でも大腿骨頭壊死では関節付近へ刺入していますが、やはり鍼も寛骨臼付近へ刺入しないと効果がありません。寛骨臼へ入ると鍼がひときわ深く刺さり、周囲の血流が改善して磨り減っていた大腿骨頭が球型に再生することがレントゲンで確かめられています。

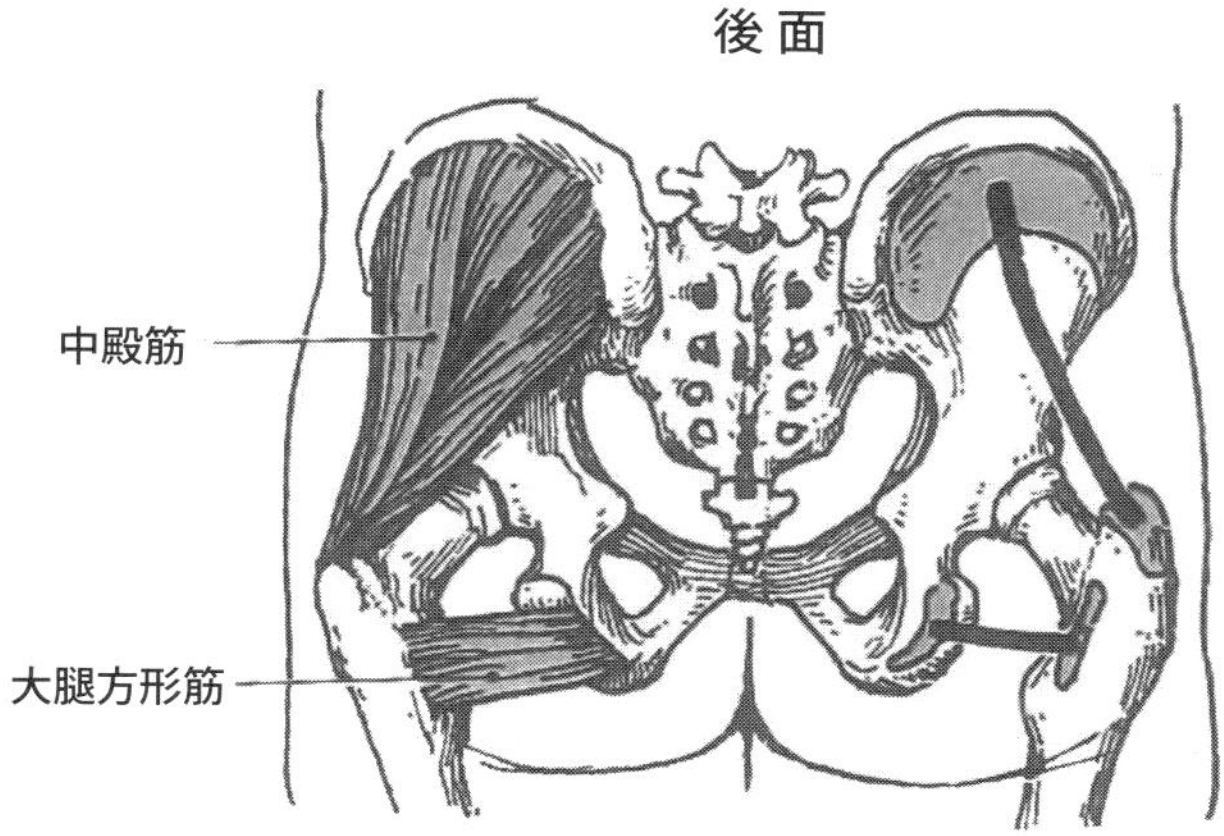

(b)　中殿筋：前屈みすると腰の下部両側が痛むとき、あるいは腰骨《こしぼね》（腸骨稜）が痛むときは、大転子から腸骨稜にかけて刺鍼します。大転子周囲では深部の小殿筋に刺鍼してありますから、小殿筋の刺鍼部から5センチぐらい腸骨稜に寄ったところから打ち始めます。これも腸骨まで当てますが、小殿筋と違って中殿筋は表面にあるため、それほ

ど硬くありません。簡単に腸骨まで刺入できます。腸骨は男女差があり、男性は腸骨が立っているのでベッドと水平に近く打ちますが、女性は腸骨が寝ているのでベッドと45度の角度に鍼を立てて刺入するほうが適しています。女性で水平に近く入れますと、腸骨の上を掠《かす》めて鍼尖が骨に当たらず、鍼が止《と》まらなくなります。中殿筋や大殿筋では腸骨稜や仙腸関節付近に圧痛が出ますが、圧痛点には寸六か2インチぐらいの鍼を腸骨まで直刺か斜刺し、骨で止《と》めて腸に刺さらないようにします。

⑤腸骨筋刺鍼：腸骨筋は腸骨の内側に薄く付着する筋肉ですが、これが悪くなると大腿前面の痛みなどの大腿神経痛、尻が痛むが小殿筋や中殿筋に刺鍼しても好転しない、腿が上がらない、腰痛で前屈みになるが咳しても響かない、下部の腰痛などの症状が起こります。そうした症状に対しては患者

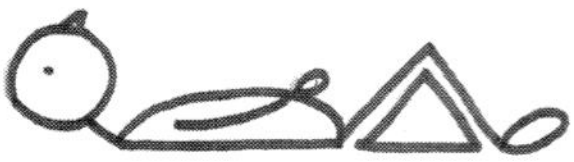

を仰向けに寝かせ、膝窩に三角枕を入れて体育座りのようにします。下肢を曲げる姿勢にすることで腹筋が緩み、鼠径部に鍼が入れやすくなります。ただ腸骨筋刺鍼は難しいらしく、習得するまで時間がかかるようです。それを安全におこなうには、骨擦りである短刺ができなくてはなりません。三角筋や中間広筋への骨擦りができれば、腸骨筋へも簡単に入れられるようになります。まず患者を仰向けにし、三角枕を膝裏に当てて腸骨筋へ入れる準備ができたら、上前腸骨棘を触知して、その1センチぐらい内側から腸骨内壁に沿わせて三〜四寸の鍼を刺入しますが、細い鍼では直進しないので十五番ぐらいの太い鍼を使います。ほぼベッドに対して垂直に三・五寸ほど刺入していくと、臀部にジ

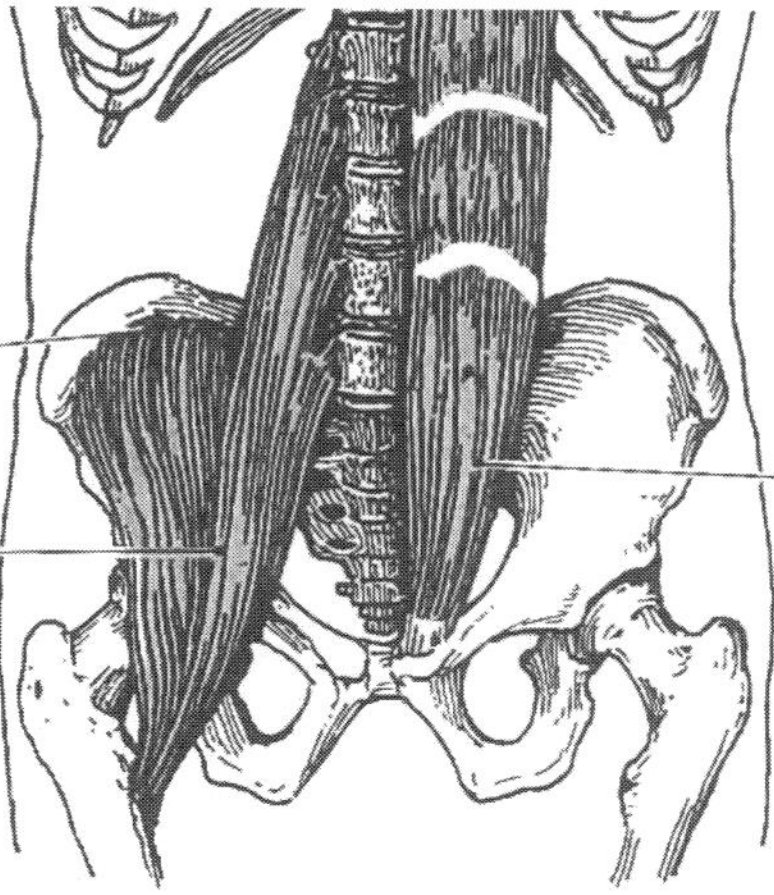

ワーッとした重怠さが広がります。このとき大腿神経痛では大腿前面に締め付けられるような感覚が起き、臀部痛なら臀部に痛みが起きたりします。腸骨筋は腸骨稜付近で薄く、仙腸関節付近では太くなっているので、腸骨稜から4センチ刺入した程度では筋肉の太い部分まで達せず、効果がありません。腸骨筋の刺入では絶対に鍼尖転向をしてはなりません。鍼尖転向を繰り返すと、腸に刺さって腸が穴だらけになり、腸の内容物が外に漏れ、腹膜を刺激して腹膜炎が起きます。そもそも鍼の治療において鍼尖転向は、患者にとって鍼師の技術が下手に感じられるのでしないほうが良いのです。特に腸骨筋刺鍼では、下手な人が鍼尖転向を繰り返すと腸に刺さりますから、普通に一回で腸骨筋に刺入します。このケースでも腸骨筋へ刺鍼すると言って何度も鍼尖転向を繰り返し、やはり私の嫁さんの腸を穴だらけにして腹膜炎を起こした見学者もいます。だから腸骨筋刺鍼では鍼尖転向をしてはならず、一発で決めなくてはなりません。骨を擦る練習は、安全な三角筋や中間広筋でやりましょう。腸骨筋の刺鍼では、それ以上は鍼が入らないほど腸骨筋に刺入し終わったら、中指と薬指で鍼柄を挟んで強く引っ張ってみます。そのとき鍼が固く食い込んで抜けないようなら成

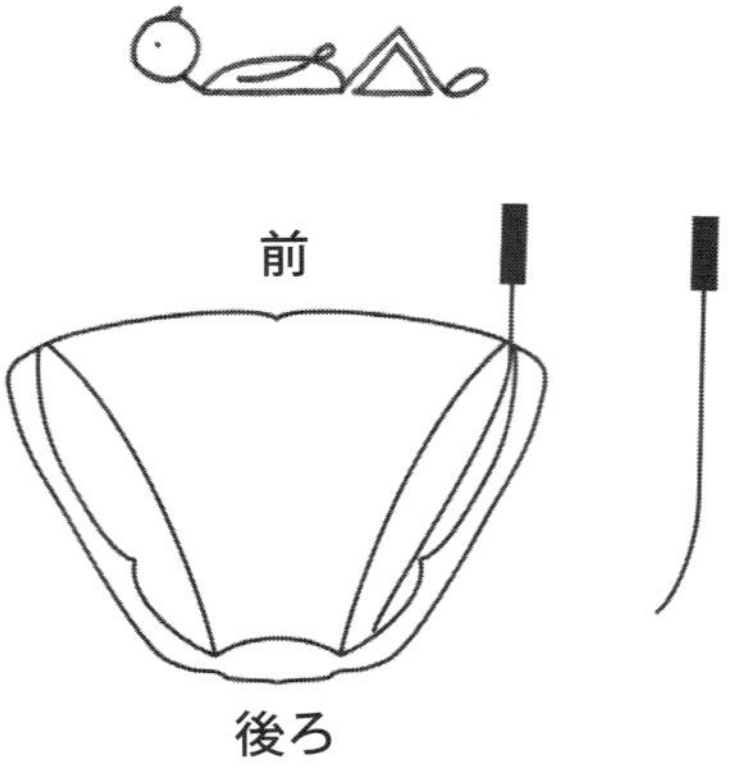

腸骨筋刺鍼水平断面図

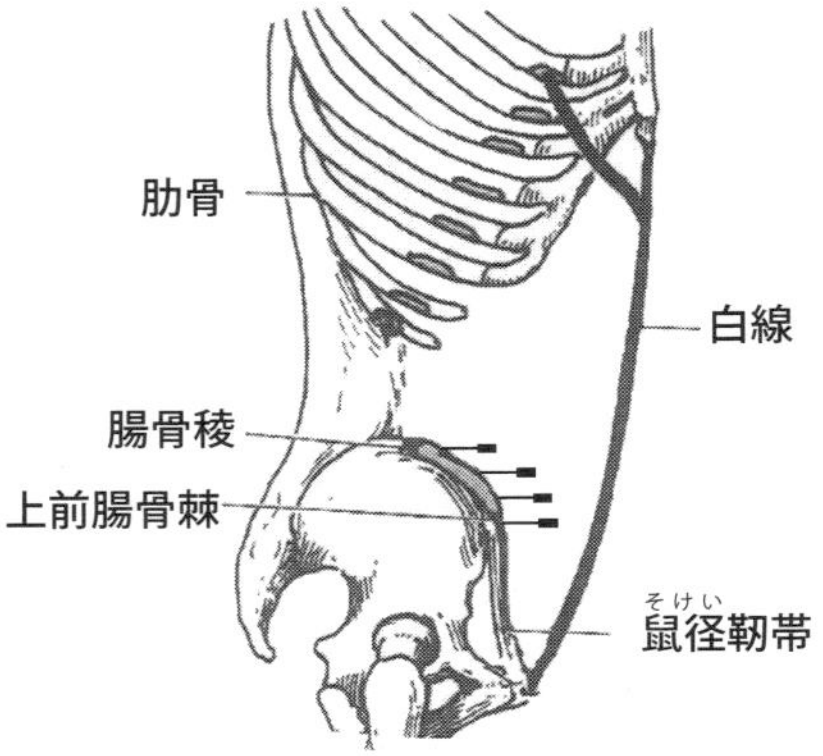

功ですが、スルスルと抜けるようですと中心部の腸に刺さっている可能性があるので、もっと骨盤に沿わせて刺入します。男性で体格が小さければ三寸の鍼で止まりますが、女性で骨盤が大きいと四寸でなければ最後まで届きません。きちんと腸骨筋に刺さったかどうかは鍼を引っ張ってみるだけでなく、鍼を抜いたときにも確かめる方法があります。きちんと腸骨筋に刺さっていれば、腸骨に沿って鍼がカーブしているため、抜いた鍼が尖端から三分の一の部分で弓なりに曲がっています。もし抜鍼した鍼が真っ直ぐであれば、それは腸骨筋に正しく刺さっていなかったことを意味しています。北京堂の刺鍼では筋肉の氷山の一角だけに刺入してもダメです。腸骨筋が悪いと腸骨が立っているので直刺で刺入できますが、悪くなければ腸骨が開《ひら》いているので刺さりません。また深く入れすぎると鍼が腸骨筋を貫いてしまい、得気が消えるので、適切な部位まで戻さねばなりません。鍼が腸に刺さると軽い腹膜炎が起き、腸の内容物が漏れて下に溜まるので、恥骨付近が痛むようです。

以上が基本である体幹部への刺鍼です。こうした体幹部への刺鍼が北京堂の基本処方であり、これらを組み合わせたり、これに刺鍼を追加して各疾患に対処します。背骨からは自律神経を始め、各種神経が出入りするため脊柱を中心に治療します。また北京堂には「分からない時は夾脊を打て」という格言があり、どう治療したらよいか分からない場合は、とりあえず頭皮鍼と頸や背、または背中と腰へ刺鍼するという原則があります。この基本治療が天部の上部治療になりますので、以上をきちんとマスターします。では基本をマスターしたところで、それぞれ人部と地部の治療法に移ります。

なお一般に鍼治療を自分でマスターするには、試行錯誤を繰り返さなければなりません。欧米には「見ることは知ることである」、日本には「百聞は一見にしかず」と言う諺があるように、本を読んだり講義を聴いたりしただけでは上達しません。最初は本を読んだり座学に参加することもよろしいのですが、自分で開業するためには知識だけでは足りません。鍼治療は手術と似ています。頭では理解していても、車の運転や水泳と同じように、実技が伴わなければ治療所は開けません。手術に参加したことがないのに、本だけ読んで手術に挑もうというのは無暴《ぼう》です。だから講義に参加するときも、その先生と繋がりを作るために参加するのであり、実際には治療所へお邪魔させてもらって実際に患者を治すところを見なければ、いつまで経っても机上の空論だけになります。北京堂は北海道、関東、近畿、中国地方に各北京堂院長がいますので、張仁が眼疾患の鍼を見学したように、そこで実際の治療を見せてもらえば簡単にマスターできます。彼らは私の治療を直接見学しており、「自分だけ見学するのではなく、見学させてもらったのだから自分も見学させろ」という露出狂のような交換条件を出して弟子にしているので、特別な理由がない限り見学を受け入れると思います。ただし見学して教えを請うにも、中国には「三顧《こ》の礼」というのがあります。劉備玄徳が諸葛孔明を軍師として迎えようとしたとき、劉備は三度目にしてやっと軍師を引き受けてもらいました。「三度目の正直」は患者さんの治療だけでなく、見学させてもらうときにも必要です。一度で鍼治療の効果がなくてもダメではないのと同じく、一度断られたぐらいでは希望があります。失敗する人は失敗した時点で止《や》めるから失敗であり、成功するまで続けていれば結果的に成功します。一度目は失敗するのが当たり前なのです。だから何度も頼んで、といっても三回ぐらいが適当と思いますが、実際に患者さんが治癒する現場を見せてもらうことが大切です。諸葛孔明のように本気度を確かめているだけなのかもしれません。患者さんは治癒が最大目的であり、自分が治癒すれば知り合いも治癒して欲しいから紹介します。

中国の病院でも上級の先生に着いて治療を見学します。鍼灸講義などいくら受けても「百聞は一見にしかず」、実際の治療現場を一度見学することには遥かに及びません。だから中国の病院でも医師を育てるときは、必ず先輩医師が後輩医師を現場で指導します。鍼灸も同じで、実際に開業できてない人や、開業しても潰れる人は、先輩に着いて現場研修をやってなかったり、やっていても期間が短くて自分で治療できるまでのレベルに至らなかった人たちなのです。現に私が三カ月から一年ほどマンツーマンで教えた北京堂院長は、まだ一人も閉院していません。教えたのは北京堂の院長だけでなく、最近では違う名前で開業している院長もいますが、やはり誰も閉院していません。だから開業を継続したければ、一つには開業し続けるための改良を繰り返すこと、もう一つは実際の治療現場へ行って治療法をマスターすることが重要です。鍼を抜かせてもらうことは特に重要で、「この症状には、どの方向に刺すのか？　どこまで刺入するのか？　どんな鍼を使うのか？　何分ぐらい置鍼するのか？　鍼の操作は？」とかの５Ｗ、そして鍼を抜くときの筋肉の硬さなど、様々なことを体験することは自分が治療するときの参考になりますし、患者さんに経過や状態をいろいろと質問することも意義があります。そうすれば「こうした症状は、こんな治療をすれば、これぐらいの回数で治癒するのだ」ということが分かり、自分が開業したとき、患者さんに「あなたは何回ぐらいで治ります」と宣言できます。「現場研修が重要ならば鍼灸整骨院に就職すればよいのでは？」と考える人がいますが、それは間違いです。職場は教育の場ではなく働く場です。治療できることが前提であなたを雇っているわけです。もし先輩鍼灸師がつきっきりで治療を見せてくれるのならば、勤めたあなたの給料は、いったいどこから出るのでしょうか？　就職すれば、右も左も分からないうちから患者を診させられます。もし治療技術があれば、そうした環境も有効で徐々に患者も増えてゆきますが、治療技術も治療理論もなければ進歩もなく、鍼灸の患者も徐々に減って按摩マッサージの患者しか来ない結果になってしまいます。また治療技術のある先輩鍼灸師ならば、患者を呼び寄せる能力があるので、他人の所に勤めたりせず自分で開業します。だから先輩鍼灸師がいたにせよ、治療技術など教えてもらえないのです。中国でも現場で教えてもらうことが第一で、一人の上級鍼灸師に何人もの弟子がいて治療の手伝いをしているのです。そうやって先輩鍼灸師の治療を目の当たりにし、上達してゆくのです。中国では上級鍼灸師が後輩を現場で教えると法律で決まっています。そもそも疾患を治療できない鍼灸師は、患者が見限って来なくなります。だから自分が確実に完治させられる疾患を一つでも持つことが、鍼灸院で食っていくうえで必須です。

日本の鍼灸界でも臨床現場に人を入れることが必要とは考えられていますが、治療に関係のない人がベッドサイドにいるのは患者さんが嫌がるという理由で、なかなか受け入れる所が少ないのが現状です。最初から人に教えることが条件で患者さんを見学させている所は稀だと思います。竹村先生や石原先生など、私の知る範囲では見学者を受け入れている人もありますが、同じ学校の卒業生とか学校の繋がりがあるなど様々な条件があるようです。もちろん私のところでも無条件と言うわけではなく、国試の合格点が80パーセント以上でなければ断ります。以前にギリギリで通った人に教え、全く覚えないので一年の時間を無駄にしたことがありますから、それに懲《こ》りてどんな人でも受け入れることはありません。年齢制限もあります。

まず中国の病院では、見習いが患者の抜鍼したり、コードを接続したり按摩したりなどの雑用をさせられます。そして抜鍼することにより、どんなケースでは、どの方向に、どのぐらい刺さっているのか、また抜鍼によって病態にある筋肉の硬さとかが分かります。鍼を抜かせてみて気づいたことですが、抜鍼方法も人によって様々です。

北京堂の抜鍼では乾いた綿花を一枚取り、それで鍼体を挟んで万一の出血に備え、ゆっくりと刺さった方向へと引き上げます。切皮するときの押手は、ほとんど力を入れず、ただ鍼管を支えているだけの感じです。切皮は指先（遠位指節間関節）や爪で弾いて一発刺入します。かなり特殊で、学校で習った三回に分けて刺入する方法ではありません。

まず抜鍼ですが、

①　人によっては綿花を全く使わないで抜鍼しようとする人があります。しかし深く刺入したり、特殊な鍼を使うと、どうしても出血する可能性があります。そのとき綿花を鍼孔に当てていなければ、動脈に刺さっていると血が15センチぐらいピュッと噴き出てしまい、服や周囲の物を汚してしまいます。だから鍼孔に綿花を当てながら抜鍼します。多くの人は抜鍼時にも綿花をアルコールで濡らしますが、アルコールは鍼孔に触れると痛いので患者さんに不要な痛みを与えてしまいます。だから乾いた綿花を当てて抜鍼します。

②　抜鍼するときですが、綿花でギュウギュウと鍼孔を押しながら抜く人がいます。ところが北京堂では鍼が密集して刺さっていますので、力強く押すことで他の鍼が動いてしまい、かなりの痛みを与えてしまいます。だから綿花は皮膚が持ち上がらないように当てるだけで、グイグイ押さえないのです。これは鍼で切皮するときも同じなので、ゴム手袋に綿を詰めて鍼を刺し、抜鍼するときに皮膚が持ち上がらず、かといって押手している部位が凹まない程度に保持する練習をします。

③　鍼の刺さった方向と違う角度に抜く人があります。こうした人は鍼の基本を知らないのでしょう。中国の本には大抵「抜鍼するときは鍼の入っている方向と同じ方向に抜くべし」と書いてあります。日本の教科書にないのか、それとも本人が習わなかったのか知りませんが、例えば右半身に鍼が刺さっているのに左側から抜鍼しようとする人があります。そうすると反対側から無理な姿勢で抜く

ため鍼が弧を描き、体内で鍼が入っている道を、鍼尖で肉壁を擦りながら抜いているので、非常に痛いし出血もするのです。この部分は、某鍼灸院で勤めている鍼灸師の兄ちゃんに、何も教えずに鍼を抜いてもらったとき、こういう問題点を見せてくれたので発見できました。いつもは他の人に抜鍼の指導をしてもらうのですが、鍼灸院で鍼を打っているから一人で抜いてもらって大丈夫だと思い、いいタイミングで悪い見本をやってくれ、ここに書くことができました。また、立ったまま抜鍼しても、自分の身体がグラグラするので、やはりまっ直ぐに抜けません。椅子に腰掛けて抜きましょう。

「上手に鍼さえ打てれば、抜鍼などどうでもいい」と考える人もいるでしょうが、うちでは抜鍼も重要なプロセスです。私が30代の頃、大阪で同窓会がありまして、同窓会へ行く前に、同級生が背中に鍼を打ってくれと言うのです。それで普通どおりに鍼をして置鍼したのですが、抜鍼するときバシバシ抜いたのです。すると同級生が「せっかくいい気持ちで鍼をしてもらっていたのに、そんなに痛く抜かれたら台無しだ」と言うのです。そこで考えたところ「北京堂の鍼は筋肉を緩めて血行を改善するのが目的なのに、最後に痛みを与えたら筋肉が収縮して血管を締め付け、効果も半減だな」ということに思い至りました。できるだけ痛みを少なく抜くということは、鍼治療の効果を上げるうえで重要なことなのです。だから痛くなく抜鍼することは、治療の基本になるのです。そもそも抜鍼が痛い見学者は、患者さんから「あの人には抜かせないでくれ」とクレームが入り、誰も抜鍼させてくれる患者さんがいなくなってしまいます。そうすると見るだけで体験することができず、上達が望めなくなります。患者さんから抜鍼のクレームがあって抜鍼させてもらえないようならば、諦めて他の鍼灸院を探して見学したほうが賢明です。

また切皮も同じことです。やはり痛みを与えないように切皮しますが、中国の切皮法で自分が試して最も痛くなかったのは、鍼尖から鍼体を1センチぐらい出して綿花で挟み、肩を叩くようにバシッと叩きつける切皮法でした。すると綿花が鍼体を滑り、ちょっとだけ皮膚に刺さっているのです。全く痛みがありません。中国では注射も鍼も、このように勢いよく切皮するのです。そこで自分の身体で瞬間切皮法を、鍼管を使って試したところ、一回に3〜6ミリほど切皮すると痛みがなく、それ以下で刺入しても、それ以上で刺入しても痛みを伴いました。だから北京堂では爪先で弾いて一発で3〜6ミリ刺入します。また押手は、皮膚が凹むほど強く押してはならず、軟らかく皮膚に接するように当て、しかし切皮の衝撃で鍼管がぐらつかない程度に支えます。切皮の衝撃で皮膚が窪むようではいけません。しかし一瞬のうちに切皮します。

では一発で刺入すると切皮痛がないのに、なぜ学校では「三回に分けて刺入しなさい」と指導するのでしょうか？　それは以前の国試が原因です。我々の時代は国試で実技試験があり、試験官の身体に銀鍼の寸六、三番を打たなければなりませんでした。切皮して1センチぐらい刺入、抜鍼して終了なのですが、銀鍼は軟らかいので一発打ちでは鍼管を使っても鍼尖が曲がってしまい、それ以降が入れられず、鍼の試験は失格します。だから昔は卒業前に銀鍼三番を使う練習をしていました。現在はステンレス鍼が多く、一発切皮でも鍼尖が曲がらないので、わざわざ三回に分けて三度の切皮痛を与える必要はありません。そもそも切皮痛があると皮下が緊張し、鍼が入りにくくなるのです。

以上の記載どおり練習すれば切皮もでき、ゴム手袋に綿を詰めて刺入の練習もし、抜鍼もできるようになるはずです。しかし初心者は刺鍼スピードが遅いので、鍼ができるからといって開業することは無理です。開業するには刺鍼スピードが重要で、特に北京堂の鍼では数を刺入しますから速刺できないと終了します。ここでいう刺鍼スピードとは、刺入速度ではありません。

また一般的に東洋医学では切診が重要ですが、特に鍼治療では切経が重視されています。しかし昨今の事情では、女性の患者さんを触ればセクハラで騒がれ、男性の患者さんを触ればカミングアウトしたと噂されるので、患者さんを触ることができません。また指先の感覚が痴漢並みに発達していなければポイントが分からず、刺鍼したところで得気も鍼感もなく、響きもないので効果もないという結果を招きます。そこで誰でもポイントに当てられるようにたくさんの鍼を刺入します。そうすればポイントを外《はず》れた鍼があったにせよ、的《まと》に当たる鍼もちらほら出てきます。要は鴨を撃ちに行ったとして、名人は単発のライフルで仕留めるけど、そうでない人は散弾銃で鴨のいる方向へぶっ放せば、散らばった弾のうちどれかが鴨に当たるというわけです。鍼も同じで、手で散々に触りまくって一箇所のポイントを選び、そこに必要な深度だけ刺入すれば目標に当たります。しかし何の疾患だったら、どこら辺が刺入ポイントとなるか知ってさえいれば、触らなくとも当該範囲へだいたい5ミリおきに大量刺鍼すれば、名人と最大限にポイントがズレたところで5ミリ、もしかするとドンピシャに当たる可能性すらあるのです。だから初心者のうちは「下手な鉄砲、数撃ちゃ当たる」の精神で進めばいいのですが、患者さんとしては治療する時間は30分から一時間と見込んできますので、鍼をするのに二時間も三時間もかかったら「いい加減にしてくれ」となります。また長時間動けないのも患者が辛《つら》い。だから刺鍼スピードが重要なのです。スピードが速ければ速いほど刺鍼本数が増え、名人が一本しか当てられなかったポイントにも数本刺すことができますが、速く刺入すると得気の衝撃が大きい。そこで抜鍼と同じスピード、つまり1秒で1センチぐらいの速さで刺入します。刺入のスピードは一定にしなければなりませんので、鍼を手に持つスピードとか、鍼の仕分けとか、他の作業で時間を稼ぐようにします。うちの弟子に言わせると、私は刺入中には鍼を見ておらず、鍼皿を見ながら次に刺す鍼を物色しているそうです。だから刺し終わったら直ちに別の鍼を持っているのです。だいたい初心者は鍼を打つのが遅いのですが、その理由を聞くと決まって「今まで深く刺したことがなかったので」と答えます。もともと浅刺の効能は、『霊枢』官鍼篇の記載によると皮膚の冷えしか治せないので、痛みを中心とした現代の患者には合わず、そのような使えない打ち方をしたところで何の役にも立たないのです。だから深く速く刺入する方法を覚えなくてはならない。ある見学者は胸枕を使って大量の鍼を打つ練習をし、営業スピードとなった。だいたい両側の大腰筋へ三寸を十六本刺入するのに、少なくとも10分で打ち終わらなければ小殿筋や足が打てない。その過程に20分もかかったら、着替えなどで時間が潰れて大腰筋しかさせない。少なくとも腰ならば、起立筋、大腰筋、腰方形筋、中小殿筋ぐらいは刺したいので、大腰筋単品ならば10分以内に終わらせる必要がある。

そして基本刺鍼ができるようになったら、いよいよ具体的な治療へと移ります。鍼灸の適応症は広いので様々な患者が来ると思われるでしょうが、実際は世間における鍼の認識が浅く、肩凝りや腰痛ぐらいしか治療できないと思われています。もっとも、最近は美容と不妊しか治療できないと思われていますが、巷《ちまた》では痛みに効く鍼灸院がなくて患者さんが困っています。だからうちに来院する患者もストレートネックやストレート腰ばかりで、それも美容や不妊を売り物とする治療院で治療しないから来ており、難病になると数が少ない。難病患者たちは盛んに宣伝活動をしている全国的に有名な治療院へ行くため、まず自分の治療院には難病患者が来ないと思っていたら間違いないでしょう。だから一般の鍼灸院をやっていくには、本書で述べる疾患に対して一回で効果を上げておけば十分なのです。したがって鍼灸院に必要な適応症は、それほど多くありません。特に地方では、これに脳卒中やパーキンソン症候群などを加えれば十分です。その治療法は私の『頭皮鍼治療のすべて』に記載してあります。ただしアトピー性皮膚炎は、特殊な鍼を使うため載せません。

ここで北京堂の鍼法を説明しますが、刺入するとき1～2センチほど鍼体を残して留鍼します。それは鍼根で鍼の切れることが多く、また3センチ以上も鍼体を残すと、別の鍼を近くに刺す時に手が触れて動くため痛いからです。つまり切鍼しても取り出せるよう、また他の鍼を刺す時に邪魔にならないような鍼体の残し方が1～2センチだからなのです。ここで「北京堂は、妙に鍼数が多いな。脈診治療なら補瀉穴だけで足りるのに」と思われる方が多いでしょう。それは本治療法が木下晴都の理論に基づいているからです。例えば腹膜炎や虫垂炎では腹筋が硬直しますが、それは腹が炎症を起こして痛むので、内臓を守るために身体が筋肉を固くして防護壁を作り、内部を守っているからです。これは腹内が痛いという痛みパルスによって起きた現象ですが、痛みがあれば腹のみならず、身体のどこでも筋性防御が起きます。それが肩や股関節ならば、肩は頸から指先、股関節なら腰から足先まで神経に沿って筋肉が硬直し、神経や血管が圧迫されます。すると手足の痛みに耐えようと全身に力が入りますから、頸や背中まで痛くなり、長引けば全身が痛むように広がってゆきます。そうした痛みを治療したとしても一カ所でも残っていれば、それが再び震源地となってぶり返してくるのです。だから痛みのある部分を一つ一つ潰していくわけにも行かず、全身の痛みを同時に治さねばならないため鍼数が多くなるのです。

また、鍼治療したあとの患者さんは、血流を確保するため水分補給はもちろんですが、筋肉が修復されるように蛋白質を摂らなければなりません。鳥の胸肉は、高タンパクなので、鍼治療後に摂取することを勧めます。

八　各種疾患

1　ギックリ腰

鍼灸といえばギックリ腰が有名で、ギックリ腰なら鍼を抜いた途端に痛みが消え、歩いて帰れるようになると世間では噂されています。鍼によって一発で治る疾患は、ギックリ腰と寝違い、捻挫、そして急性の脳出血ぐらいなので、こうした確実に治せる疾患を拾わないと明日の営業はありません。

このように一発で治癒するギックリ腰ですが、鍼灸院に電話すれば「ギックリ腰なら治療院などへ来ずに、二〜三日ゆっくり休んでいてください」と返事されることが多いので、一発でギックリ腰を治し、翌日は普通に会社へ行けたり、試合に挑めるようにすれば、あなたの鍼灸院は見直され、患者を紹介してもらえるきっかけとなり、他の鍼灸院と差別化できるので鍼灸院を継続できます。

ギックリ腰の北京堂の鑑定法は、くしゃみや咳をして痛いかどうか、また朝の痛みで判別します。

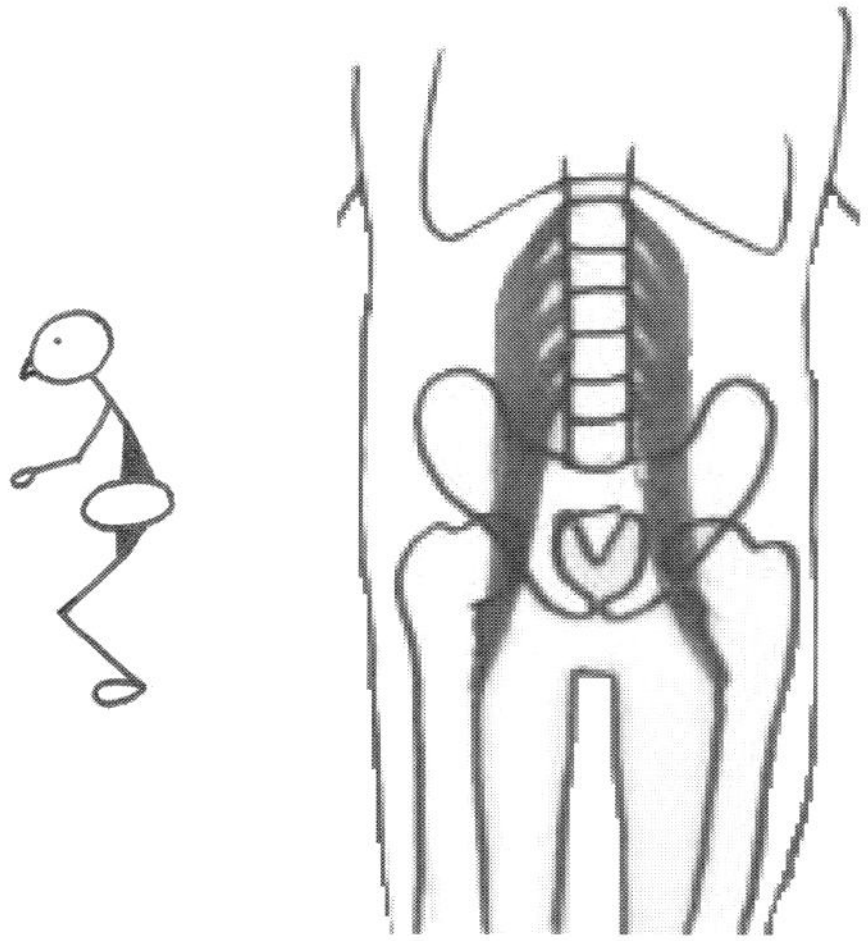

大腰筋が収縮するため前屈みになる

北京堂ではギックリ腰を「大腰筋の転筋《てんきん》」、つまり大腰筋痙攣とみなしています。それは『素問』刺腰痛篇に「前屈み（後湾）になって腰が伸ばせない」と書いてあるからです。大腰筋は背骨と大腿骨上部を繋いでいますが、それが痙攣して縮まると大腿が引き上げられて前屈みになります。しかも大腰筋の上部は胸椎に着いており、横隔膜に接しているため、咳やくしゃみすると横隔膜が激しく動き、その動きが大腰筋を刺激して痛むのです。でも腰を押さえてみても、大腰筋は肋骨突起の裏側なので圧痛点が判然としません。だから押さえれば、圧痛がないので表面の起立筋や腰方形筋ではないことが分かります。表面から触れられない、深部で腹の奥にある筋肉が痛みを発しているから圧痛がないのです。圧痛がないとなると左右のどちらが痛んでいるのか分からないので、ギックリ腰では原則として両側の大腰筋に刺鍼します。これは基本刺法腰部③の(b)大腰筋刺鍼を使います。痛みがひどく、うつ伏せになれない人は横向きで、三角枕を抱かせて刺鍼します。うつ伏せならば腰椎で棘突起間の横4～5センチから三寸鍼を直刺し、側臥位ならば下面から打ち始め、上面をあとで打ちます。このように刺鍼して40分ほど置鍼しておけば、ほぼ一回の治療で痛みが消え、腰が伸びて咳をしても響かなくなります。そうなれば成功です。まず失敗することはありませんが、それで痛みが消えない場合は腰椎骨折か尿管結石、急性ヘルニアですので、いろいろと問診して原因を見定め、それなりの病院を紹介します。また抜鍼しても、すぐに痛みが消えないときは、しばらく3～5分ほど腰を前後に動かしたり、ぐるぐる回したりしていると痛みが消えます。大腰筋の痛みで足に痛みが出ていない場合は、左右どちらの大腰筋が痙攣しているのか分かりませんから、左右両側を対称に刺鍼しなければなりません。本人が左右いずれかの痛みを訴えた場合でも、「そっち側も治療するけど、反対側も念のため治療させてくれ」と交渉しなければなりません。大概ＯＫしてくれます。側臥位で治療する場合は、本人が痛みを訴える側を上にして、背骨より下面（右が痛ければ左半身）から刺鍼してゆき、最後に上面（右半身）へ刺入します。

ギックリ腰で前屈み状態を長期に続けている人は、前屈み状態の身体を支えるために、後面部の起立筋や腰骨《こしぼね》が痛んでいることもあります。そのときは背面下部の夾脊穴や腰の夾脊穴も加えます。服を着たまま治療すると、置鍼した鍼柄に服が被さって、抜き忘れが起きやすいので、抜鍼するときは必要以上にシャツを上げたり、ズボンを下げたりして、わりと広範囲を確かめるようにすれば防げます。最後に念のため服の上から撫でておくと、鍼柄があれば手に触れるので気が付きます。大腰筋で上部の鍼が残っていたなどということが起きやすいので、抜くときには少しめくりすぎでしょうと思われるぐらいに服をずらします。刺すときはそれほど激しくめくらなくとも、必要の範囲で十分です。

ギックリ腰で印象に残っている治療例は、島根県時代の患者さんです。なにせ大勢のギックリ腰を治療し、ほとんどが抜鍼とともに完治するのであまり印象に残っていません。治らなかった一人は、190センチはあろうかと思われる大男が縄に縛られてきて、付き添いの警官が「治療には縄を外《はず》したほうがいいのでしょうか？」と聞いてきたときです。話を聞くと、留置場でギックリ腰になり、警官が紐付きで連れてきたというわけです。前にも私がギックリ腰を治したと言っていました。このときも大腰筋刺鍼をしたのですが、治らなかったので「恐らく尿管結石でしょう」と言って断ったのです。何で捕まったのか聞くと、「プランターに水をやっていたら変な草が芽を出して、そのまま育てていたら大麻だったので、捕まってしまった」と言っていました。雑草がプランターに生えてきたら抜くだろうし、不思議な話です。もう一人は近所の爺さんで、やはり大腰筋刺鍼してもギックリ腰が治りませんでした。それで「尿管結石だろうから鍼では治りません。病院へ行ってください」と伝えた。それから何日かしてやってきて、「生協病院へ行ってきました。医者が、結石なんかレントゲンも撮らずに鍼灸師ごときに何が分かるか！と怒っていましたが、レントゲンを撮るとやっぱり結石でした。だからグゥの音もでなかった。だけど米粒ぐらいの大きさで、あんな小さな石が、あれほど激しい痛みを起こすのだろうか？」と報告してきました。田舎ですから、えらく評判になりました。

他には実家の四軒先で、ばあさんがギックリ腰になったから往診してくれと言われ、行って大腰筋刺鍼して置鍼していると、爺さんが「うちは放射線を出す機械を買っている。これを着けていると何の病気にもならない」と言う。腹巻を取ると、臍の上に巻かれた携帯のような物がチカチカ光っている。爺さんは「この放射線は半径50メートルまで達するから、その範囲の人たちは病気にならない」と言う。放射線がうちまで届いているのは怖い、いやブロック塀で止《と》まるだろうと思い「コンクリートで放射線が止まるでしょう」と言うと、「いや、これはなんでも突き抜ける」と答える。さらに「これは三十万円だが、設置用の三百万のもある」と言う。それをみるとばあさんのベッドに弁当箱のような物が引っかけてあった。恐ろしいので早々に退散したが、翌日になっても治らないと電話があった。また行って「もしかするとギックリじゃないのかもしれない」とおばあさんに話を聞くと、どうやら玄関で転んだらしい。それで嫁さんに「どうもギックリ腰じゃなく、骨折らしいので、すぐに病院へ運んだほうがいい」と伝えて帰った。おばあさんがボケていて、自分が転んだかどうかも覚えてない。しばらくして私の母が「タクシー屋さんのおばあさんは腰椎骨折だったらしく、今は救急車で日赤に運ばれた」と言う。それじゃあ爺さんとは離れ離れだね。と言うと、「いや、そうじゃない。お爺さんは日赤におばあさんを見舞いに行って、そのとき膵臓癌が見つかって、今は二人で入院しているらしい」と言う。「あの放射線を出す箱は、どんな病気でも治すんじゃあなかったんかい」と思っていたら、しばらくして中学校の同級生が治療に来た。何の気なしに「タクシーの爺さん、放射線を出して健康になる箱を付けていたのに癌が見つかった」と言うと、「あーあ、あの人も騙されちゃった」と返事する。どうやら箱は、ただの点滅する箱らしく、放射線は関係ないらしい。

　ほかにもギックリ腰を治療したが、老人は尻餅を着いただけで腰椎骨折し、ギックリ腰になったと言うので注意が必要だ。尿管結石と腰椎骨折は、ギックリ腰と同じように咳をしても痛い。しかし尿管結石は前屈みになってないし、骨折は状況を詳しく尋ねることで発見できる。

2　寝違いの治療

これは①の頸部刺鍼と②(a)の胸椎上部刺鍼を使います。寝違いの場合は大抵圧痛がありますから、触ってみて緊張の強い筋肉を中心に刺鍼します。主に片側ですので、側臥位で治療することが多くなります。中斜角筋を中心に刺鍼しますが、もちろん背面の夾脊穴も忘れてはなりません。これも胸鎖乳突筋に圧痛があるからといって、乳突筋へ横刺してみても治りません。もっと深部なのです。

伏臥位でも側臥位でもいいのですが、まず大椎周りから胸椎七ぐらいまで夾脊穴へ直刺し、そのあと上に向かって天柱ラインへ直刺します。そして側頸部は頸と肩の境目から中斜角筋を触知し、そのラインへ乳様突起下端まで四本ほど直刺します。次に中斜角筋と天柱ラインの間を、後斜角筋と肩甲挙筋のラインに五本ずつ直刺します。これで伏臥位なら終了ですが、側臥位なら三角枕を抱かせ、鎖骨上で肺尖（指で押すと柔らかい部分）を触知し、そこから1センチぐらい上に鍼尖を少し頭へ向けながら直刺します。これが前斜角筋のラインです。さらに前には肩甲舌骨筋という細い筋肉があって、それに当てると肩甲骨に響きますが、寝違いでは一般に刺入しません。前頸部の刺鍼で注意すべきことは、気管と頸動脈を刺さないこと、そして肺尖に当てないことです。気管を貫いて内壁が出血すると、気管が血液で塞がって呼吸ができません。頸動脈を貫くと血管壁が傷ついて血栓ができ、それ

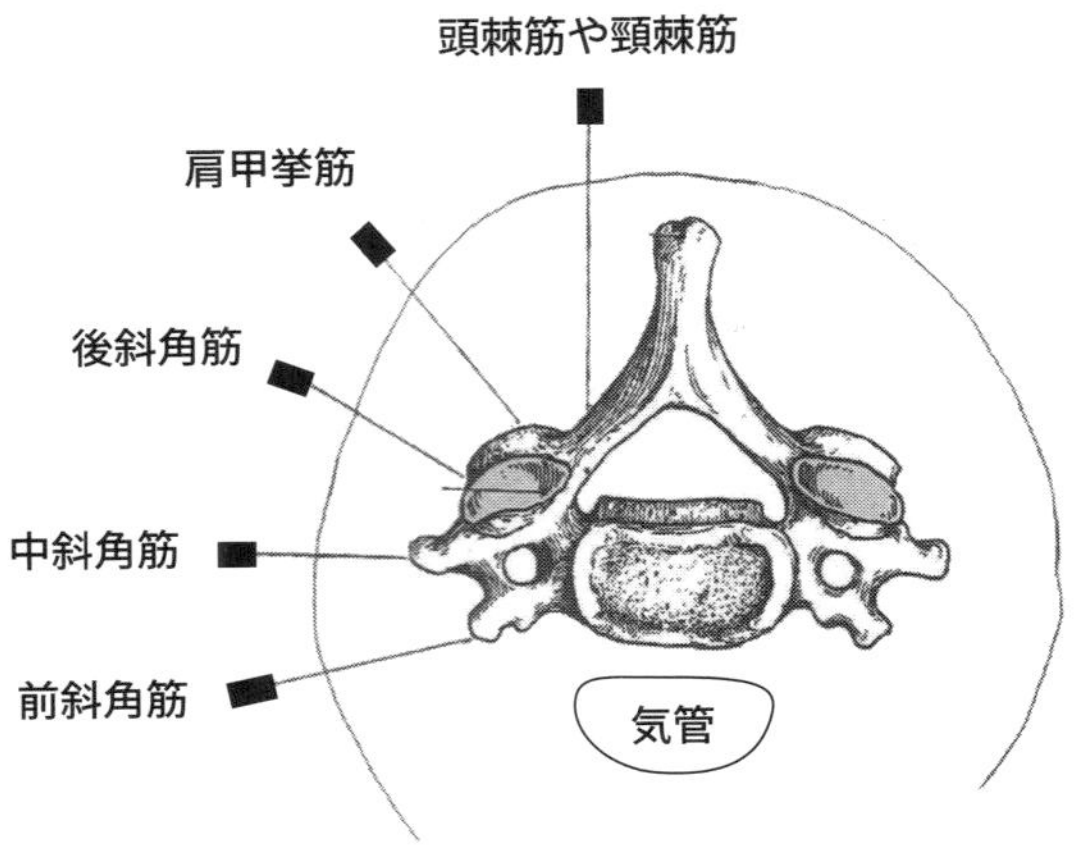

が切れて脳へ行くと脳梗塞になります。肺尖に当てれば、呼吸の上下運動によって肺が切れ、気胸になります。

寝違いで印象に残っているのは島根時代で、頭痛が治らなくて夜八時に親子で来た人がいた。病院で脳のＣＴやＭＲＩを撮ったが異常なし。これを一度治療したが痛みが残り、結局は当日の夜の10時までかかって完治した。母親も肩凝りを治療してくれと言う。寝違いと同時に頭痛も消えたが、原因をいろいろと尋ねてみると、どうやら最近三万円ぐらいの枕に替えたらしい。「たぶん、その枕が原因でしょう」と言って、捨てるように勧めた。本人は「高かったのに」と悔しそうだった。

ほかにも昔からの患者さんがあり、交通事故に遭って腕が動かないと言う。寝違いとムチウチ症は、基本的に同じだ。スマホやパソコンによる痛みも同じである。十回やって腕は動くようになり、服を着替えたり、化粧したりできるようにはなったが、完治していないらしい。「あんたムチウチ症なら十回以内で治ると言ってた

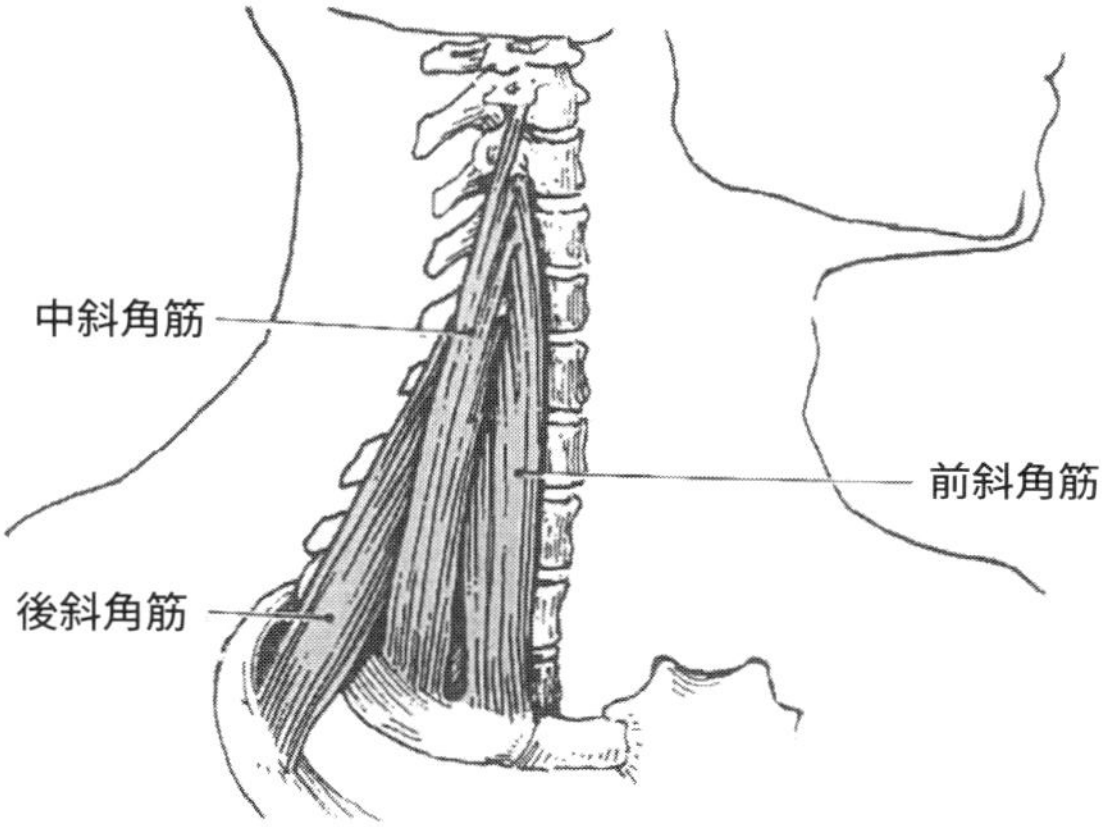

じゃない」と言って、十回以降の治療をタダにさせられた。よく話を聞いてみると「スーパーの駐車場で、バイクに乗っていてワゴン車とぶつかった」と言う。それで5メートルぐらい飛ばされて、気がついたら病院のベッドだったと言う。「あのねぇ。十回で治ると言ったのは車同士の場合。そんな5メートルも飛んで地面に叩きつけられ、意識がないムチウチを十回で治すとは言ってない」と答えたが、息子が最近事故を起こして大変だったらしい。だから自分が事故に遭ったときも、相手が奥さんだったので人身にしなかったため保険が降りないという。どうせ金払うのは保険会社なのに。病院のベッドで気づいたときは、医者が「異常がないから帰れ」と言ったらしい。しかし帰ってみたら肋骨が折れていた。とんでもない藪医者だという。来たときは腕が動かないので着替えることもできず、化粧もできない、顔も洗えないので事故のときのままという。これも標準的な寝違い治療二十回で治癒した。

3 膝痛

膝痛の原因は様々です。軟骨のひび割れや関節鼠、十字靭帯損傷などがありますが、そうした疾患は筋肉を緩める鍼治療では治らないので除外します。『鍼灸院開業マニュアル』では膝窩、膝蓋下脂肪体炎、鵞足痛、側副靭帯に絞って解説していますが、それで膝痛患者の八割ぐらいを占めています。しかし他にも様々な原因があって、整形でも原因が把握できなくて「赤外線か湿布でも当てておくか」ということになり、患者さんは一向に改善しないけれど諦めて通っている人がほとんどです。だから痛み止めを飲み続けている人が多く、そのため腎臓をやられて透析するようになり、すべて保険負担の透析になるため保険税を引き上げているのです。だから膝痛を完治できれば本人も活動でき、歩かないことによる廃用性萎縮を防止でき、介護保険税まで下げることができます。そうは言っても一回の治療で痛みの半分は消さないと患者さんが信用して通ってくれず、十回以内で痛みを半減させて歩けるようにしないと新規の患者を紹介してはもらえません。膝痛の患者さんは、ギックリ腰や寝違いの患者と違い、老人仲間も膝痛で悩んでいる人が多く、早く治してしまえば患者さんを芋づる式に紹介してもらえます。しかし誰も紹介してもらえなければ治っていないと判断すべきです。

まず患者を仰向けにします。患者さんは膝で来ているのだから違う部分を先に診てはいけません。

叢刺《そうし》

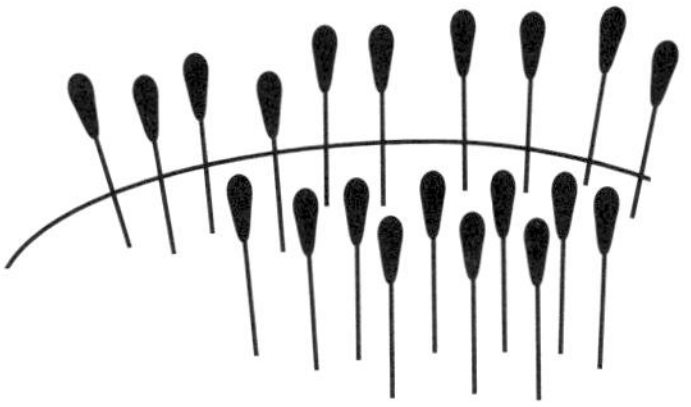

〔A〕　仰臥位。

① まず膝窩に三角枕を入れ、膝眼を押して痛みがあるか調べます。それで痛ければ膝蓋下脂肪体炎なので、膝眼に限らず膝蓋靭帯にまで満遍なく、二寸鍼を骨に当たるまで刺入していきます。場所によっては寸六でもいけます。これは三番ぐらいの細い鍼を使います。膝蓋靭帯に鍼を入れるとき、靭帯は硬くて入りにくいのですが、それを通過して奥の脂肪体に到達させます。このとき捻挫した時のようなズキーンとした痛みがあるのですが、そうした感覚があれば上手く患部に入っています。捻挫のような感覚は急性のギックリ腰や寝違いではありませんが、慢性の膝痛なら膝の痛みが再現されます。そうした感覚を得気と呼びますが、その痛みを楊継洲は邪気が鍼に引き寄せられて起きていると考えました。そして邪気が鍼に十分引き寄せられるまで待ち、鍼体から離れないようにゆっくりと鍼を引き抜いて、邪気を大気中に放散させると考えていました。鍼感や得気は患部に鍼尖が達したことを示しているので、その有無は一般に刺鍼治療において重要です。こうして痛む範囲、恐らく幅3センチぐらいの帯状でしょうが、そこに3ミリ間隔で叢刺します。叢刺というのは草叢《くさむら》のように密刺することで、一般には三叉神経痛の浅刺で用いますが、北京堂では足首の捻挫や膝蓋下脂肪体炎などの深刺で用います。こうして膝の前面に叢刺すれば、患者さんも「痛い所に打ってくれた」と思って満足します。

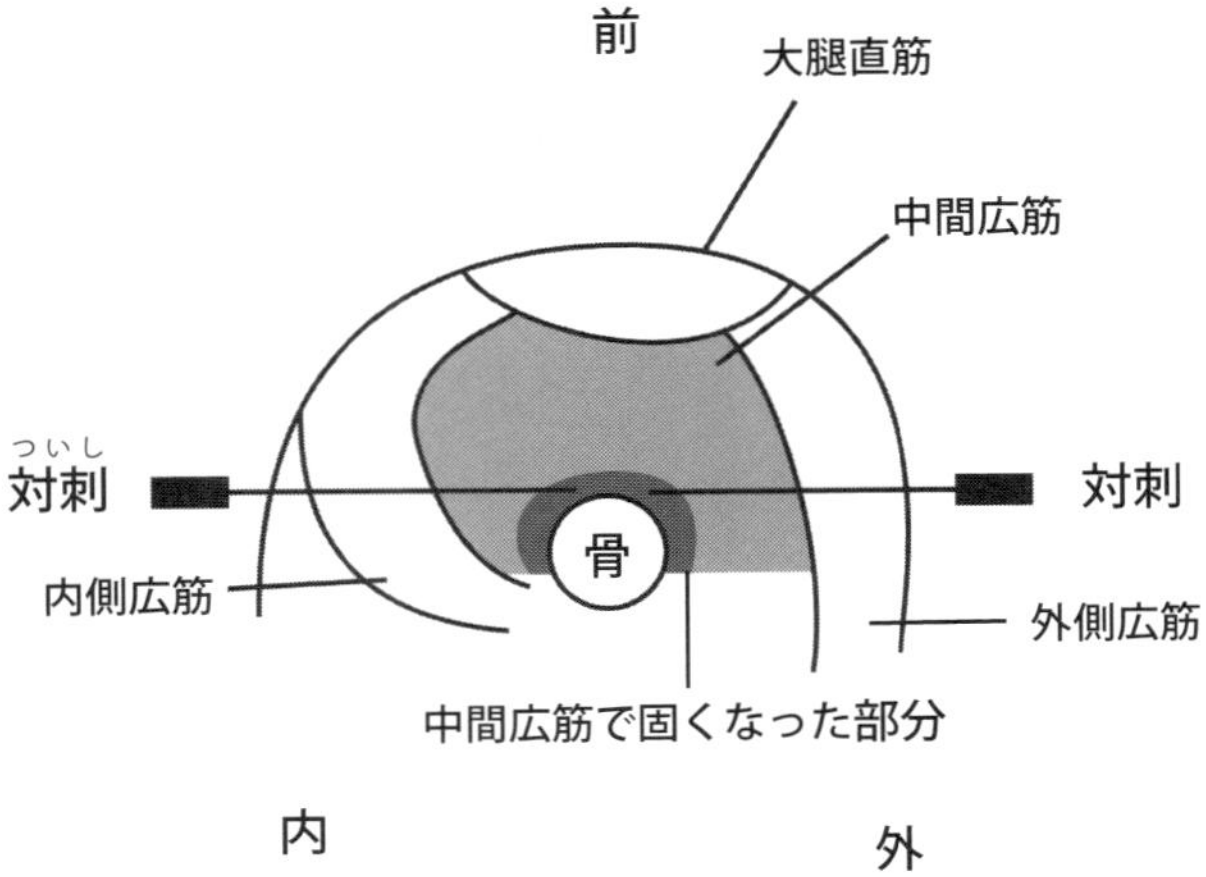

② 膝眼に痛みがない場合、大腿前面を押さえてみます。それで痛ければ大腿直筋や中間広筋が悪いのですが、大腿直筋は表面にあるため圧力がかからず血行不良になりにくいため、大腿直筋と大腿骨で挟まれている中間広筋への刺鍼が主になります。大腿前面だけが痛む場合は、大腿骨の内側と外側、つまり脾経ラインと胆経ラインから中間広筋へ対刺します。対刺というのは最近登場した刺鍼方法ですが、二つの点から互いの鍼に向けて刺入する方法で、私は昔から使っています。例えば合谷から労宮へ向けて、プラス後渓から労宮へ向けて刺入するような方法を対刺と呼びます。つまりW透刺です。中間広筋は大腿骨前面に付着しているため、やはり骨擦りである短刺の技術が必要です。そうでないと大腿直筋に刺さってしまい、中間広筋が緩みません。表面から中間広筋までの距離を測るため、胃経ラインに寸六を直刺して大腿骨まで到達させてもいいでしょう。そうすれば大腿骨の位置が把握でき、短刺もしやすいと思います。膝付近で寸六、上部では三寸ぐらいなければ、腿が太いので中間広筋の中央まで

鍼尖が達しません。中間広筋への刺入点ですが、『鍼灸大成』によると膝痛の治療に髖骨《かん》と呼ばれる奇穴があり、血海付近に内側と外側で二穴あって、両足で四穴を使います。ここは中間広筋を挟む形になるだけでなく、中間広筋の深部には膝蓋骨から上8センチぐらいまで膝関節筋と呼ばれる筋肉があり、それが硬くなって膝へ行く大腿神経を挟み込むため膝痛が起きている場合が多いので、それを緩めるためにも髖骨穴は有効です。だから四百年以上の昔から膝関節筋へ対刺して大腿神経の絞扼を緩める刺鍼法があったと推測されます。こうして骨を擦って、鍼が硬くなった膝関節筋と中間広筋に1～2センチほど入ったら40分置鍼します。そして膝関節筋と中間広筋へ置鍼して抜鍼したら、その上に脛骨《けいこつ》から鼠径部《そけいぶ》の上までキネシオテープを少し伸ばしながら貼りますが、キネシオの両端は擦れて皮膚が剥げやすいので、端はあまり引っ張らないようにして貼ります。中間広筋のみへの刺鍼は、一般に三角枕を外して股を広げた状態で中間広筋に短刺しますが、三角枕を外さないで中間広筋へ刺鍼するならば、ついでに腸骨稜の少し内側を圧迫してみます。そして腸骨稜の内側に不快感があれば、腸骨筋の硬縮によって大腿神経が圧迫され、大腿神経痛により膝痛が起きている可能性があるので腸骨筋を緩めなければなりません。これは三角枕を膝窩に入れて腹筋を緩め、腸骨稜の少し内側からベッドへ向けて三～四寸直刺しますが、直刺で刺入できなければ腸骨筋は悪くないので刺入する必要がありません。腸骨筋は腸骨内壁から大腿上部に着いていますが、腸骨筋が硬縮すると腸骨が立ってくるため直刺にて刺入できます。しかし硬縮していなければ腸骨が寝ているので、そこに無理やり直刺で刺入しても腸骨内壁に当たって入りません。腸骨筋への刺鍼は、骨盤の小さな男性で二・

水平断面図

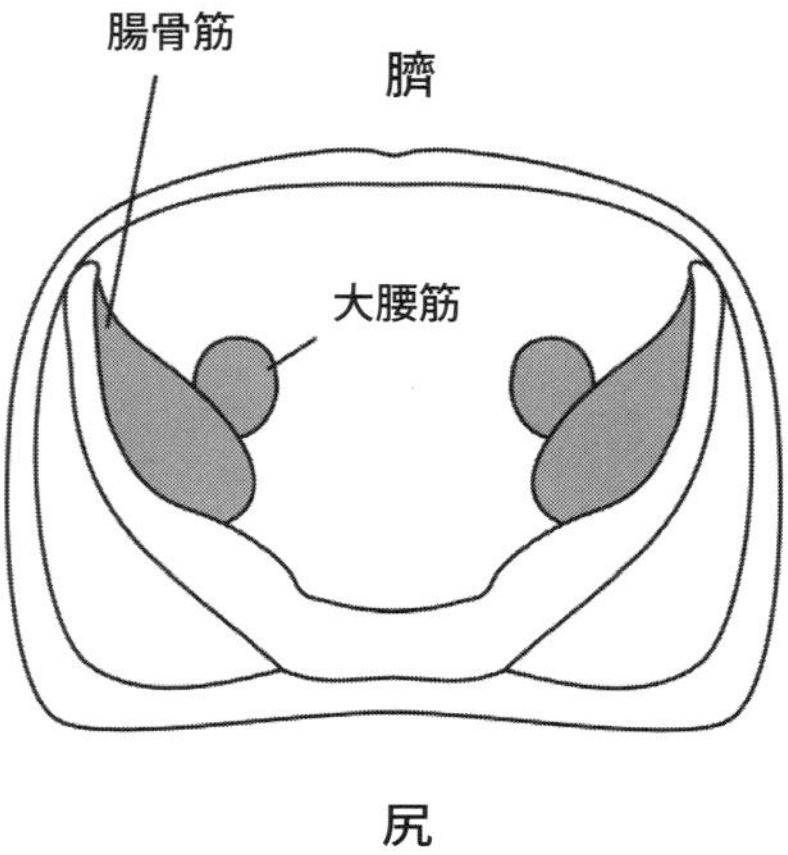

五寸、骨盤の大きな女性なら三・五～四寸が必要です。二寸鍼でも腸骨筋の腸骨稜付近は刺入できますが、断面図を見れば分かるように腸骨筋は腸骨稜付近で薄く、仙椎に近づくにつれて筋層が厚くなります。だから二寸の鍼を入れても薄くて軟らかい部分にしか刺さっておらず、腸骨と腸骨筋で圧迫された仙椎付近の厚い腸骨筋は緩められないため、何の効果もありません。それは大腰筋の大腿付着部へのみ刺入して大腰筋に刺鍼したと言っているようなもので、氷山の一角にしか刺鍼していないのです。筋の八割がたへ刺鍼しなければ治療効果がありません。実際、腸骨筋の大腿骨付着部にのみ刺鍼を要求して来た人があり、一年間も鼠径部から5センチ部分へのみ刺鍼して変化のない患者さんがいました。無駄なので断ろうと思っていたところ、男の人を連れてきたので、その人に大腿付着部は腸骨筋の一部だということ、そして本体を緩めないから付着部のみへ刺鍼して緩めても、次回までに戻ってしまうことを訴えました。すると男の人は理解してくれ、腸骨窩への刺鍼ができるようになったので、症状がみるみる改善していきました。だから北京堂以外でも大腰筋を刺す人はいますが、同じ大腰筋への刺鍼でもギックリ腰を一回で治せたり、全く効果がなかったりと差があるのです。とにかく上前腸骨棘からは二・五～四寸鍼が目一杯、その上の腸骨稜でも二・五～

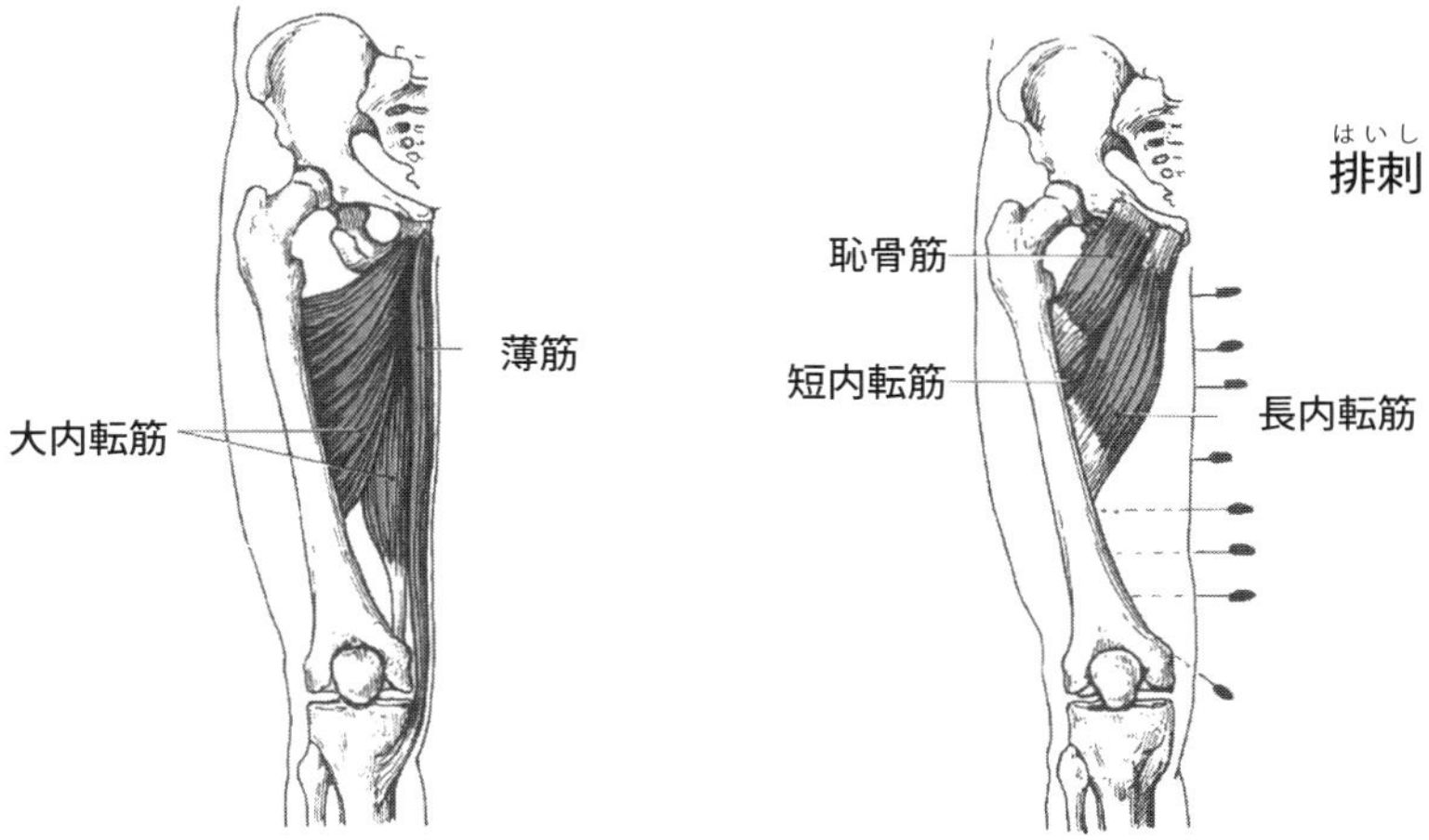

三寸鍼が入らなければ効果が望めません。直刺で入らないから斜刺すれば、鍼尖が柔らかい腸へ行き、腸の内容物が漏れて腹膜炎が起きます。だから直刺で入らなければ、腸骨筋の刺入を諦めるべきです。腸骨筋刺鍼では細い鍼を使うと鍼尖が柔らかい腸へ向かう恐れがあるため、少なくとも十番以上の太い鍼を使用して直進性を保ちます。腸骨筋の鍼感は大腿前部の締め付け感が多いのですが、お尻に圧迫感があったり、卵巣に響く人もあります。臀部に痛みがあって中小殿筋へ刺鍼しても効果がない場合、腸骨筋へ刺鍼すれば消えることが多々あります。腸骨筋の刺鍼では、抜鍼したとき鍼体の下三分の一が弓なりにカーブしていなければまともに入っていません。

③　膝眼にも腸骨稜内側にも圧痛がない場合、三角枕を外して足を伸ばし、膝周りを触診します。もし膝内側の膝蓋骨内側上部や血海付近に痛みがあれば内転筋群が硬縮していますので、大腿内側上部の恥骨筋を始めとし、長短と大内転筋へ排刺《はいし》します。排刺というのは一列に刺

鍼する行列刺のことです。これも中央ラインを一列、その両側に一列ずつ刺入します。こうして大腿骨に当てるので、人によっては上部で四寸、中部でも3インチ（二・五寸）の鍼が必要です。細い鍼では下に垂れて大腿骨へ当たらないため、太くて曲がらない鍼でベッドと水平に刺入します。そして大腿骨内側顆や脛骨内側顆などの圧痛点には、その部位だけ斜刺で骨擦りします。40分置鍼して抜鍼したあと、圧痛点には皮内鍼か円皮鍼を貼って、やはり少し引っ張り気味に股関節の付け根から脛骨内側顆を覆うようにキネシオテープを貼り付けます。北京堂のメインは短刺で、皮内鍼や円皮鍼、キネシオテープなど様々な物を補助として使いますが、本書では短刺と輸刺を中心に述べます。北京堂といえば深刺のイメージがありますけど、実際は皮内鍼や円皮鍼、梅花鍼などの浅刺も使います。また腰枕や木枕など、鍼以外の物を使ったりもします。

④　膝の外側が痛むケースは少ないですが、それは主に外側広筋が硬縮しています。その場合は大腿外側皮神経の絞扼部分である小殿筋に深刺し、骨に鍼尖を軟着陸させます。これも骨に達したと感じたら、そこで提挿してコツコツと石のような感触があるのを確認してください。もしそこでゴムのような硬さの物に当たっていたならば、それは骨に達してはいません。これが人部の刺鍼です。外側広筋には体表の大腿直筋との筋溝に、前面から後面に向けて大腿骨外側を擦るように大腿骨の接線方向に刺入します。これも大腿骨を擦ることが重要ですが、外側広筋の硬い部分に鍼尖が当たると、患者にズキッとした痛みがあるので、鍼尖が硬いものに当たってから5ミリ〜1センチ刺入したところで止《と》めて置鍼します。これも外側広筋中央ラインの直刺を加えてもよろしいのですが、直刺で大腿骨に

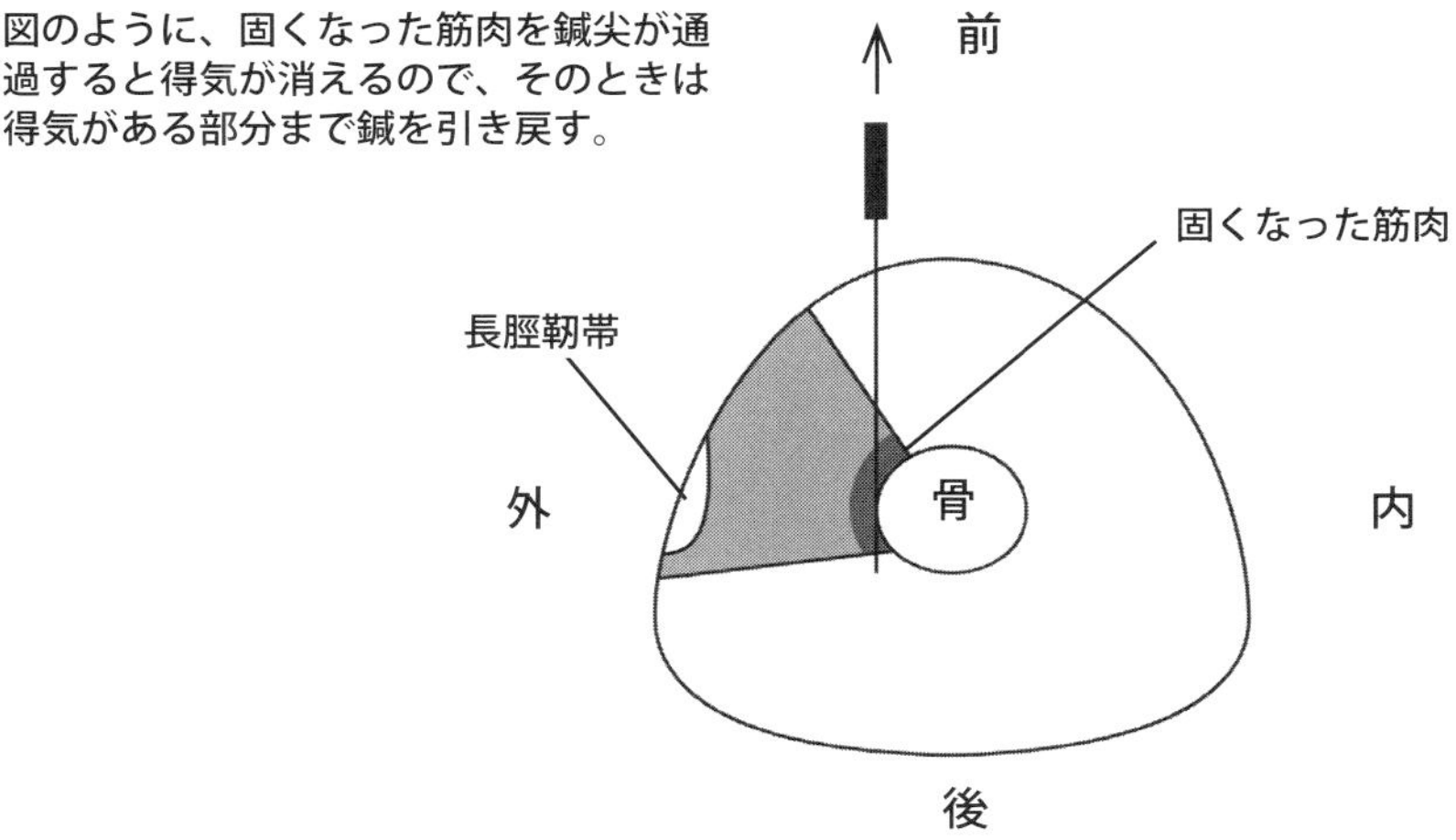

図のように、固くなった筋肉を鍼尖が通過すると得気が消えるので、そのときは得気がある部分まで鍼を引き戻す。

当てても得気が少なく、効果もパッとしませんから、短刺するまでの距離を測る目的で刺入します。外側広筋から膝の圧痛点までが地部の刺鍼になります。外側広筋の痛みは、股関節で小殿筋が外側大腿皮神経を圧迫して痛みを出していることが多いので、小殿筋にも腸骨表面まで刺鍼します。小殿筋は3インチか三寸、三・五寸の太い鍼で刺入しますが、腸骨から3～5ミリ付近で筋肉が固くなっているため、初心者は固い筋肉に当たったとき骨に当たったと勘違いすることが多いのです。骨は、太い鍼で捻鍼しても進みませんが、硬い筋肉には鍼が入《はい》るのです。そこに鍼を入《い》れるかどうかで効果は全く違います。もちろん同じように刺さってはいても最後3～5ミリの硬い筋肉に鍼が入《はい》っていなければ、ほとんど効果がありません。一般に3インチか三寸の十番以上で達しますが、小殿筋が萎縮している人は二寸でも届きますし、また小殿筋が萎縮した上に脂肪が乗っている人は三・五や四寸でなければ達しなかったりします。萎縮のみの人は尾骨だけが出っ張り、股関節がペタ

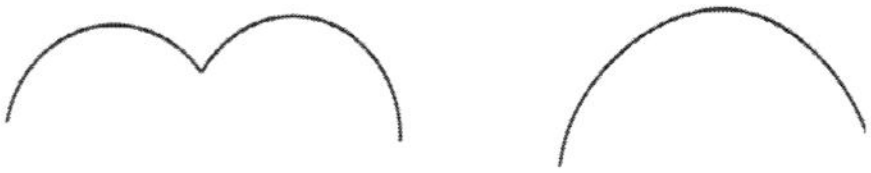

ンとしてアヒルの尻のようになり、桃尻にはなりません。特にアヒル尻の人は長年に渡って萎縮しており、歩くのがやっとで長距離は歩けません。これは治すのに時間がかかります。だから尻が大きすぎたりアヒル尻の人には、かなり治療回数のかかることを伝えなければなりません。そうした人は一年ぐらいの治療が必要になります。中国の書籍を見ると、大腿骨頭壊死も小針刀によって再生していますが、やはり一～二年ほどかかっています。そんなに長期の治療でも、人工股関節になるより遥かにマシでしょう。小殿筋は腸骨と中殿筋に挟まれているため圧力が半端なくかかり、常に血管を圧迫されやすく血液循環が悪くなりやすいので萎縮が進み、治療回数が多くなるのだと思います。長い鍼を持っている鍼灸院が少なくて治療できないことや、按摩や指圧しても中殿筋で力を殺され、股関節部まで効果が達しないことも萎縮した理由でしょう。そして小殿筋や外側広筋へ刺鍼しても効果が感じられない場合、つまり人部と地部へ刺鍼してもダメな場合は天部も取ります。天部は大腰筋で第三腰椎付近の神経根になります。そこへ三寸鍼を刺入して大腿前面へ鍼感を響かせ、次に腰方形筋へ刺入します。だいたい患者さんは一回の治療で効果を求め、三回目には完治を求めますので、一回の治療で効果がなかったり、局部で筋硬縮の手応えが感じられなければ、二回目の治療で天部の大腰筋と腰方形筋を加えて構いません。三回治療しても明確な効果が得られない場合、患者さんは不信感が湧いて来なくなることが多いのです。膝の痛みは一般に六回の治療が必要なのですが、不信感を持った

ら「もう治ったので来ません」と電話があるでしょう。そして他の治療所へ行って、「あそこへ行ったけど、全く効果がなかった」と愚痴るのです。しかし少しずつでも治ってゆけば、他の治療院へ移ることもなく、愚痴も言いません。

⑤　大腿前面を触ると痛むときは、中間広筋が硬縮しています。これは大腿直筋の境目からベッドと水平に、内側から外側へ、外側から内側へと、大腿骨前面の接線となるように刺入し、やはり硬い筋肉に触れてズキッとした感覚があれば5ミリ〜1センチ刺入して止《と》め、置鍼します。これは置鍼中かなり締め付け感が強いようで、三角筋の短刺と同じぐらいきついようです。また効果が薄いのですが、大腿直筋の上からも一列に直刺します。ただし骨擦りはきついので、患者が耐えられない場合は効果が悪くとも直刺のみにして骨擦りしません。特に膝蓋骨から上10センチまでは、膝関節筋が固まって痛みを起こしていることが多いので、特に念入りに刺鍼します。重症度によって鍼どうしの間隔は5〜10センチぐらずつ空けます。これは排刺の斉刺ですから排斉刺とでも呼びましょうか。やはり治療したあとはキネシオテープを大腿前面から脛骨前面上部にかけて貼り付けます。やはり中間を伸ばし、両端は擦れないよ

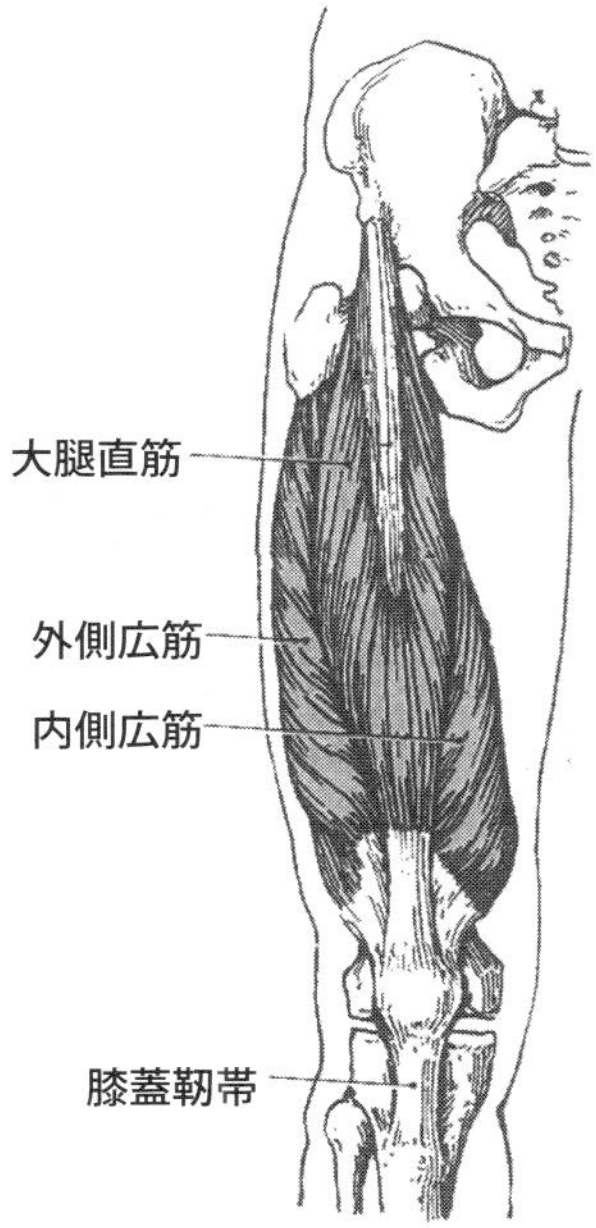

う引っ張らずに貼り付けます。これは腸骨筋に異常のない膝痛のケースです。

⑥ 膝蓋骨の表面（鶴頂など）に粒状のシコリがあって痛んだり、側副靭帯が痛いだけで他の筋肉に痛みがなければ、そこだけに円皮鍼を貼ります。側副靭帯に円皮鍼を貼ると動いたとき痛めば皮内鍼を入れますが、皮内鍼は最初に教科書どおり水平に貼り、それで膝を動かして痛みが消えていなければ徐々に角度を深くし、痛みが消える角度で貼り付けます。

若いのに膝が痛ければ、筋肉があるので鍼すれば三回ぐらいで治りますが、老人で腿の筋肉が落ちていれば鍼だけしても治りません。一般に膝は大腿部が膨らんで膝蓋骨が窪んでいるのですが、老人で膝の痛む人は膝が膨れ上がって腿の筋肉がなくなっています。それがフラミンゴの足のように見えることから、中国では鶴膝風《かくしつふう》と呼んでいます。膝だけは筋肉が付いていないのですが、その上下の腿や脛の肉が消えたために、膝だけ膨らんでいるかのように見えるから鶴の膝です。こうした人たちは足の筋肉で体重を支えることができないので、木の床を歩くときにドスン、ドスンと音を立てて歩きます。普通の人ならば大腿の筋肉があるので、着地するときに少し膝を曲げて着地の衝撃を殺しているのですが、大腿の筋肉のない人が膝を曲げて着地しようとすると、身体の重みを支えきれないので膝が崩れ、尻餅をついてしまうので、膝を曲げて衝撃を殺すようなことはせず、膝を真っ直ぐにしたまま着地するのです。だから床に衝撃がかかって「ドスン、ドスン」と音がします。ちょうど竹馬に乗って歩いているような状態です。こうした着地の衝撃は、床だけでなく膝の軟骨にもきます。軟骨はヒアルロン酸に包まれているため摩擦には非常に強く、膝を曲げクッションにして着地の衝撃を殺している間は、衝突の力を滑り摩擦に変えているので問題が起きません。しかし膝を棒のように真っ直ぐにして着地すれば、その着地の衝撃がモロに軟骨を打ち、裂け目や割れ目が入ります。そうすると軟骨がガサガサになり、摩擦で磨り減ってしまいます。そうなったら鍼治療だけではどうしようもありません。実際、転んでから膝が痛むという人があり、聴診器を膝に当てて膝を曲げ伸ばししてもらったらガサガサと音がするので、「これは軟骨にヒビが入っているので、すぐに関節鏡で手術したほうがいいです」と伝えました。その人は以前に坐骨神経痛で鍼治療して完治し、そのときは転んで両手を着いたということで肩関節の治療に来たのですが、それも治ったので膝の痛みを訴えたのです。大腿の筋肉も萎縮がなく、柔らかくて圧痛もなかったから帰しましたが、その後に本人がやってきて、「危ないところでした。おっしゃる通り軟骨を削ったのですが、もう数ミリしか軟骨が残っておらず、もう少し遅ければ人工関節になるところでした」と報告がありました。私の田舎では医者がダメで、手根管症候群を肘部管などと誤診が多い地域なのです。こういうように軟骨にヒビが入っていたら、まずヒビを削って裂け目が深くならないように手術を勧め、それから本治である大腿四頭筋の萎縮を治療すべきなのです。これを逆にしますと、筋肉が回復した頃には軟骨の裂け目が骨にまで達し、結局は人工関節にするしかないので、骨との接合部の磨耗で苦しむことになります。先に軟骨を削ってスベスベにしておけば、そのあとで徐々に大腿四頭筋を強くして着地衝撃を滑り摩擦に変え、足音が小さくなれば軟骨の損傷も防げます。だから膝内部から軋轢《あつれき》音がすれば関節鏡で表面を削り、そのあと鍼で大腿四頭筋を緩めて血管の圧迫を解消させ、さらに睡眠前の腿上げ運動により中間広筋を太くします。また膝の内側が悪ければ血海付近の筋肉がなくなっているので、膝の間に枕を挟んで股閉じ運動をします。なぜ睡眠前に運動するのかは、眠ると成長ホルモンが分泌されて筋肉が修復発達するからです。運動するなら歩いてもよいではないかと思われますが、プールのような重さのかからない状態ならいざしらず、地上を歩くと四頭筋が弱ったままでは竹馬歩行と同じで膝関節に衝撃が加わり、軟骨がひび割れるためいけません。しかしフトンで仰向けになり、膝の軟骨に負担がかからない状態で筋肉トレーニングすれば大丈夫です。それだけでなく大腿四頭筋や内転筋にはキネシオテープを貼って支援します。中間広筋を鍛えるために足を三回ぐらいずつ上げるとか、内転筋群を鍛えるため膝内側に枕を挟んで締める運動すれば効果がありますが、そうしたリハビリは鍼によって筋肉がある程度緩んでからおこないます。筋肉が固いのにリハビリすると、血管は締め付けられて血流が悪いため、運動することで筋肉内に老廃物が溜まり、ますます筋肉が萎縮して痛みが増すのです。また運動は十回ずつから始めますが、当然にして筋肉が弱りきった人には十回も足を上げることは無理なので三回程度から始めるしかありません。これは寝る前におこないます。朝昼晩とか、時間のあるときにおこなうと、過剰な運動量になって逆に悪化します。しかし回数は一日一回ずつ増やすとか、徐々に増やさなければなりません。そうは言っても百回も上げ下げする必要はなく、上げた位置で我慢して静止させている必要もありません。あまり負荷をかけると筋肉が収縮し、かえって痛みが増すので「こんなことでいいのか?」と思うぐらい足を20センチほど膝を伸ばしたまま上下させていればいいのです。負荷をかけずとも筋肉を動かしてさえいれば、静脈から血液が移動し、新鮮な血液が入ってくるので代謝されます。キネシオテープの貼り方ですが、北京堂では最初の部分は力を入れずに貼り付け、中央部分は少し引っ張って筋肉の収縮を助け、最後に緩く貼り付けます。キネシオテープで全体を引っ張って貼ると端が擦れて赤くなり、痒くなるからです。テープの真中部分は赤くなりません。だから中央を強く、両端を緩く貼るのが北京堂の方法です。キネシオは収縮力の弱った筋肉に、皮膚を引っ張ることで収縮を助けるのでリハビリの助けになりますが、必ず関節をまたいで貼ってください。テープは三日ぐらいで伸びきるため貼り替えますが、患者さん自身に貼り替えさせてもいいのです。北京堂は大腰筋刺鍼で知られているので深刺のイメージが強く、浅刺はしないイメージがありますが、実は腱鞘炎や膝痛などの疾患で、手首や足首、肘や膝など筋肉の薄い部分では円皮鍼や皮内鍼を多用し、キネシオを貼ることが多いのです。

〔B〕　腹臥位。

膝眼に圧痛がなければ、三角枕に膝を乗せた状態でもいいから膝窩に指を入れて圧迫します。それで痛みがあれば足底筋か膝窩筋が悪いのです。整形では患部を触らずレントゲンで撮影したらおしまいですから、骨折と軟骨の摩滅だけしか分からず、原因不明だから痛み止めの服用と湿布の対症療法になります。歯医者でいえば、虫歯で歯を削らずに痛み止めだけ与え続ける治療と同じです。虫歯を放置して神経だけ麻痺させるのでは根治するはずがありません。ほとんどの膝痛は骨折などしておらず、筋肉や靭帯、軟骨など軟部組織が損傷されていますから、レントゲンでは原因不明で治らないことになってしまいます。そこで鍼の出番になります。まず膝窩を押さえて痛めば、患者さんにうつ伏せになってもらい、圧痛のある膝窩の足底筋に刺鍼します。ただし膝に達している神経は第三腰椎から出ているので、うつ伏せついでに大腰筋へも刺鍼して硬さを確かめます。大腰筋が萎縮していれば身体が前屈みになり、膝の前面にだけ体重がかかるので、ちょうど椅子を後ろや前の二本脚だけで腰掛けているように、膝の前半分だけに全体重が乗っかって傷めてしまいます。そこで前屈みの姿勢にさせないためにも大腰筋を治療しなければなりません。

① 膝窩の中央を押すと痛む場合。本人は膝の前が痛く、裏には痛みがないと主張はしますが、膝裏の中央付近で内側を押すと痛む場合は膝窩筋や足底筋が傷んでいることが多く、正座できない場合はヒラメ筋に圧痛があったりします。膝窩の足底筋は触診すればコリコリと塊が触れて分かりやすいのですが、これに痛みがあれば圧痛点を中心に揚刺《ようし》します。揚刺は習ったと思いますが、中心に一本入れ、その周りを取り囲むように十字に五本浅刺するのが本来の揚刺です。陽の皮膚を刺すので陽刺ですが、テヘンとコザトヘンを間違って揚刺になったようです。昔は竹の短冊に墨で書いていたため、竹の繊維により文字が縦に流れ、テヘンかコザトヘンか分からなくなってしまい、読み間違えた文字が定着することが多かったのです。陽と揚、榮《えい》と滎《けい》なども間違われます。しかし北京堂の揚刺は『霊枢』官鍼篇の揚刺と違って深刺なので、膝窩の関節包に到達するまで刺入します。しかも揚刺したあと外側の鍼の間にも入れますので、ちょうど一本を中心として八卦のような形で刺入するため、私はW揚刺と呼んでいます。中国でもW揚刺と同じような刺法が開発されています。足底筋は触診してはっきり分かるため局所を中心に揚刺しますが、膝窩筋は触診しても範囲が広いため、もう少し面

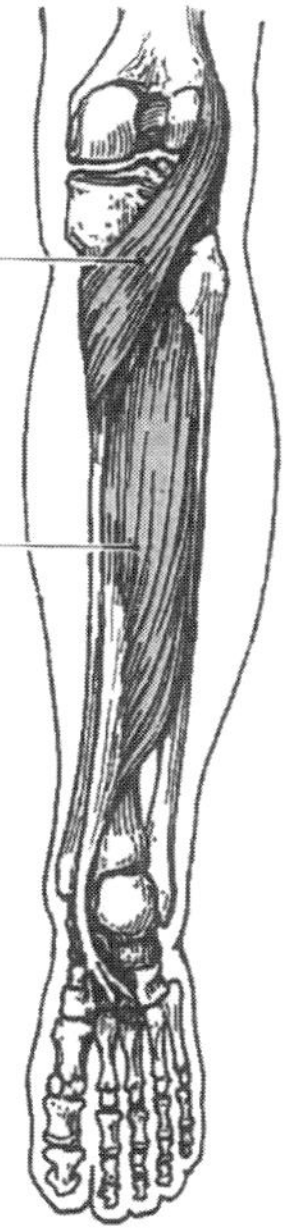

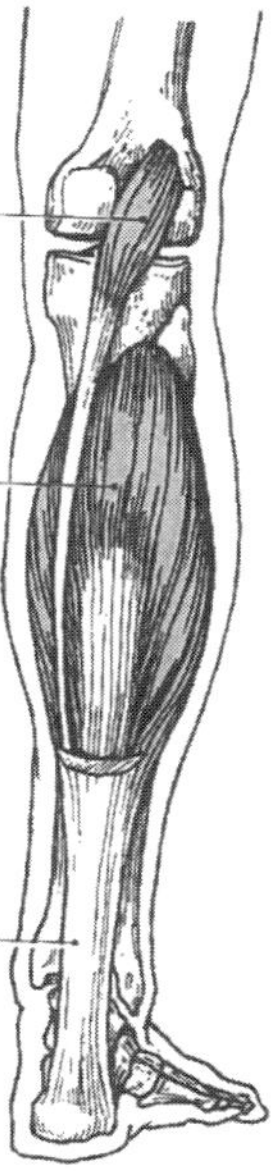

積を増やして刺鍼します。これは脛骨内側顆から大腿骨外側顆に着いている薄い筋肉で、ほとんど関節包に接しているため、脛骨内側顆から外側顆に向けて透刺します。こうした透刺を使うことで薄い筋肉にも効率的に刺入できます。この透刺を直刺に代えても、薄い筋肉に2～3ミリしか刺さらないので効果も悪いのです。やはりズキンとした得気があれば鍼を止《と》めて置鍼します。これも中間広筋と同じく接線方向に骨擦りするので、短刺と呼ばれる刺法です。足底筋や膝窩筋では膝の裏側へ刺鍼しているのに関わらず、膝の表側の圧痛点に刺しているような痛みがあります。

②　「正座できない」と言われる人は、膝窩筋だけでなくヒラメ筋も悪かったり

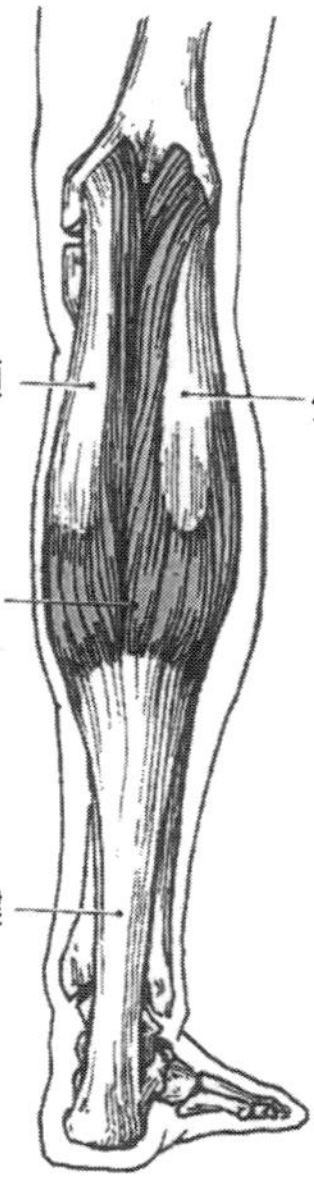

するのでフクラハギにも刺鍼します。正座できない場合は主にヒラメ筋ですが、腓腹筋は表面にあるため運動のしすぎ以外で引きつることはありません。腓腹筋の場合は表面から触るとすぐにシコリが分かるので、そこへ集中的にW揚刺します。ヒラメ筋の場合はフクラハギを上から押しても痛いのですが、フクラハギの内側に親指を置き、外側に四本指を置いてフクラハギを挟むとさらに痛みを感じます。その場合の傷害筋肉はヒラメ筋なので、ヒラメ筋の硬い内側部分から外側へ向けて、ベッドと水平に透刺します。これは一般の透刺と違って対側で鍼尖が触れる必要はなく、内から外へ向けて透刺のように刺し、硬い組織に触れてズキンとした得気があれば1センチぐらい入れて止《と》めるだけでいいのです。だから必ずしも反対側の皮下まで達する必要がないので正確には透刺とは呼べません。膝窩筋とヒラメ筋は、あまり区別せず痛む部分へ一緒に刺鍼します。腓腹筋も同時に悪ければ、内側頭か外側頭かを見極めて、それにも寸六を刺入します。ヒラメ筋の透刺は3インチ二・五寸を使うことが多く、太い鍼でなければ前へ垂れて違う筋肉に入ってしまうため効果が変わります。腓腹筋は大腿骨の内側顆や外側顆の裏側に付着しているので、その部分が

痛ければ腓腹筋の可能性が強いのです。しかし腓腹筋は寸六ぐらいで刺すべきで、3インチを使えば貫いてしまう恐れがあり、貫けば腓腹筋へは効かず他の筋肉に刺さって意味がありません。昔の中国鍼なら鍼体表面がザラザラしていたので、鍼体すべて鍼尖のような鬼の金棒状態だから貫いていても効果があったのでしょうが、現在の中国鍼は表面がスベスベしており、鍼尖部分が当たらなければ効果が出ず、刺し貫いてはダメなのです。だから昔みたいに「深く刺せば深く刺すほど効果がある」というものではなく、標的筋肉内で止《と》めねばならないのです。だから硬い組織に鍼尖が当たり、得気が起きたあと5ミリ〜1センチ刺入して止《と》めているのです。筋肉の厚さにもよりますが、5ミリ〜1センチの通過では鍼尖がまだ標的筋肉内に留まっており、まず刺し貫くことはないからです。それを『鍼灸大成』の言う通りに硬い筋膜へ接触した途端に刺入を止《や》めてしまえば、硬い筋肉が膨らんだときに鍼尖が押し出され、筋肉から鍼尖が離れてしまうので置鍼効果がありません。中国鍼の材質も、以前はステンレスといえども一年以内に鍼体が錆びて折れたのですが、現在の中国鍼は何年経っても錆びることがありません。恐らくステンレスの被膜が厚くなったのか、昔のステンレス鍼はステンレスではなかったからだと思われます。だから鍼の効き目も、昔の鍼なら皮膜が薄くて通電性が良いため短時間で効果があったのですが、現在の鍼では鍼体が厚い被膜に覆われたばかりでなく通電性も悪くなり、以前の中国鍼ほど効果がないと考えられます。それを裏づけるのが昔の中国の鍼灸書で、以前は10〜15分の置鍼時間としている書籍が多かったのですが、現在の書籍には30分〜1時間、なかには「重症ならそれ以上置鍼する」などと書かれた本もあります。なぜ筋肉には鍼尖が刺さった部分だけ効果があり、貫いてしまうと効果がないのか考えてみるに、この鍼体が被膜で覆われていることに関係していると思われます。鍼尖は切皮や刺入のとき皮膚で磨かれるが、鍼体は穴の開いた壁を通過するだけで磨かれることが少ない。そのため鍼尖の被膜が薄くて電気が流れやすく、鍼体部分では効果が悪いのではないかと考えられます。とにかく鍼は標的筋肉を通過してしまってはならない。だから最初は短めの鍼を使い、それで効果がなければ少しずつ長い鍼に替えていくべきです。

③　鵞足部分を押さえて痛みがあれば、半膜様筋や半腱様筋の可能性が強く、脛骨の外側が痛ければ二頭筋の可能性が強い。これらの筋肉は坐骨結節に付着しており、ほぼ起始部は同じですが、停止部分は内側外側と違うため、鵞足か腓骨頭の痛みなのかで、どちらの筋肉が悪いか識別できます。一般の筋肉ならば筋の起始部などに刺鍼しなくても、筋腹にさえ刺鍼していれば緩みますが、二頭筋や半腱半膜様筋は筋腹へ刺鍼しても緩みません。こうした筋肉を緩めるには坐骨結節への刺鍼が必要です。経験すると分かりますが、二頭筋や半腱半膜様筋に刺鍼し続けても変化がない。たぶん神経が興奮して筋肉を痙攣させているのでしょう。これらの筋肉の支配神

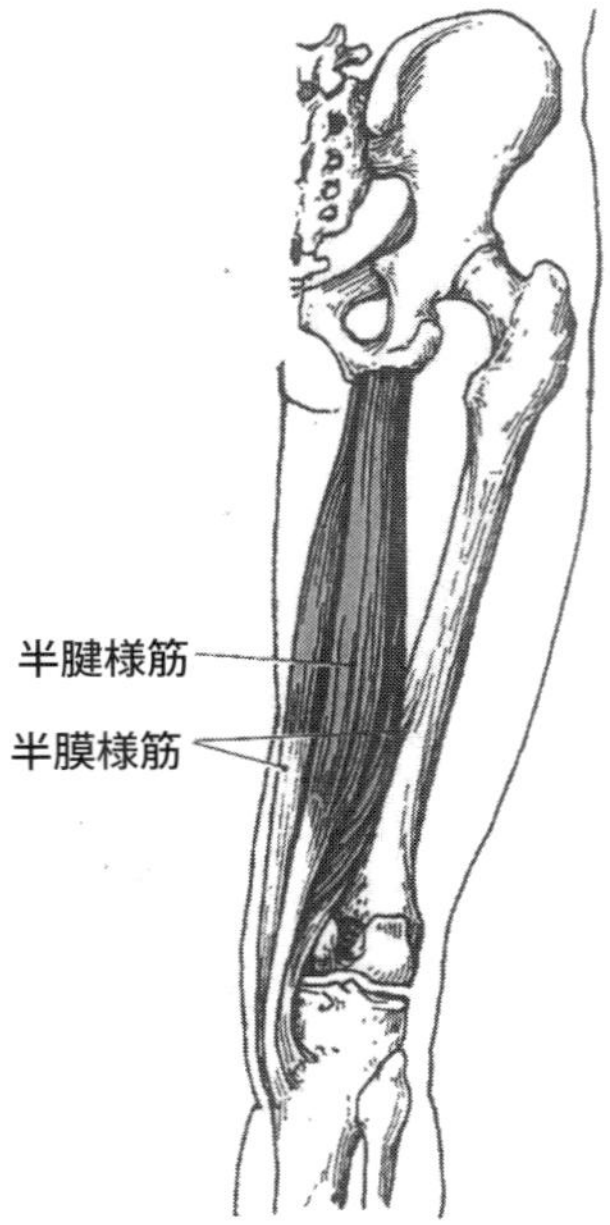

経は坐骨神経ですが、坐骨神経は両筋の間を通ってフクラハギに行っています。しかし両筋を坐骨神経が支配するには、途中で浅く分かれて二頭筋と半腱半膜様筋に行かなくてはならない。だからそれらの筋を支配する坐骨神経の分支は両筋の間を通っているのではなく、もっと上部で分かれて二頭筋と半腱半膜様筋に行っているはずです。その支配神経は分かれて坐骨結節の上を通っているはずなので、坐骨結節に付着している双子筋や閉鎖筋が神経を硬縮圧迫して興奮させているから、二頭筋や半腱半膜様筋のみへ刺鍼しても緩まない。だから坐骨結節に揚刺すれば坐骨神経分支の絞扼が解けて二頭筋と半腱半膜様筋が緩むはず。そう考えて坐骨結節を攻めると、はたしてハムストリングの力が抜けました。これも坐骨神経の分枝が、双子筋や閉鎖筋と垂直に交わる部分です。たぶん誰でもハムを緩めるためにハムストリングへは刺鍼するでしょうが、痛みの出ている筋肉へ刺鍼しているのに改善しない。だから「なぜ治らないのか？」を考えて試さないと、坐骨結節には到達できません。その点で書物は神経と筋肉の関連を最初から教えてくれるので便利です。また中国の書籍には、坐骨結節の部位にも坐骨という新穴があります。こうした書籍を読むことで、治療方法を生み出す時間が短縮できます。患者さんに

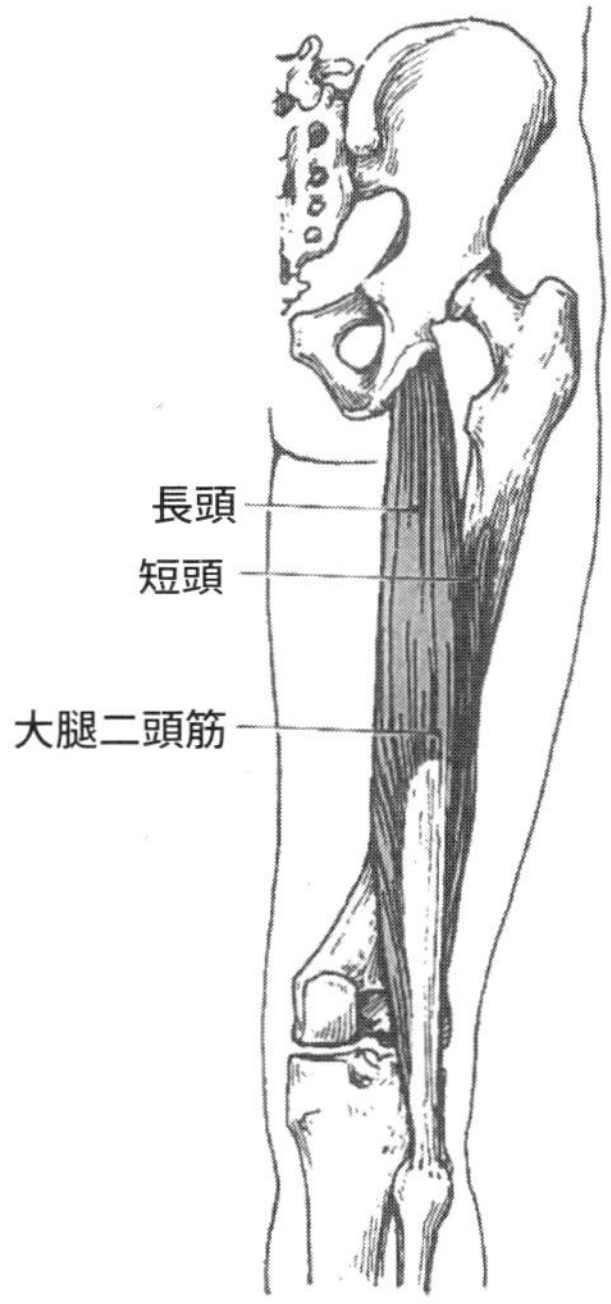

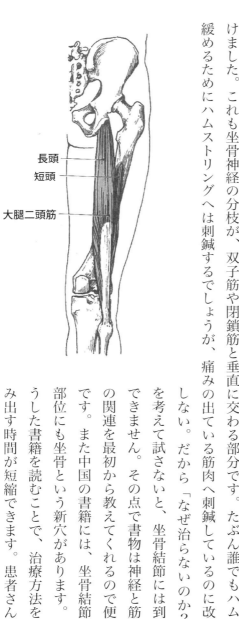

何度もハムへ刺鍼して治らず、やっとたどり着いた坐骨結節でした。治らない鍼をして、患者さんにも迷惑をかけてきました。だから罪滅ぼしに自分の経験を書いています。大腿外側の痛みでは、股関節の前側にも刺鍼すると効果があります。これは腸骨の形を触診し、腸骨に沿わせながら短刺すると効果が良いようです。これは私ではなく、嫁の発見です。坐骨結節も、少し離れた場所から、斜刺で短刺したほうが効果があります。また、腰掛けると大腿の裏側が痛むケースでは、半膜様筋や二頭筋短頭など大腿骨に近い筋肉が硬縮しているので、半膜様筋なら内側から大腿骨裏面の付近を内から外へベッドと水平に、短頭なら外から内へと大腿骨裏側を骨擦りしながら短刺して、いずれも標的筋肉内で鍼尖を止《と》めます。

刺し方が少し違うのは、半膜様筋が坐骨結節に付着して大腿骨には付着しておらず、短刺しても刺さらないが、短頭は大腿骨に付着しているので短刺が効果的だからです。

以上の方法で効果がなければ関節鼠とか別の原因なので、病院で精密検査を受けてもらうべきです。鍼では血液循環や筋肉の問題しか解決できませんから。

私も初心者の頃は膝痛の治し方が分からず、本を読むと膝痛には膝眼や鶴頂とある。そうした部位に刺鍼したが完治しない。すぐに痛みが再発して患者に見限られてきました。当時読んだ書には「膝痛には膝眼に二寸鍼を深刺する。それで痛みが取れるが、歩くと痛みが再発する」とありました。歩くと再発するなら治癒したとはいえない。それも私が日本の鍼灸書に疑問を持った理由のひとつです。

中国で立ち読みした本に、膝疾患のみ限定した鍼治療の本がありました。図ばかりだったので買う気はしなかったが内容を覚えています。その本を目にしてからは膝痛治療で、まず大腿部を触って圧痛があるか確かめるようにし、中間広筋や内転筋へ刺鍼して成果を上げました。ところが正座すると痛むという患者が現れ、最初は「正座すると中間広筋が引っ張られるので、萎縮した中間広筋が痛むのだろう」と考えましたが、その患者の大腿に圧痛はない。そのときは中間広筋と内転筋へ刺鍼しました。そのあと「もしかすると大腿の筋肉が伸ばされて痛むのではなく、正座すると体重で圧迫されて腓腹筋やヒラメ筋が痛むのかもしれない」と考え直し、うつ伏せにして膝窩を圧迫したりフクラハギを押さえると、果たして圧痛がありました。そして膝窩筋や足底筋、腓腹筋付着部へ集中的に刺鍼すると鍼感が前膝に響き、膝窩に刺鍼しているのに関わらず、膝の疼痛点へ刺しているような感覚がある。その結果、90度にしか曲げられなかった膝が、45度、15度と徐々に深く曲げられるようになり、「十回ぐらい治療して10分ぐらい正座できるようになりました」と言う。じゃあ完全に座れるようにと言ったが、「いえいえ。10分正座できれば結構です。最初から膝を伸ばしたままというわけには行かないが、10分後に私は膝が悪いので伸ばさせてもらいますといえば通る」と言うのだ。そのとき初めて「人は、身体の裏側が痛くても、表の痛みとして感じる」ということが分かった。その後は膝だけでなく、腸骨筋や肩甲下筋でも骨を隔てて痛みを感じることを発見し、患者は自分の痛む場所を分かっていないのだから、治療者が発見してやらねばならぬと知った。それからは「効果がなければ捜索範囲を広げろ」とか、「表が悪ければ裏を見ろ。裏が悪ければ表を探れ」など、現在も伝授している格言を考え付いた。こうしたことからも患者さんに教わることがいかに多いか痛感する。

4 腰痛

腰痛の治療ですが、これは急性のギックリ腰ではなく慢性腰痛のことを指しています。ギックリ腰は急性腰痛で「咳をすると痛く、前屈みになって腰を伸ばせない」という古典に則《のっと》った症状を北京堂ではギックリ腰と呼んでいますが、その方法では大腰筋の痙攣による急性腰痛だけしか治療できません。腰椎骨折や尿管結石、急性ヘルニアなどは病院に行ってもらいます。また腸の痛みによる腰痛、血糖値が高すぎるために起きた急性腰痛も鍼では治りません。慢性腰痛は大腰筋が痙攣しているというより萎縮して、腰椎が後湾して前屈みになり、セムシになっているケースが多いのですが、咳しても痛みがありません。痛みが弱いためうつ伏せになれるケースが多く、一般に腹臥位で治療しますが、腹臥位になれない患者もいます。大腰筋の萎縮では、男性の場合しばしば坐骨神経痛を伴います。

① 前屈みになると痛み、背骨の両側を圧迫すると痛む場合は脊柱起立筋の障害です。背骨の両側を圧迫し、腰痛の上部である背中の下部が中心に痛むのか、腰の下部から仙骨までが痛むのかを調べます。もし背中が痛ければ腰背痛なので、胸椎七番から下の夾脊穴を中心に腰椎まで刺鍼します。これは各椎体に一本ずつ入れて排刺しますが、5度ぐらい内側に向けて椎体間を鍼尖がすり抜けないよう椎弓に刺入し、万一すり抜けても鍼尖が椎体で止《と》まり、肺や内臓を傷つけないようにします。これも

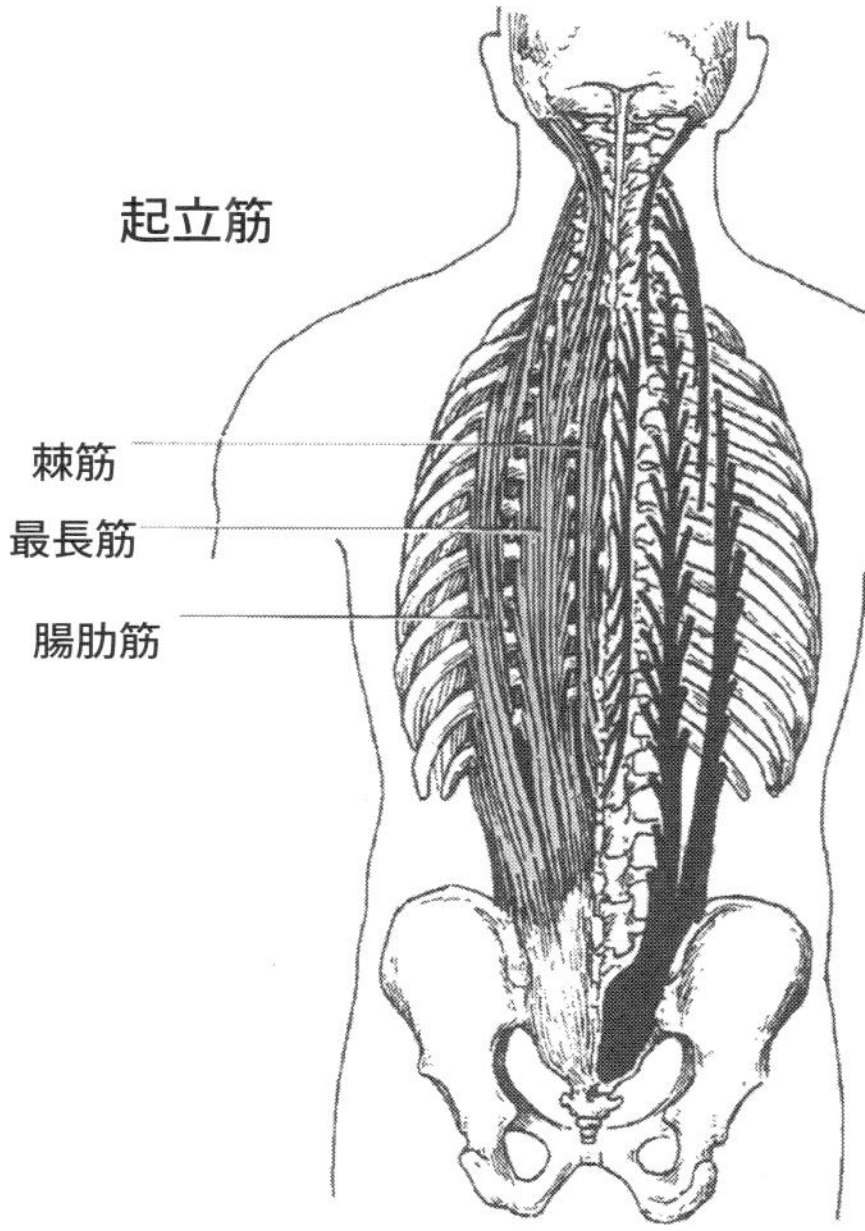

多裂筋に当てます。これは背部夾脊穴の基本どおり、中指で棘突起を引っかけ、人差指と親指を並べ、中心から2センチぐらい離れた場所に刺入します。中指を使って中心からの距離を測れば、きれいに背骨に沿って一直線に排刺できます。重症の場合、夾脊穴へ刺入すると筋肉が痙攣して収縮し、鍼が引き込まれて椎体間を貫き、肺に刺さることがありますので、もし刺鍼中に痙攣が起きたら直ちに引き込まれた鍼を抜かねばなりません。刺鍼したときは椎弓に鍼尖を当てていても、筋肉が引きつることで最初の位置から鍼尖がズレ、椎体間に鍼尖が移動して引き込まれ、肺に刺さることがありますから、背筋《はいきん》が痙攣して鍼が倒れたら直ちに抜かねばなりません。鍼して痙攣するのは筋肉が相当悪い証拠なので、痙攣しない程度に鍼の本数を減らし、治療しながら徐々に鍼数を増やしていけばよいのです。あまりにも悪すぎると夾脊穴にだけ刺鍼しても効果がないので、起立筋の外側、つまり背兪穴の外側からの刺入も加えます。これは腰方形筋や腸肋筋への刺鍼法の延長と考えてもらうといいのですが、脊

水平断面図

斉刺《せいし》

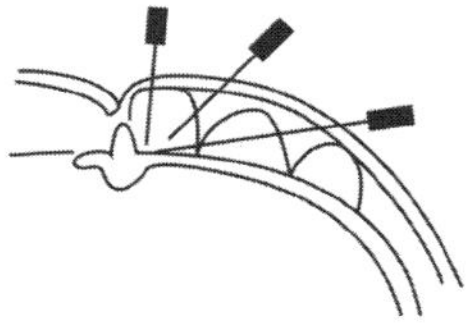

柱両側で盛り上がった筋肉の外側で、筋肉と肋骨の境目から脊柱へ向けて刺入し、鍼尖を椎弓に当てて止めます。だいたいベッドと10度ぐらいの角度で刺入します。こうして夾脊穴と起立筋外側から脊柱へ向けて二本刺入し、それぞれ一列を成しているので、傍鍼刺を一列に打っていることになります。そこで排傍刺と呼ぶことにします。これが腰から背中にかけての腰背痛に対する刺鍼です。腰から仙骨までは腰の下部から腰椎が大きくなるので筋肉も相対して広がるため、排刺を三列に斉刺した排斉刺します。腰では脊椎上を手で圧迫し、圧痛部分を中心に刺鍼します。これも重症な場合は刺鍼したあと脊柱の両側に沿ってキネシオテープを貼りますが、やはり前屈みの姿勢で中央部分は引っ張り、両端は緩めて貼り付けます。

② 腰でも背骨の両側は痛くないが、10センチぐらい外側が痛ければ、腰方形筋や腸肋筋が悪いのです。これは筋肉が盛り上がる筋溝部分に、3インチから三寸鍼を水平に刺入します。つまり背中と同じように、ベッドと平行に近く刺入して脊柱に当てるのです。だから腰方形筋や腸肋筋の外側から棘突起へ透刺しているといえます。腰方形筋は腸骨稜から第十二肋骨に、腸肋筋は肋骨に付着していますから、体表からの深度は腰方形筋が少し深いだけなので、両者の違いを意識せず一緒に、肋骨を触知しながら胸郭に入れないよう太い鍼で横刺します。細い鍼を使うと鍼尖が重力に逆らえず下を向き、胸郭に入って膵臓や肺を損傷したり、腎臓に刺さったりします。ここで刺入角度が浅ければ浅い刺入

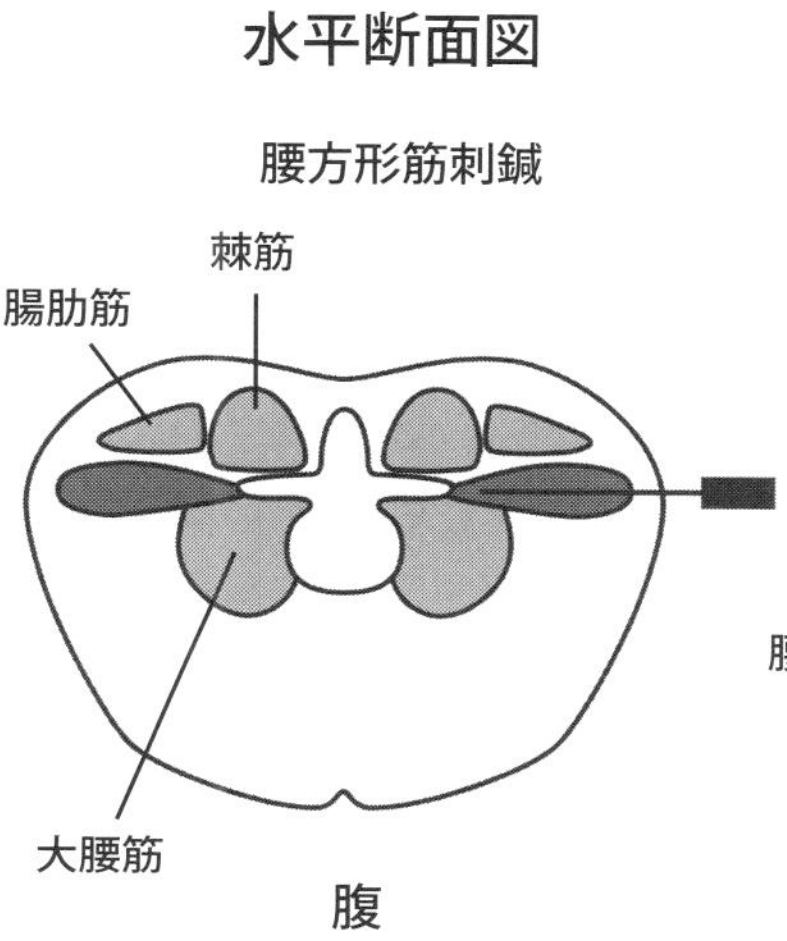

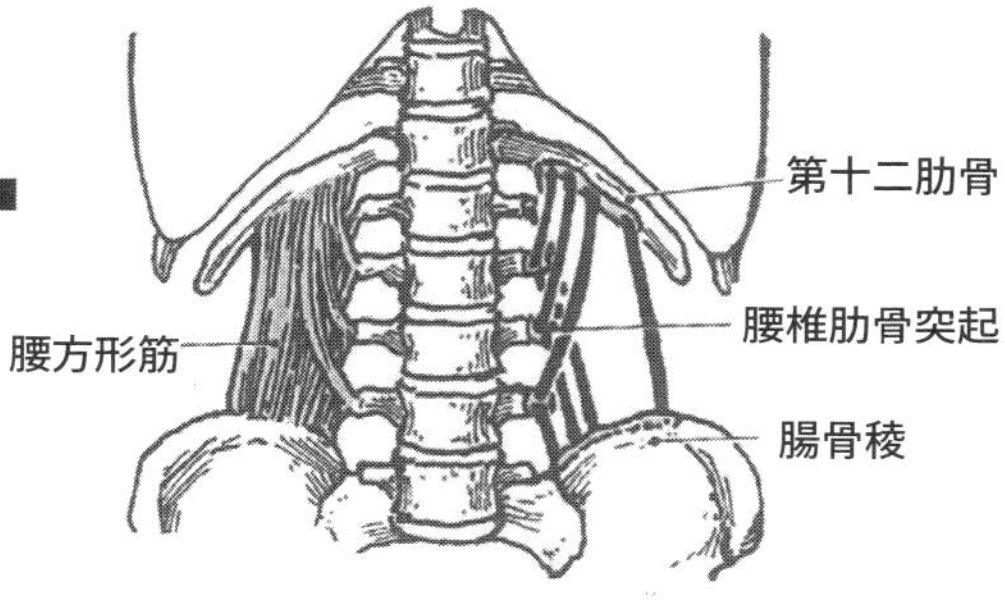

ほど良いように思いますが、中国の本に「刺入角度が深すぎると同側の胸郭に刺さり、浅すぎれば棘突起間を通り抜けて反対側の胸郭に刺さる」とありますので、深すぎず浅すぎず、中庸の角度で刺入して椎弓に当ててください。腰方形筋の三番目は大腿神経が出るので、腰方形筋に刺鍼すると股関節から大腿外側に響くことがあります。

③　ギックリ腰とも関係しますが、腰部治療の最後は大腰筋です。大腰筋が硬縮すると下肢後面に痛みが出るだけでなく、腰椎が後湾したり、前湾が激しくなったりします。大腰筋による下肢痛では、夜間や明け方に痛みが悪化して目が覚めたりします。しかし腰椎ヘルニアは筋肉の収縮と関係がないので、腰椎の負担がかからない臥位では痛みが現れません。大腰筋が痙攣して前屈みになった場合、鍼で大腰筋を緩めることなく無理に背を伸ばすと、大腰筋の牽引に体重が加わって椎間板の突出が激しくなったり、腰椎が潰れる危険性があるので、その牽引力に逆らわず曲がったままにしておくほうが無難です。大腰筋萎縮の鍼治療で

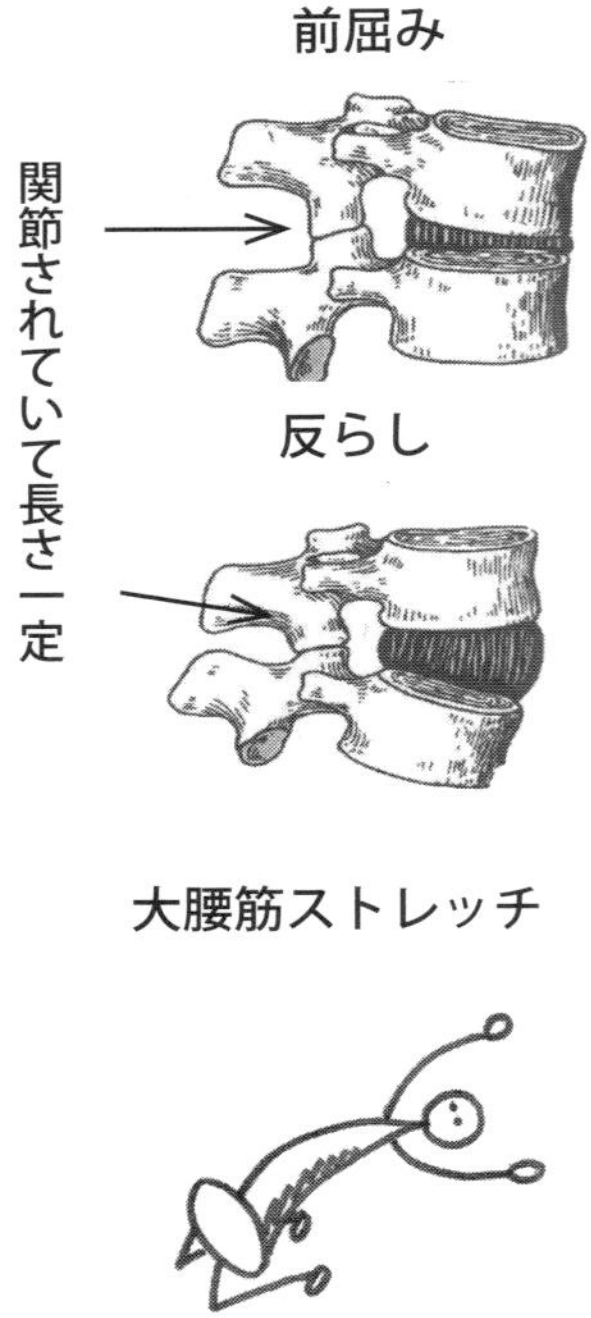

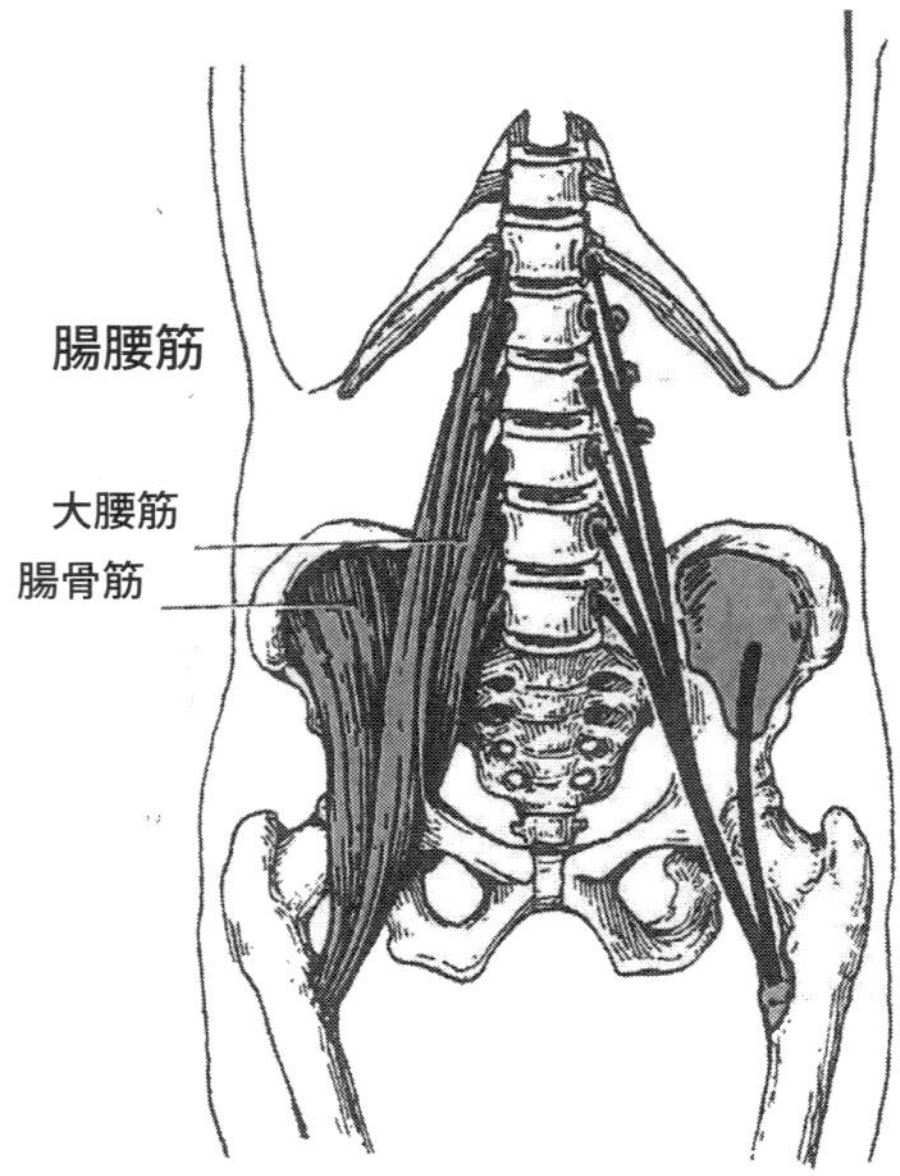

はギックリ腰のうつ伏せバージョンと同じように大腰筋刺鍼しますが、腰椎が後湾している場合には大腰筋を鍼で緩めるとともに、腰枕を腰椎に当てて腰椎を反らすようにします。そんなことで簡単に前湾ができるものかと思われるでしょう。ところが以前に大腰筋がかなり硬縮して腰椎が後湾した患者さんに大腰筋刺鍼していたところ、徐々に腰椎の後湾が消えて、正常な前湾になっていったことがあったのです。それまでは大腰筋刺鍼で症状が取れても、後湾した腰椎が前湾することがなかったので、不思議に思って尋ねてみると「腰枕を腰椎に当てて仰向けに寝ていた」ということでした。どういう腰枕か教えてもらえなかったのですが、恐らくバックストレッチャーのような物と思います。とにかく大腰筋を緩めて腰枕をして反らせれば前湾

すると分かりました。前に「大腰筋刺鍼して運動したら、脊柱管に入っていた椎間板が引っ込んだ」という老人もいましたが、恐らく腰椎を反らせるような運動をしていたのだと思います。試しに腰が後湾した患者さんで、大腰筋刺鍼して緩めたあとバックストレッチャーに寝てもらったところ、腰椎の前湾が出てきました。バックストレッチャーを使わなくても、大腰筋刺鍼だけで腰椎は真直ぐになりますが時間がかかります。バックストレッチャーなどを腰に挟むと痛むという患者はどうしようもないですが、こうしたものを使ったほうが早く前湾します。背骨は棘突起で関節されているため後ろの長さは一定なので、前面の椎体部分が伸び縮みすることで腰の角度を変えるしかありませんが、前屈みすれば椎体が縮むため椎間板が圧迫されて圧力が高まるので突出が悪化し、後屈すれば椎間板が伸ばされて減圧するのでヘルニアが引っ込む可能性が十分にあります。ヘルニアが引っ込んだ状態で線維輪の破れ目が修復されれば、脊柱管に出た椎間板は再び飛び出すことなく消えることになります。最近はＣＴやＭＲＩによってヘルニアの状態が分かるようになってきたので、鍼の効果を確認する面でも便利になってきました。ただし大腰筋が固く縮んだ状態で腰を反らすと、腰椎の椎体が圧力に耐え切れずに潰れる恐れがあるので、大腰筋が柔らかくなって伸びる状態になってから、反る姿勢をせねばなりません。

④　前屈みすると腰骨《こしぼね》の両側（腸骨稜）付近が痛む場合、中殿筋が悪いケースが多いです。これは腹臥位で小殿筋と中殿筋に腸骨稜の範囲まで刺鍼します。これは腰ではなく臀筋が悪いから、尻痛であって腰痛ではないと思われるでしょうが、患者さんは腸骨稜を腰骨《こしぼね》と理解していますので、臀部の

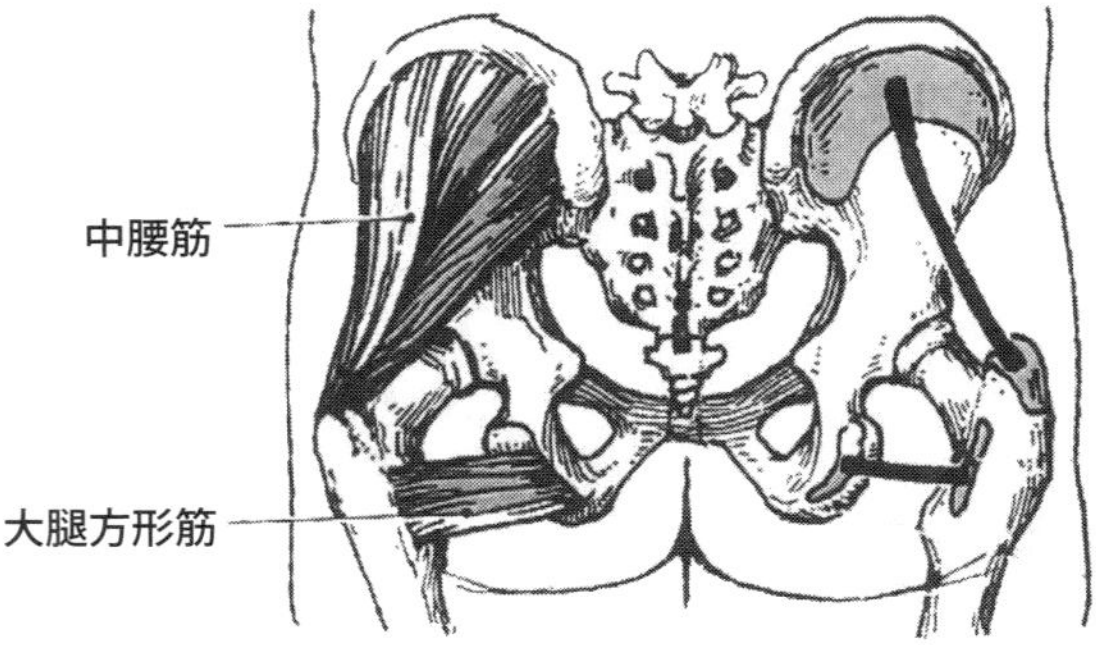

痛みでも腰痛を訴えてきますし、実際に腰の痛みを感じます。股関節周りは中殿筋の下に小殿筋がありますから3インチから三寸の鍼を使って直刺し、小殿筋がなくなったあたりから3インチで刺入し、腸骨稜付近の圧痛点は二寸か寸六で直刺して全部骨に当てます。中殿筋は大転子から腸骨稜にかけて付いていますが、それが硬縮すると腸骨稜が大転子に引っ張られて、腸骨稜に牽引痛が出ます。だから中殿筋を緩めるのです。これは大転子から2～3センチ離して周囲に三本、それと10センチぐらい離して大転子を中心とする扇状に三本、その外側に三本、必要があれば腸骨稜の圧痛点にも斜刺しますが、腸骨稜では必ず腸骨上に刺入します。もし上過ぎて腸骨を外れれば、腰から腸に刺さる恐れがあり、腸に刺さると軽い腹膜炎が起きて発熱するかもしれないので、きちんと腸骨を確認して刺鍼します。大殿筋はどうなるのだと思われるでしょうが、大殿筋は薄く、下に中殿筋があるので大殿筋だけに鍼尖を留めるのが難しく、貫いてしまうので仙腸関節付近しか刺入できません。

⑤　稀に腰が痛いと言って、尻を指して来る人があります。そうした人にも中殿筋刺鍼は有効ですが、それで効果がなければ仰向けにして腸骨筋へ刺鍼します。「後ろのお尻が痛くて、前が痛いわけでな

いのになぜ？」と思われる人もあるでしょうが、腸骨は薄い骨なので、その内側の痛みを外側臀部の痛みと勘違いする人が多く、腸骨筋の痛みを訴えてくる人などいません。同じことは肩甲骨にもいえることで、肩甲下筋の痛みを棘下筋や肩甲骨の痛み、三角筋の痛みとして訴える患者が多いのです。また膝窩の痛みを膝表面の痛みとして訴える患者さんも大勢いますし、尿管結石や胆石など腹部の痛みを腰痛や背痛と訴える患者さんもありますから、前や後ろが痛いと訴える患者さんも、本当に前や後ろに原因があるのか疑ってかかるべきです。だから必ず裏側も調べます。これを前後配穴とか兪募配穴と呼びますが、私は「裏が痛ければ表、表が痛ければ裏を探せ」と言っています。

⑥　腰が左右に曲がっている場合、小殿筋が痛んでいることが多いのです。例えば身体の左側が伸びて、右側に傾いているバナナ姿勢の腰痛では、北京堂の発想だと「右肩が下がっていれば、右側の腰筋が萎縮しているのではないか！」と考えがちですが、そうではありません。ここでは「傷害された筋肉は圧迫されると痛む」を使います。つまり左股関節が痛むから体重をかけられない。だから左足を浮かして体重がかからないようにする。つまり右足だけで支えるので腰が右に歪んでいると考えるわけです。だから伸びている側の股関節だけを治療し、縮んでいる側には何もしません。顔面麻痺と同じです。膝痛の場合、正座できないときは膝窩やフクラハギに刺鍼するのも、その部分に大腿の重さがかかるため圧迫されて痛むと考えるからです。だから「傷害された筋肉は収縮するので、引っ張られたときに痛む」とは別に、「傷害された筋肉を圧迫すると痛む」という原則もあるのです。いずれにしても知覚神経は、牽引されても圧迫されても痛みます。身体が左右に曲がっている場合は小殿

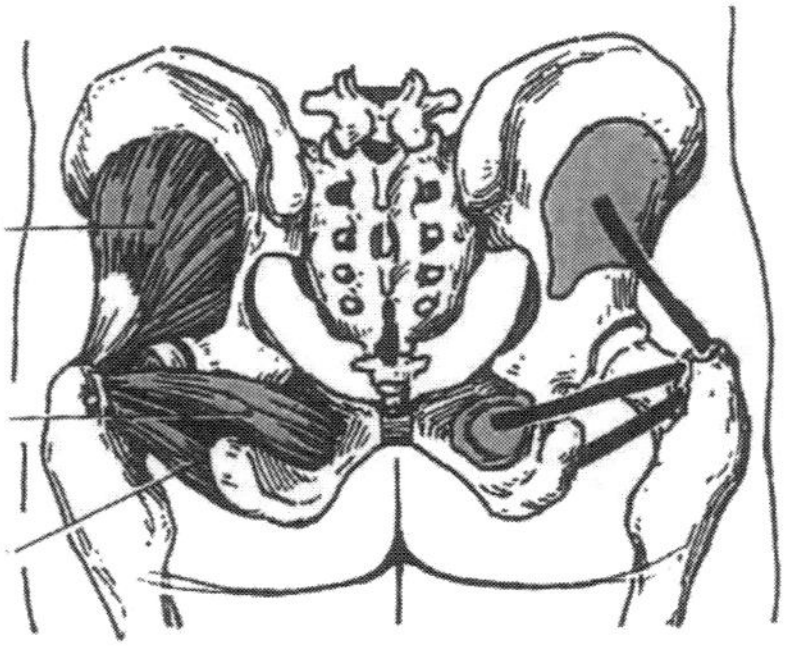

筋にのみ集中刺鍼しますから、大転子の周りは扇状に鍼だらけになってしまいます。前にも言いましたが小殿筋の刺鍼では、腸骨付近で固くなった筋肉を骨と思い込んで最後まで刺さない人が多いため、コツンと陶器のような硬さの物に当たるまで刺入し、5〜10分ごとに鍼を押して深く入れるようにすると効果が大きいのです。鍼尖を硬い筋肉に当てれば、しばらくすると硬い筋肉が膨らんできて再び刺入できるようになります。骨付近の筋肉がゴムのように硬ければ置鍼時間を延長しますが、次の患者さんが入っていれば40分置鍼で抜鍼します。

⑦ 尾骨や仙骨付近が痛む場合、恐らく起立筋か大殿筋が悪いのです。それは仙骨に圧痛があるのか、それとも腸骨に圧痛があるのかで起立筋と大殿筋を見分けます。大殿筋が悪いことは滅多にないのですが、腸骨に圧痛があれば、その付着部が痛むことからして大殿筋に間違いありません。大殿筋は薄い筋肉で、深部に中殿筋や梨状筋があり、大殿筋に刺鍼したところで鍼尖を大殿筋の中で止《と》めることはできません。どうしても通過して中殿筋や梨状筋に刺さってしまい、肝心の大殿筋はスルーしてしまうのです。そこで大殿筋の付着部である仙骨付近や腸骨稜の圧痛点に刺鍼するしかありません。こうした部分は薄い筋肉なので、仙骨付近や腸骨稜の

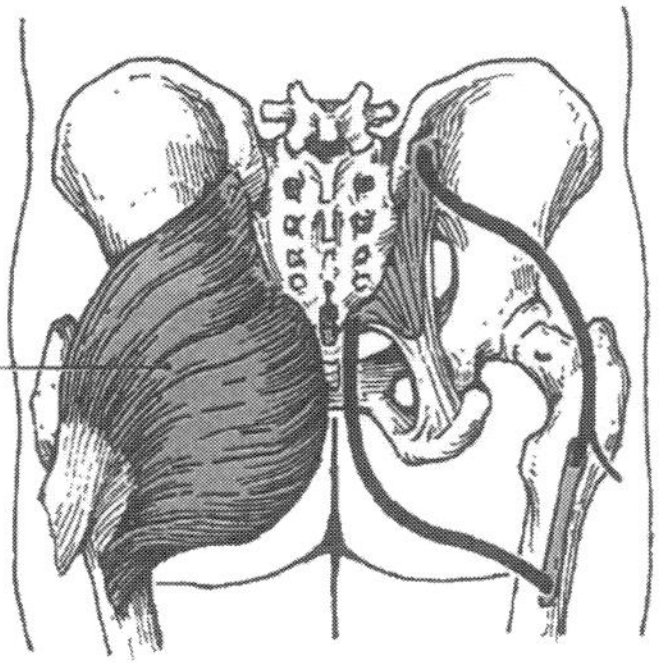

圧痛点目掛け、中央から外側に向けて斜刺の短刺します。筋肉の薄い部分は直刺で圧痛点を攻めるより、斜刺や横刺で圧痛点に短刺したほうが効果あります。また仙腸関節に痛みが出ることもありますが、それは仙腸関節の裂隙を触知して寸六ぐらいを刺入します。以上で慢性腰痛の治療法を終えます。こうした筋肉を三回治療しても治らない患者さんは、精密検査して原因を明らかにします。

最後になりますが、大腰筋刺鍼は便秘やクローン病、そして冷え性や不妊症、子宮筋腫にも効果があります。便秘やクローン病に効くのは、胸腰椎から出た自律神経が大腰筋の中を通っていることから、自律神経が大腰筋に絞扼されることで腸の蠕動運動が過剰となったり低下すると考えられますが、その絞扼をなくすことで正常な神経伝達に戻るのでしょう。また冷え性や不妊症、子宮筋腫に効果があるのは、大腰筋を緩めることで腸骨動脈の圧迫が消え、下半身の血流が良くなって下肢が温まるからだと思われます。冷え性や不妊症の場合、大腰筋だけで治らなければフクラハギや足底などにも刺鍼して下半身全体の血流を改善します。六回治療しても妊娠しなければ鍼ではダメです。

慢性腰痛で印象に残っているのは、横浜にいた頃の患者さん。30代で、腰痛のため一年も会社を休んでいる。そろそろ復帰したくて来た。腰は前に曲がり、セムシのようになっている。五番三寸では刺さらず、十番三寸を使って刺入した。それで十回ぐらい治療し、だいぶん大腰筋が柔らかくなってきた。ところが「また悪くなりました」と言ってくる。「そんなはずないでしょ。だいぶん柔らかくなってたのに」と言って刺すと、やはり大腰筋がカチカチに硬い。「何かやったのでは?」。問いただすと、鍼治療を始めて腰の痛みが軽くなり、腹筋運動ができそうな気がして五十回やったという。それができたので百五十回に増やした。それもできたので翌日から三百回やるようにした。そうしたら腰が前のように痛くなったという。なにせ硬い大腰筋に鍼を刺すのだから痛い。当時は大映の関係者が腱鞘炎治療を受けに来ており、ウエンツのゲゲゲの鬼太郎を作っているときでもあって、その叫び声を聞いて「あれは誰」と尋ねる。その叫び声ときたら「ＳＯＷ(ソウ)」さながらだったのだ。おまけに嫁が近くで「フレッフレッ!　マコ!」と声援を繰り返すので、喧《やかま》しくてしょうがない。これも治療を続けていると、なぜか前屈みだった腰椎が真っ直ぐになり、反ってきた。「もしかして、あんた鍼以外に何かやってるんじゃないの?」と尋ねた。すると鍼したあとで腰枕をしているという。それからはバックストレッチャーと大腰筋刺鍼によって、曲がった腰を正常に戻している。

5　坐骨神経痛と大腿神経痛

坐骨神経痛の治療と大腿神経痛の治療は全く違います。それに大腿外側皮神経炎もありますが、この治療法をまとめて述べます。

①　まず坐骨神経痛ですが、これは夜間痛の有無により、鍼の適応症かどうか判断します。夜間痛があれば大腰筋が神経根部を絞扼して痛みを出していることが多いため大腰筋刺鍼を中心に治療しますが、腹臥位で刺鍼するので梨状筋もついでに刺鍼しておきます。梨状筋は3インチぐらいで届くと思います。あまり深刺しすぎると大坐骨孔から腸内に刺さる可能性があるので、腸骨に当たっているほかの鍼に長さを合わせて刺入します。これも慢性になるとフクラハギの筋肉が硬縮し、原因となっている大腰筋を緩めても、フクラハギの末端でも神経を絞扼しているため下腿に痛みが残ります。だからフクラハギも触診してシコリを探し、その塊にも刺鍼しなければなりません。坐骨神経痛の治療では、天部が大腰筋、人部が梨状筋、地部が腓腹筋深部の得気地点になります。

②　大腿外側から腓骨筋が痛む場合は、大腿外側皮神経炎なので大腰筋の三番目を中心に、そして腰方形筋へ刺鍼しますが、それが天部の刺鍼になります。さらに小殿筋を後ろから寛骨臼へ向けて刺鍼しますが、それが人部の刺鍼です。最後に大腿外側の外側広筋へ、後ろから前に向けて骨擦りの短刺

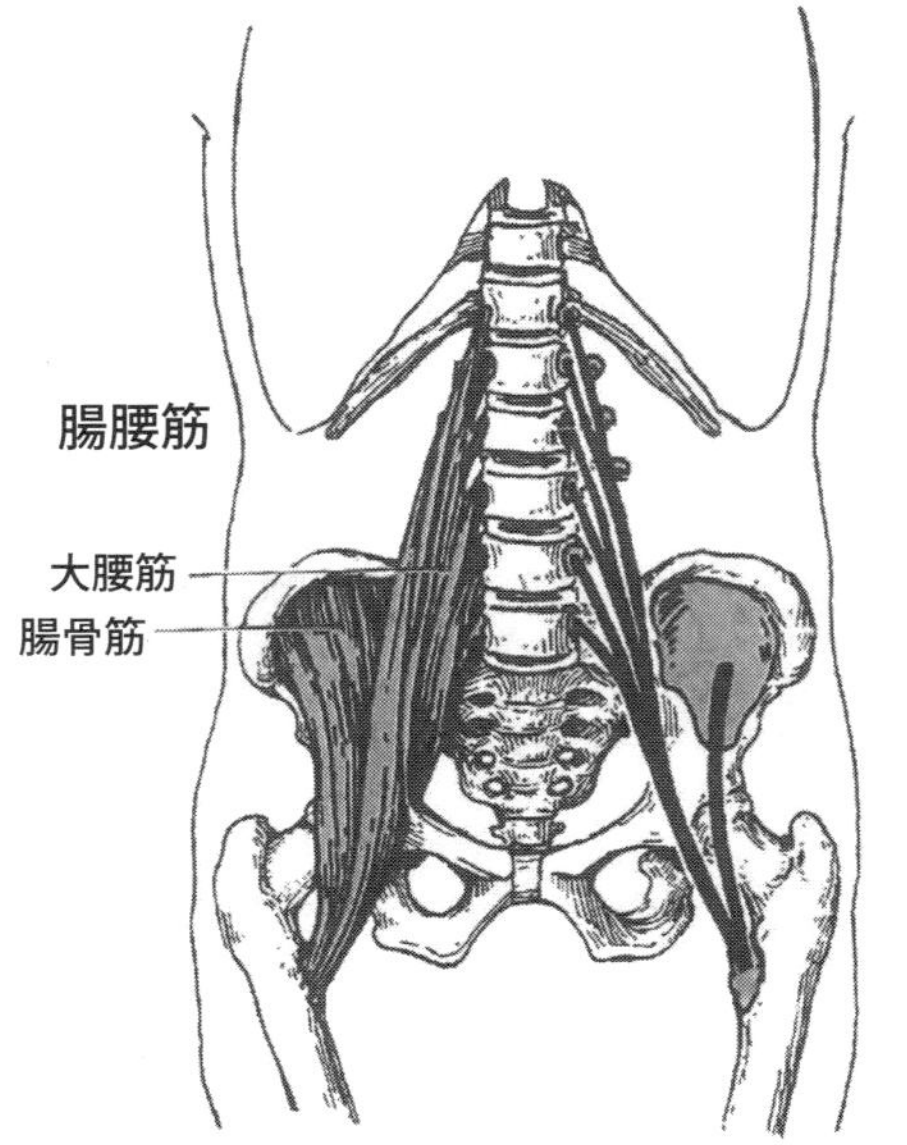

しますが、これと腓骨筋の刺鍼が地部の刺鍼です。こうした局所の刺鍼では骨を擦った時点で怠い痛みが起きますが、そうした痛みが発生したら5ミリ〜1センチ刺入して止《と》めます。

③　大腿神経痛では仰向けで治療することが多いです。この治療では腸骨筋刺鍼が天部になり、中間広筋が地部になります。すべてのケースで天地人という三部取穴が適用できるわけでなく、天地の二部しか配穴できない場合もあります。痛みを出している患部が地になり、その原因となる部分が天になります。そして天部から地部に至る途中で、神経と筋肉が垂直に交わる部分が人部に当たります。腸骨筋の刺鍼は、四インチ鍼をベッドと垂直方向に骨擦りしながら止《と》まるまで刺入し、得気が消えたら引き戻します。もし筋肉が柔らかかったり、垂直に入らないようならば、腸骨筋は問題ないとして入れません。局所で圧痛のある中間広筋は、膝痛の治療と同じく内側と外側からベッドと平行に、やはり大腿骨前面を擦って短刺し、得気があれば5ミリ〜1センチほど刺入して置鍼します。大腿でも外側前面が痛ければ腸骨筋は関係ないので、股関節の前半分にある小殿筋へ刺入します。これは腸骨の前外側を擦りながら

寛骨臼に向けて刺入します。さらに痛みのある大腿前面の外側へも直刺します。このように天部刺鍼では基本マニュアルどおり、そして地部の局所では筋溝に沿った圧痛点治療の排刺が中心になります。

　坐骨神経痛とギックリ腰の治療は、北京堂の売りなので数多く手がけている。印象に残っているのは二人、一人は某斉藤さんとしておこう。斉藤さんの坐骨神経痛も多く治療しているが、一人は大腿神経痛。これは仙川で治療した例だが、大腿神経痛と坐骨神経痛を持っており、坐骨神経痛は赤坂の鍼灸院で完治したものの、大腿神経痛は三十回以上治療しても治らなかったと言う。どういう治療をしたかと聞けば、大腿前面の疼痛部位に刺したと言う。そこで「中間広筋の問題ではなく、大腿神経の圧迫だな」と考えた。そしてマニュアルどおり腸骨筋へ四寸鍼をズブリ、中間広筋へは内側と外側から対刺。その結果、十回ほどで治癒した。四年後に綾瀬の治療所に腰痛でやってきた。その後の大腿神経痛を聞いてみたが、あれから現在までの四年間、再発していないという。腰痛は一回で治った。

　もう一人の斉藤さんは、綾瀬の治療所にやってきた。札幌の斉藤さんの紹介と言う。札幌の斉藤さんは、従兄の嫁だと言う。かなりの巨漢で太っており、腰痛と坐骨神経痛だと言う。公務員で東京に回され、仕事でゴルフをしなければならないが、腰が痛くてできないと言う。メチャクチャ痛がりで、ワーワー騒いで一本しか大腰筋に入れられなかった。「だいたい六回ぐらいで完治する予定だけど、こんなことでは予定回数で完治しませんよ」と伝える。すると「耐えられないから回数がかかってもいい」と言う。なにせ紹介だから途中で治療を止《や》めさせるわけにはいかない。こんなとき初心者の頃の自分なら「我慢しろ」と言って患者を来させなくするのだが、最近は「患者が来なくなること

椎間板圧迫

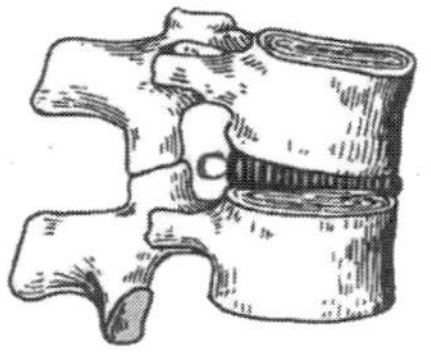

前屈すると椎間板が圧迫されて後ろに出る

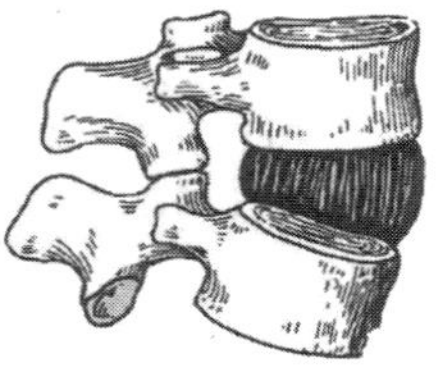

身体を反らせると陰圧になってヘルニアが引っ込む

は、私は構わないのだが、患者のせっかく治る機会を奪ってしまうことになる」と考え直し、ちょこっとずつ刺鍼している。最初は一本から始め、二本、三本と励ましながら増やし、最後は左右とも三〜三・五寸の五番を八本ずつ大腰筋へ刺して完治した。ワーワー騒がなくなったし、ゴルフもできるようになったと言う。私も紹介者への顔が立った。そして2年後に年賀状が来て、また腰痛が起きたので来させてくれと言う。そのときは一回で治った。どうしても巨体で、身長も高く、腰に負担がかかってしまうのだ。痩せろと言っても、仕事が忙しいので無理らしい。

いずれにしても大腰筋の萎縮や梨状筋の萎縮は大腰筋や梨状筋の局所狙いで治癒し、椎間板ヘルニアは大腰筋刺鍼して大腰筋が柔らかくなった状態で大腰筋ストレッチにより腰椎を反らせるようにすればヘルニアが引っ込み、引っ込んだ状態を保てば椎間板の出た傷口が愈合して治癒する。だがすべり症で2〜3センチも滑っているようならば、鍼の効果は一時的で完治することはない。

6 生理痛

北京堂は生理痛治療を頼まれると治療することもあります。それも不妊症と同じく、子宮内の血流を改善する目的で大腰筋刺鍼しますが、今まさに生理痛が始まって痛みが出ている最中なら八髎穴を使います。しかし八髎穴全部を使う必要はないので、最も取穴しやすい次髎へ寸六を二本ほど刺し、通電して鍼麻酔することにより、とりあえずの痛みを消します。通電することによって持続的な痛みを与えれば、脳内からエンドルフィンが出てランナーズハイの状態となり、とりあえずの痛みは消えますが、電気鍼によって鍼麻酔されただけで治ったのではありません。まさに痛み止めの鍼で、生理痛や癌の痛みぐらいしか使わないのですが、生理痛は激痛のある二〜三日だけ痛みが止まればこと足りるので、原因治療の本治法でなく標治法で良いのです。多くの鍼灸師がパルスを使いたがるのも、この脳内麻薬を利用して痛みを止めるのが目的ですが、あくまでも標治法に過ぎないので、生理痛以外で使用すると二〜三日もすれば痛みが復活し、一時凌ぎにしかなりません。しかし大腰筋刺鍼では、腰痛患者を治療していくうちに「以前は生理痛がひどかったのに、腰痛治療をしてからは生理痛がなくなった」という声が多く寄せられ、大腰筋刺鍼に生理痛を治す効果があると分かりました。これも薬の第四段階臨床試験と同じで、別の目的で治療していたのに、大腰筋で腰痛や坐骨神経痛が治るだけでなく、妊娠したり生理痛が解消されたり、便秘やクローン病、冷え性がなくなったりと、様々な副効果が現われます。その効果も恐らく大腰筋へ刺鍼することで骨盤内の血流が改善され、発生したことと思われます。冷え性や生理痛が大腰筋や臀部の刺鍼で治りにくい場合は、やはりフクラハギや足底を加えて足の血行も改善すると、治らなかった冷え性や生理痛も治癒したりします。

私は婦人科疾患を治療しないので、あまり生理痛や不妊治療を売りにしないのですが、前妻が生理痛で発作が始まると、次髎へ電気鍼したものです。それで一時的には痛みが止まります。もし外出中で鍼がなくても、合谷をグイグイ指で押さえれば、ある程度は痛みが止まります。合谷は鍼麻酔のツボですから。

しかし大腰筋の治療をしている患者さんたちから、以前は生理痛で悩んでいたけど鍼をしてから生理痛がなくなったとか、妊娠したとか、足の冷えがなくなったとかの声が、腰痛が治るにつれて上がるようになって来ました。だいたい六回も治療すれば妊娠しますし、回数はかかりますが子宮筋腫も治ります。足の冷えなどは一発で治癒する場合が多いです。生理痛の治療は、声を大にして言うほどのものではないので、冷えや妊娠、生理痛の臨床例は省きます。

7 肩背痛

肩背痛は後頸部と背部の刺鍼で、五十肩やムチウチ症、寝違いの治療とも似ていますが、主に肩甲間部の痛みが中心です。これは後頸部の夾脊穴と背部の夾脊穴へ刺鍼しますが、それは基本刺法で解説しています。しかし著者は認知症が進んでいるため、同じことをもう一回解説します。頸部の刺鍼は基本刺法を見てもらうことにして、背部を再度解説します。

① これは大椎周りから刺鍼しますが、深い人は二寸、浅い人で寸六、異常に深い人は3インチの二寸五分を使って直刺すると骨に達します。大椎は椎体が大きいため直刺しても肺に当たらないので、棘突起間より2センチほど離れた部位からベッドに向けて垂直に直刺します。このまま第三胸椎まで刺鍼しますが、それ以降は棘突起が下に垂れるので、棘突起間が椎体間とは限らなくなります。また第四胸椎以降は椎体が半月型となって両端が薄くなるため、大椎付近のように直刺しても椎体で止《と》まるとは限らず、たとえ一度は椎体で止《と》まっても背筋《はいきん》が痙攣すると鍼尖が引き込まれ、椎体間から肺に刺さる恐れがあるので、正中からの距離を狭め、椎弓に鍼尖を当てて止《と》めます。そして第七胸椎あたりで背筋《はいきん》が薄くなり、短い鍼でないと鍼柄が邪魔になり始めます。さらに腰椎では再び棘突起間が椎体間になります。これを一直線で打つために、中指先端を棘突起に引っかけ、親指と人差指、中指を

揃えて棘突起からの距離を測る方法により、正中からの距離を一定に保ち、刺鍼ラインが広がったり狭《せば》まったり、あるいは左右にズレないようにして気胸を防止することを述べました。ここで書いている内容が前と微妙に違うのは、同じ著者の書籍でも言い回しが微妙に違うようなものと考えてください。胸椎の中部からは直刺ではなく、少し内側に向けて刺入することにより、半月型の椎体で鍼尖が止《と》まるようにします。それを中国では「倒八字」と呼びますが、末広がりの八の字が逆なので縁起が悪そうです。私ならV字回復にちなんでV字刺鍼と呼びます。こんな打ち方をしていても万一に備え、背筋が痙攣して鍼体が引き込まれたときは、倒れた鍼を直ちに抜いて気胸を防ぎます。そして痙攣が起きない範囲の本数で刺鍼し、硬縮が緩むにしたがって次回から本数を増やしていきます。だから触って極度に筋肉が固ければ、鍼が引き込まれるのを防止するため、最初からあまり本数を刺さないようにします。重症の場合はツーと刺すような痛みがありますが、さらに悪化すると刺痛すら感じなくなり、切皮しても入らなくなります。そうした人には特殊鍼で対応するしかありません。私も腰背痛のひどい人を治療したことがありますが、寸三の八番で切皮しても鍼が刺さりませんでした。最初は鍼尖が悪いのかと思いましたが、鍼を替えても刺さらないので皮膚まで硬くなっていることが分かりました。そこで0・5ミリの特殊鍼を使ったのですが、それでもなかなか入りづらかったのです。その人は、最初は「夜になって眠っていると、誰かが背中に乗ってくる感じ」だったそうです。夜になると心臓の拍動が弱まって血液循環が悪くなるので、収縮して血管を圧迫している筋肉は、酸素を含んだ血がますます来なくなって収縮が激しくなるので、神経の圧迫により背中が重くて人が乗っている感じになるのです。特殊鍼を使って背中の夾脊に刺鍼しましたが、それだけでは効果が弱いので背兪穴の外側からも脊柱へ向けて斜刺しました。すると徐々に改善し、背中に乗っていた人が猫に変わり、そのうち何も乗らなくなりました。この人は40歳近くでしたが、今度は妊娠したいと言い始めたので院長が大腰筋刺鍼をやり、なかなか効果がなかったのですが六回目の刺鍼治療で自然妊娠し、妊婦さんには刺鍼しないという北京堂の方針に従って治療を断りました。まだ完治ではないですが、背中の凝りがかなり改善しました。しかし乳児の世話をするためには下を向かなくてはならないので、そのうち来るでしょう。

②　肩背痛がひどくなれば下を向くと痛くなり、お辞儀ができなかったり、食事できなくなったりします。一般には夾脊穴へ基本どおりに刺鍼しますが、重症の場合には張仁が書いているように背兪穴の外側へも刺鍼します。だから深部の椎弓へ向けて、夾脊穴と背兪穴のWで傍鍼刺しているわけです。こうした重症患者は少ないのですが、頸背部への刺鍼は前にも述べたように自律神経にも効果があり、内臓疾患も調えます。例えば肺兪は喘息や咳による胸痛に効果があり、厥陰兪や心兪は心臓痛、第八胸椎の胰《い》兪は糖尿病、肝兪や胆兪は肝臓と胆嚢、胃兪は胃、脾兪は脾臓、腎兪は腎臓に効くとされています。その作用原理を考えてみますと、自律神経は背骨の裏に交感神経節があってセンターになるわけですが、中国の理論によると交感神経は神経節から内臓に前枝を出し、背筋《はいきん》に後枝を出す。だから内臓に障害があると交感神経が興奮し、交感神経の後枝が分布する神経分節の背部が凝って痛みが起きる。だから鍼で背部の凝りを取り除けば、交感神経後枝への圧迫が消えて自由になり、その痛み

刺激が交感神経節に伝わらなくなるので、交感神経から出る前枝の痛みパルスも改善され、内臓の血流が改善して障害の回復に有利と説明しています。この理論が正しいかどうかは分かりませんが、第八胸椎棘突起間の外側一・五寸にある胰兪へ刺鍼すると、ランゲルハンス島のB細胞が増殖することが確認されており、私も背中に刺鍼すると蛋白尿が出なくなりました。しかし蛋白尿の改善は四日しか継続せず、再度の刺鍼が必要でした。私の腎臓も四日ごとに鍼治療を続けなければ完治しないでしょうが、そんなに暇ではありません。さっさと治ってもらわねば。他の臓器では効果のほどが分かりませんが、心臓痛は背中の夾脊穴で痛みが止《と》まり、急性膵炎の背痛も背中の夾脊穴で治まります。このように自律神経を調えるには、夾脊穴や背兪穴への刺鍼が効果的です。喘息なども背中の透熱灸で治るため、昔は肺結核なども背中の灸で治療していたようです。背中で治る内臓疾患は、臓であれば肺ぐらいと思われますが、治らなくともある程度の効果はあるようです。喘息は頸背部の夾脊穴でも効果があります。現在は血液検査などで治療効果が分かるので、便利な時代になりました。

③　肩背痛といっても、治療するのは頸夾脊と背中の夾脊穴だけです。背中が凝るとイライラして怒りっぽくなり、さらに悪化すると鬱になりますが、鬱病の人は自分に合う薬がなかなか見つからず苦労するそうです。その点で鍼は、大抵の鬱病に効くので効果的です。ただし鬱と躁が交互に来る双極性障害には効果がないようです。双極性障害は鍼治療すると躁状態になるので一見効果がありそうですが、躁状態のあとにひどい鬱がやってくるので元の木阿弥です。鬱が続いていて躁のない患者さんなら効果があります。それだけでなく原因不明な疾患では、とりあえず夾脊穴に鍼してみれば効果の

あることが多いのです。肋間神経痛などは、痛みのある肋骨をたどって神経根部を捜し、その上下へ集中的に斉刺すると効果があります。ほかにも女性に多いのですが、胸が締め付けられて呼吸しにくいなどの症状にも、頸背部の夾脊刺鍼は効果があります。これは背部で、中指を棘突起に引っかけ、指を揃《そろ》えて背骨からの距離を取り、少し内向きの直刺にして夾脊穴へ刺鍼します。背兪穴へは兪穴の少し外側で、最長筋の外側縁に切皮し、水平と10度ぐらいで横刺して椎弓に当てます。鍼が止《と》まらなければ棘突起間から反対側の肺へ突き抜けていますので、すぐに引き戻して骨に当てます。しかし一般的には夾脊穴だけへ刺鍼すれば十分です。

④　それより外側の腸肋筋が痛ければどうするかという話ですが、肋間をたどった夾脊穴に刺鍼すれば痛みは止まります。それで痛みが止まらなければ、腸肋筋部分は胸郭で筋肉が薄く、毫鍼で横刺するのも危険なので円皮鍼を入れるしかありません。それでも患者が満足しなければ梅花鍼で出血するまで叩き、そのあと抜缶して血を抜きます。滞った血が表面から抜ければ動脈から新鮮な血が入り込み、酸素不足が解消されて筋肉が緩みますが、刺絡抜缶は体表の薄っぺらな筋肉でしか効果がありません。このように浅刺でも使い方によっちゃあ効果があります。菱形筋や前後鋸筋も薄っぺらで、危険な胸郭に付着しているため同様です。こうして脊柱の両側に刺鍼したあと、後頸部も同じように刺鍼します。後頸部の下部は胸椎上部と同じく、上肢や肩に神経を出しているので、肩や手の痛みに効果があります。一見して腱鞘炎のように思える陽渓や陽池の痛みですら、大椎周りの夾脊穴で治ることがあります。そして頸中部は顔面や喉、頸上部は頭痛や耳鳴、眩暈などに効果があります。これ

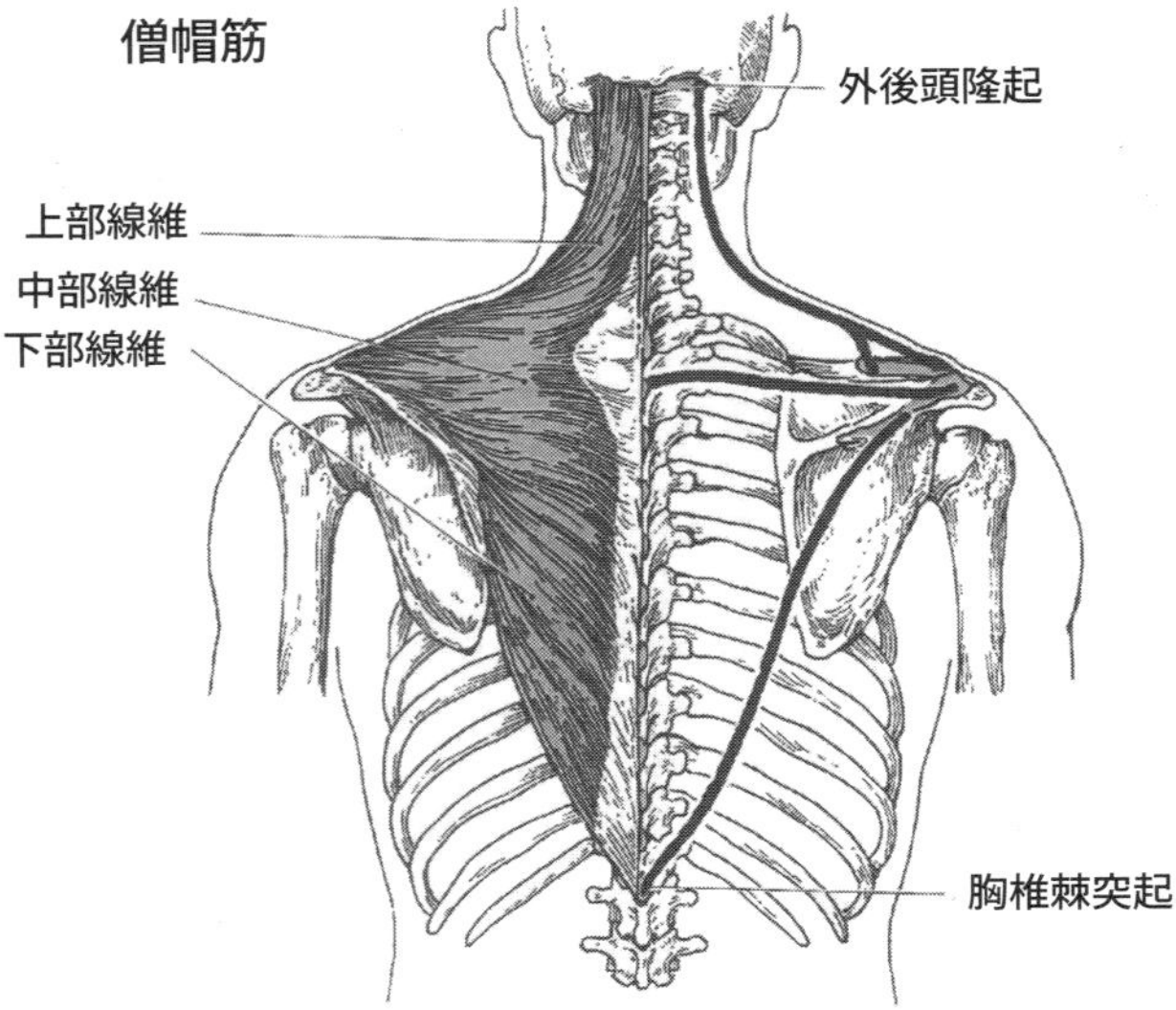

も夾脊穴の続きで刺鍼しますが、背兪穴の延長である頸の兪穴は、頸の横幅が足りないために取れないので中斜角筋へ排刺し、前斜角筋、後斜角筋、肩甲挙筋へと刺鍼します。それほど肩の痛みがひどくなければ、頸の背面だけに刺鍼します。

⑤　しかし背中や頸の夾脊穴にだけ刺鍼しても、なかなか肩甲間部の痛みが消えない人があります。それは肋間神経による痛みではないので、前斜角筋に刺鍼します。前斜角筋に刺鍼すると、前頸部に刺鍼しているにもかかわらず肩甲間部にズシーンと響く箇所があります。だいたい前斜角筋の中点ぐらいの場所です。そこへ刺鍼して肩甲間部に響けば、それは肩甲背神経が圧迫されて起きた痛みなので、どれほど背中へ鍼を打とうが解消されません。また僧帽筋が悪い場合は、肩井あたりを摘み、押手して前から後ろへと貫き通します。皮膚から鍼尖が出ては効果がないので、僧帽筋の中

で鍼尖を止《と》めます。肩井は昔から気胸を起こす経穴として有名ですから、前から後ろへ刺せても、せいぜい三本ぐらいずつです。僧帽筋は背部に薄く広がる筋肉で、最も表面に付着する筋肉だから、背部では梅花鍼で血が出るほど叩刺《こうし》し、滞った酸素不足の血を抜缶で吸い出せば、表面の毛細血管から新鮮な酸素を含んだ血が入り込んで緩みます。それでも心配なら皮内鍼か円皮鍼を圧痛点に貼っておきます。肩背痛の治療は基本刺法と同じですが、適応症を述べて終わります。

治療例ですが、やはり島根県で、お辞儀をできない、食事ができないという爺さんがやって来ました。身体を前に倒すと痛いので、食事ができないと言うのです。なんでも勲章を貰ったので東京に行かねばならない、そのときに食事会があるので下を向けないと困ると言うのです。頸背部の夾脊穴へ排刺し、三回ぐらいで完治しました。そのとき隣のベッドで治療受けていた人が「もしかすると今の声、安来市長さんじゃありませんか？」と尋ねるので、「いや、分かりません」と答えたのですが、その女性は終わるのを待っていました。そして「やっぱりそうだ。前の安来市長じゃありませんか？私は市役所の職員です」と言ったので、その人が元安来市長だと分かったのです。このときは、やはり勲章を貰いに行くが、坐骨神経痛で歩けないという元警察の人も隣のベッドでやっていることがありました。それは大腰筋と股関節で、六回ほどで完治しました。そのとき公務に就くと勲章が貰えることを初めて知りました。

8　頸椎症

ムチウチ症は頸椎症ですが、中国では鞭振るい症（揮鞭症《フィベンジョン》）と呼びます。なんだかドSのような呼び名です。これは椎骨動脈の折れ曲がりや頸椎増殖なども含んでいますが、鍼の適応疾患は筋肉性の痛みだけです。また歯の噛み合わせで起きることもあり、顎関節症や歯科による矯正で動けなくなる人も多いのです。ほかにもカイロプラティクの首ポキで起きた人もあります。

頸の疾患では、眼球後部の圧迫感や肩の痛み、手の痺れ、動悸、眩暈、頭痛、難聴、耳鳴、高血圧、冷え性などの自律神経症状、全身の倦怠感など多くの疾患が発生しますが、病院へ行っても原因がはっきりせず、精神科に回されたりします。自律神経失調症と診断されたところで、治療してくれません。そうした多くの不定愁訴が、頸背部に鍼治療することで解決します。そのため昔の中国医学では「横隔膜から上は陽で手、横隔膜から下が陰で足に繋がる」と言い、手足の経絡で主治を分けていました。これは現在も当てはまるので、横隔膜から下の症状は腰で治療でき、横隔膜から上の症状は頸背で治療できます。肩も動悸も横隔膜から上の症状なので、頸背部の神経調整で対処できます。

首は中央に骨があり、首の前面中央以外はすべて筋肉ですから、触ってみれば硬さが分かります。最近はスマホで下を向いて画面を見ることが多く、重い頭を支えるために頸を酷使するので頸椎症が爆発的に増えています。これは一般に五十肩と呼んでいるように、昔は五十代になって起きることが多かったのです。しかし現代では20代でも五十肩様の痛みを起こす人が多く、四十肩や三十肩だけでなく二十肩という名称も必要かと思えます。そのため交通事故によるムチウチ症と似た症状が巷《ちまた》に溢れ、あたかも成人病の様相を呈しています。本人も原因が分からず、前述した症状が起き、病院で「レントゲンに異常なし」とか「ストレートネック」と診断され、治療法がなくて困っている人も多いのです。ストレートネックと診断されたからには、すぐに治してもらえそうですが、何もしてくれません。そうした人は整体院や整骨院を渡り歩き、最後の望みとして鍼治療を考えますが、やはり三回以内で何らかの効果を上げないと、患者は効果なしと判断し、鍼は信用を失います。

　現代のパソコン環境では頭を下へ向けるので、頭を支えるために後頸部の筋肉が緊張しっぱなしになっています。そのため後頸部の血管が筋収縮により圧迫されて血が通わず、硬縮して凝ります。だから治療では後頸部の夾脊穴へ刺鍼して緩めることが中心になります。しかし正中には刺鍼しません。正中は深刺すると脊髄に入る恐れがあるからです。そこで脊柱両側にある夾脊の多裂筋へ最初に排刺します。これは触ってみて硬くなった筋肉を目掛けて排刺します。次に中斜角筋を触知して排刺し、さらに前斜角筋、後斜角筋、肩甲挙筋へと排刺します。背部にも不快感がある場合は、背中の夾脊穴へも刺鍼します。あまりに痛みがひどいときはムチウチ症で使うポリネックなどで支えますが、それを用いると首が動かなくなって仕事できないから使わない人がほとんどです。だから下を向く作業中では20分に一度頭を上げ、収縮した筋肉を緩めて血流を回復してもらうしか方法がありません。

水平断面図

前から前斜角筋、中斜角筋、
後斜角筋、肩甲挙筋、
中央は多裂筋（灰色部分）

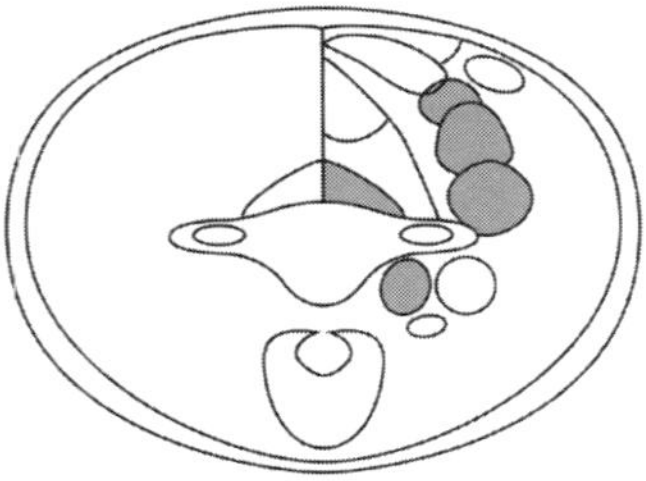

前

斜角筋

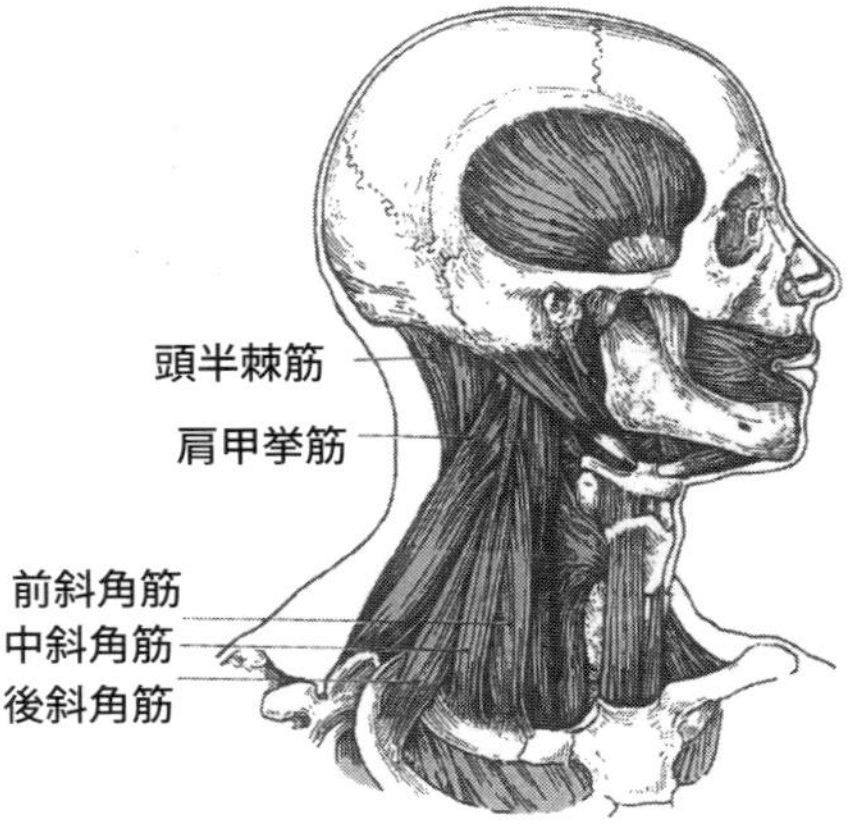

ストレートネックの場合は後頸部の筋肉を緩めたあと、木枕を首に当てて仰向けに寝て、腰が真っ直ぐになっているケース（亀背《きはい》）と同じく、直線だった脊柱にカーブを付けます。こうして筋肉を緩めて矯正することで頸の彎曲が戻ってきます。筋肉が固いままで木枕をしても一直線の頸が矯正されないどころか、痛くてたまりません。

頸椎症の治療を挙げましたが、なかには頸に鍼するだけでは効果のないケースもあります。そうしたケースに私も遭遇しました。その人は交通事故のムチウチ症で別の鍼灸院に通っており、最初は刺鍼して効果があったらしいのですが、途中から効果が感じられなくなって十カ月ぐらいになるそうです。私も最初は日本鍼の寸六三番で治療しましたが、症状に全く変化がないということで中国鍼の2インチ八番に変更しました。それでも全く変わらないというので、上半身を触ってみることにしました。すると左の三角筋が異常に張っていたので、それが原因かもしれないと三角筋に短刺したのです。三度目の正直、首の痛みが改善してゆき、二十回ぐらいで完治しました。患者は「そういえば事故にあったとき、左肩を助手席のドアに嫌というほどぶつけた」と思い出しました。もっと早く言え！

頸から出た神経は頸だけでなく、顎や頭、肩や腕にも行っていますが、末梢にある神経でも硬縮した筋肉に締め付けられれば痛みパルスを発し、神経は両側の伝導性があることから地部から天部へと刺激が逆流し、せっかく緩めた頸の筋肉も再び硬くなってしまうのです。そうしたことから三部取穴が開発され、原因である神経上流の天部だけでなく、下流である痛む局所へも地部取穴するようになったのでしょう。こうして上から下まで障害を取り除けば、残った痛みによる再度の悪化の広がりを避けることができます。前の鍼灸師は、ムチウチ症だから頸だけを治療し、上流だけ治療して下流を治療しなかったために、神経の末梢から痛み刺激が上ってきて、いくら首を治療しても完治しなくなっていたのです。だから神経根部だけでなく、その神経の末梢部にも注目し、そこも緩めないとダメなのです。それを標本同治と呼び、原因の神経根部だけでなく、同時に末梢の発痛部位へも刺鍼して緩めることが必要となるのです。このケースは三角筋でしたが、棘下筋や肩甲下筋によって手指が痺れることもあり、腱鞘炎かと思って肘から下ばかり治療していたけど治らず、頸や肩部を治療したら治ったり、逆に末梢で首が治ったりすることがあるのです。だから神経が出る根部だけでなく、末梢や途中経路である人部や地部も調べる必要があります。逆に末梢を刺激して上流に効かせることもあって、狭心症発作に内関を取るなどは、内関の神経が頸から出ていることを利用し、内関に強刺激することで頸を通っている迷走神経に干渉しようという試みです。昔は胃痛を心痛と呼んでいたので、心臓あたりは一括して心と呼んでいました。また委中に坐骨神経が通っていることを利用して、そこを強刺激して根部の大腰筋に効かせ、ギックリ腰を治療したりもしました。落枕を使って寝違いを治療するのも、手に頚からの神経が通っているからです。歯痛に合谷を使うのも、手から首に刺激を与え、頚の深部から出ている三叉神経に干渉して痛みを止めようとするものです。昔は消毒の観念もなく、人体に対する解剖知識もなく、暖房設備もなかったため、手足など手軽に露出できる部分を刺激して治療する方法が一般的だったのです。昔は建物の機密性が悪く、部屋が寒くて裸になれないことも体幹に刺鍼しない理由だったのでしょう。現代は部屋が暖かく、裸になっても支障がないため神経根部へ刺鍼しますが、手足などの末端からも痛みがぶり返してくることを考えねばなりません。

なお頚椎椎間板ヘルニアによる手の痺れは、頚部の鍼と牽引器を併用し、毎日1時間ほど牽引し続ければ三週間ぐらいでヘルニアが消えて治癒します。ハルビン医科大学の研究によると、頚の牽引は1日30分以内では効果がないという結論です。それは線維輪のヘルニアの突出した裂け目が、10分や15分の牽引でヘルニアを引っ込めても、そんな短時間では愈合しないので、最低30分はヘルニアを引っ込めた状態を保たなければならないからです。30分以上牽引すれば、ヘルニアの出た裂け目が愈合します。

9　頭痛

鍼灸で血管性頭痛は治療できませんが、それ以外の頭痛なら治療できます。頭痛の治療は、三叉神経痛や顔面麻痺、歯痛、口内炎、舌炎、鼻詰まり、喉の痛みなどとも共通しています。そうした痛みは上頸部への刺鍼で治まります。頭痛を考えてみますと、下向きの作業が長時間続いたあとに発生することが多いのですが、そのときに眼球後部の腫れぼったい痛みを伴うことがあります。血管性頭痛は頭全体が痛くて、痛む部位が特定できませんが、他の頭痛は眼の奥が痛かったりなど、痛む部位がはっきりしています。まず不思議なのは、俯《うつむ》き姿勢では後頸部の筋肉が緊張し、頸深部の筋肉が硬縮しているのに、どうして眼球後部が痛むのかという疑問です。これまで肩甲下筋の痛みを棘下筋の痛みと間違えたり、膝窩筋の痛みを膝表側の痛みと間違えたり、腸骨筋の痛みを中殿筋の痛みと間違えたりなど、薄い骨ひとつ隔てられていれば骨の裏側の痛みと勘違いすることを多く体験しました。

①　そうすると眼球後部の痛みは眼球後部でなく、小後頭直筋や大後頭直筋の痛みでないかと疑問が湧きます。そうだとすると上天柱がバセドウ病の眼球突出に効果があったり、風池に明目（目がはっきり見える）の作用があることも理解できます。逆に後頸部の大小後頭直筋が緊張すると腫れぼったい痛みが発生し、それを眼の深部の痛みと勘違いする。だから眼の奥が腫れぼったいときは大小後頭

直筋へ刺鍼して緩め、大後頭神経と小後頭神経の絞扼を消す。さらには外側の上下頭斜筋も緩めれば、大耳介神経の絞扼が消えて側頭部の片頭痛も治る。これが頭痛の天部取穴になります。実際に後頸部の天柱や風池に深刺すると、頭蓋底部の卵円孔付近に刺入できますが、卵円孔は眼球深部へと繋がる三叉神経の出口です。だから後頸部へ深刺すると眼底に腫れぼったさが広がる理由が、神経によっても説明できます。これまでの鍼灸書では天柱や風池から少し上向きに刺入していましたが、それでは大後頭孔から小脳へ鍼尖が入る危険がある。鍼尖が脳に入ると脳内血管を損傷して脳出血が起き、脳を圧迫して機能低下させ、呼吸が止まって死ぬ可能性もあります。これまで常識とされていた「風池は対側の眼に向けて入れろ」などは特に危険です。文革時代は中国で、風池の対側眼球へ向けての深刺がおこなわれ、かなり犠牲者が出たため、現在では「風池は鼻先に向けて刺入する」ように改められています。一般には風池や天柱などから刺入するため、上向きで入れないと大小後頭直筋に当たらないことから「対側の眼に向けて」なのでしょうが、もっと上にある頭蓋骨との境目、上項線から垂直に刺入すれば危険なく大小後頭直筋へ入ります。その部位では上へ向けると頭蓋骨に当たるため、ベッドと垂直でなければ刺入できません。だから絶対に脳へ入らない。深く刺入しても環椎に当たるだけです。鍼が脳に入って植物人間になる恐れもなく、小脳や間脳の脳卒中が起きる危険もない。だから頸上部の刺鍼では、絶対に上を向けてはいけません。ベッドに向けた直刺で頭蓋骨底の骨擦りをすべきです。頭に分布する神経は、大孔から出て少し下がり、再び頭皮に上がるので、大孔付近の筋肉を緩めれば、頭皮へ上がる神経の絞扼は緩められて頭痛が消える。これが天部の刺鍼です。しかし

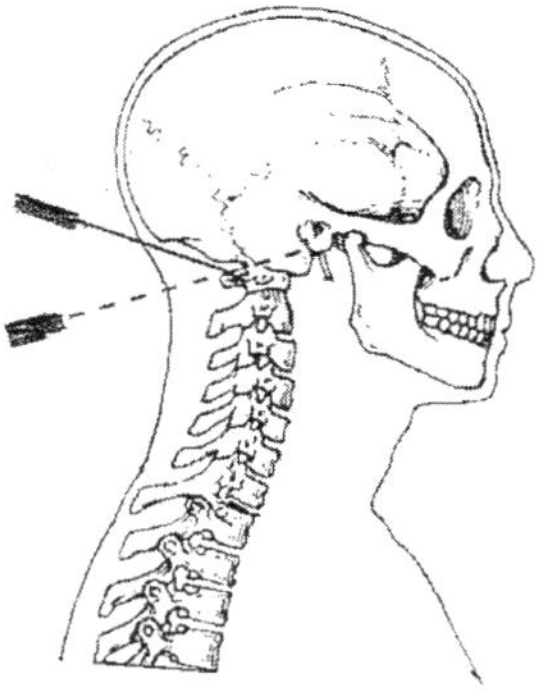

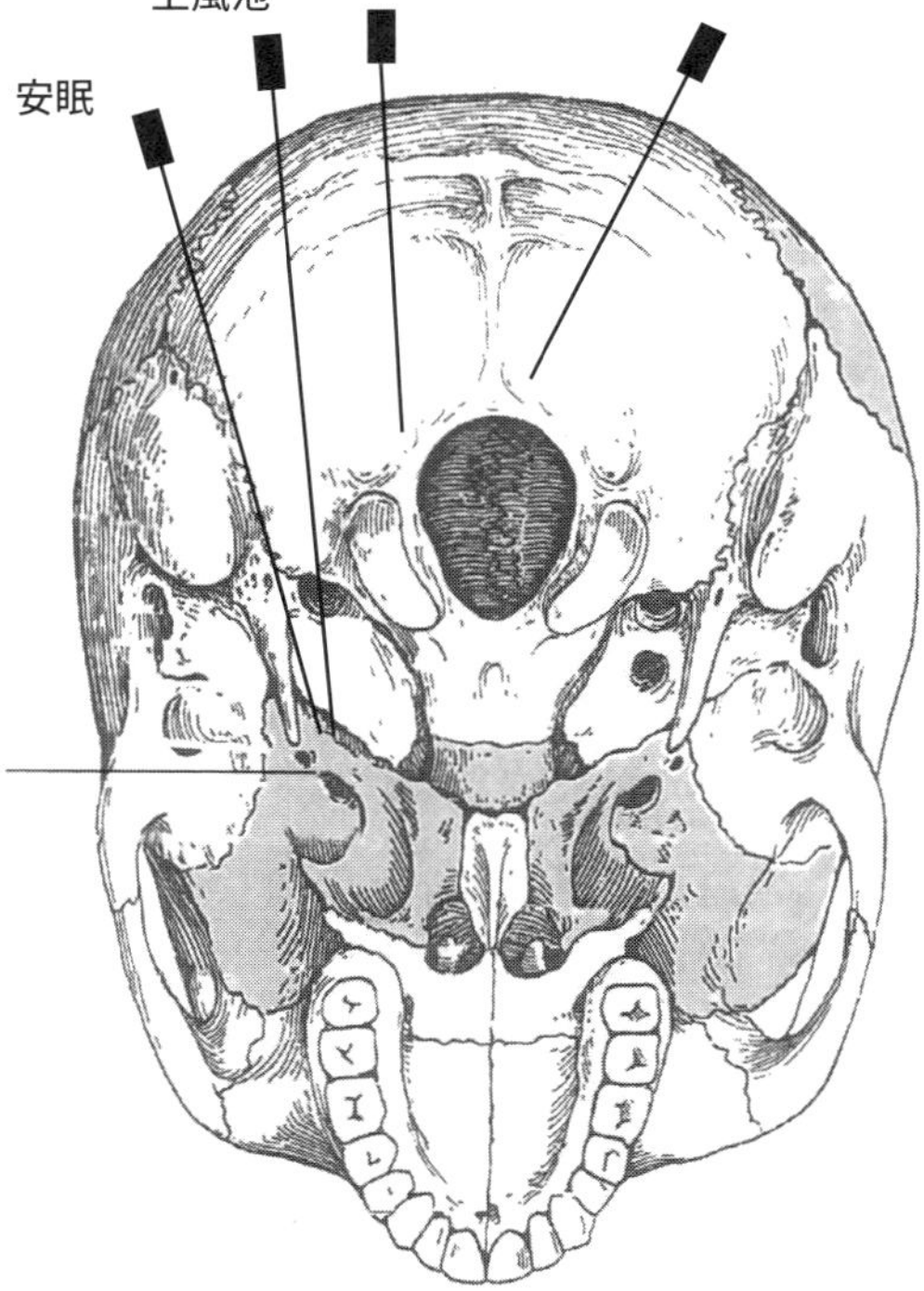

下から見た図

外から小後頭神経、大後頭神経

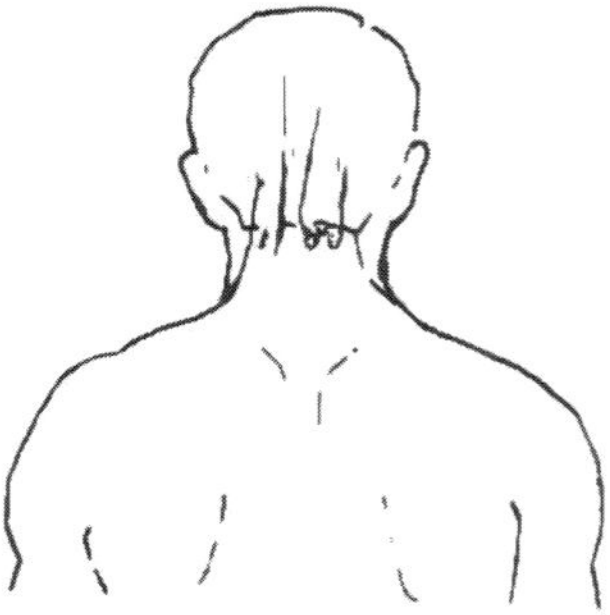

後ろから大後頭神経、小後頭神経、耳介側頭神経

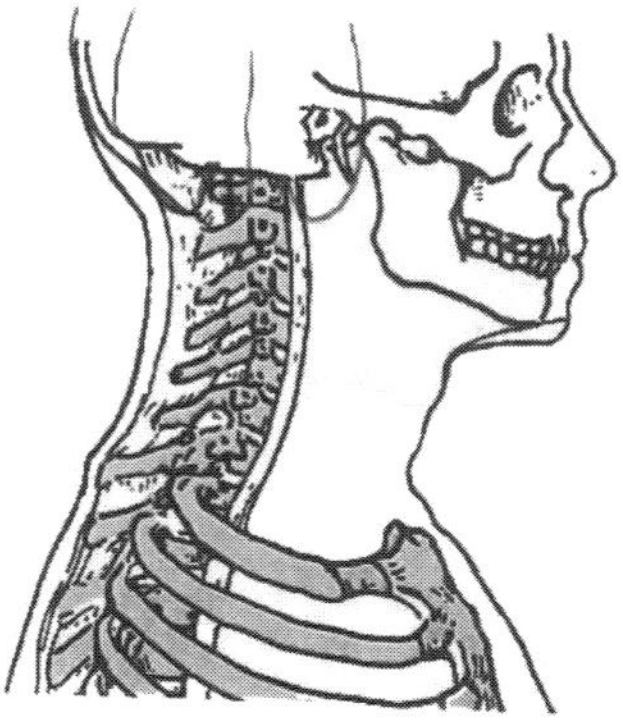

天柱・風池付近の刺鍼では、脳に鍼が入ることを怖れて鍼尖を極端に下へ向け、ベッドと垂直でなく四十五度に倒して体幹へ向ける人がいますが、それでは頭痛が治りません。治そうと思ったら刺鍼したときに頭痛が再現されなければなりません。だから頭痛の治療では、患者に普段の頭痛が再現されているかどうか尋ねることが重要になり、それが「気至有効」という意味なのです。その次には人部、つまり途中経路への刺鍼ですが、これは神経によって後面と側面に分けられます。頭には大きな筋肉として側頭筋があり、小さな筋肉として後頭筋と前頭筋があります。そうした小さな筋肉が神経を絞扼している可能性もあるので、そうした部分を圧迫してみて痛みが増すようならば刺鍼すべきです。

　ちなみに上項線と側頭部の鍼は、一番最後に抜鍼します。他の鍼が刺さっている状態で上項線や側頭部の鍼を抜くと、動脈があったりするので出血して

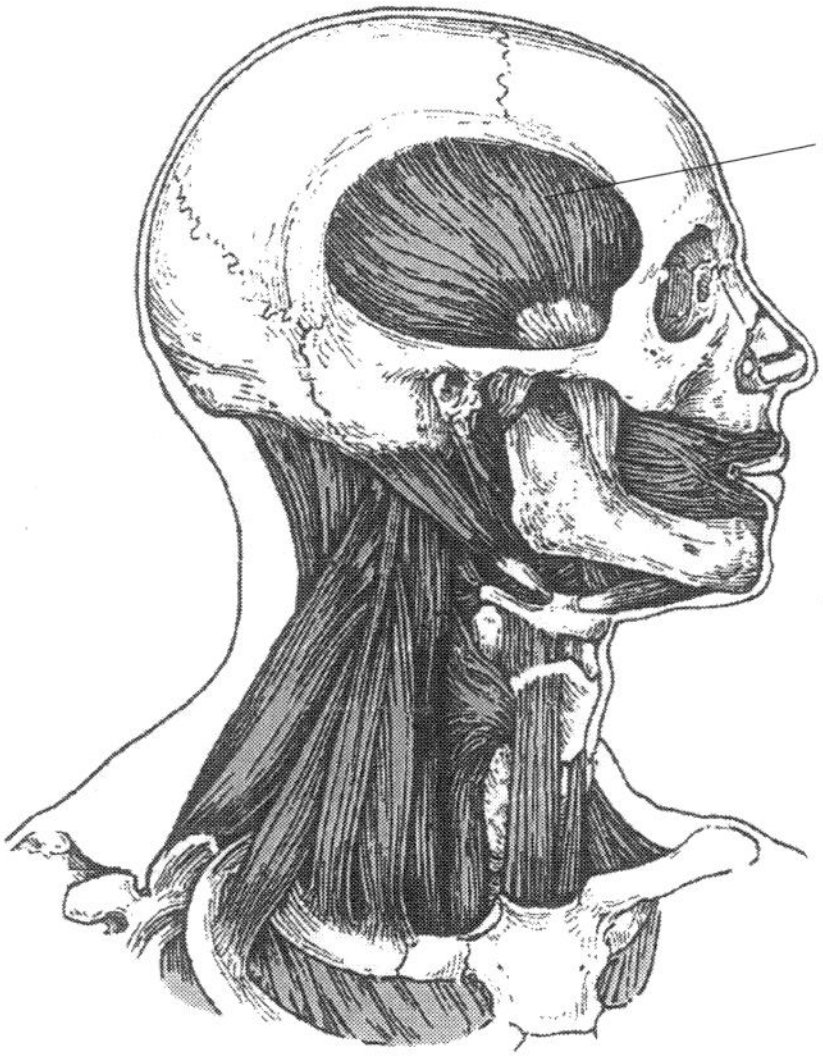

押さえねばならず、他の鍼が残っていると押さえたとき、その鍼が動いて痛いからです。

② 側頭筋は誰でも思いつく筋肉ですが、中国でも少陽頭痛などと呼んで太陽や率谷へ透刺しています。しかし率谷から太陽の透刺に拘《こだわ》る必要はありません。中国の切皮は離れた所から鍼を放つので、経穴へ正確に刺さりません。そんな不正確な刺入点でも効果があるということは、経穴へ正確に刺入しなくても側頭筋にさえ刺されば絞扼が緩み、神経が痛まなくなることを意味しています。そこで側頭筋の後端である耳の上部から二寸鍼を目尻の方向に一本、その2センチ上から一本、さらに2センチ上から一本と平行に三本刺入します。これは斬瑞《きんずい》が「三鍼療法」で述べているように、深い角度で刺入する骨擦りほどきつく、短刺するほど効果があります。本法も、骨近くの筋肉付着面を擦りながら透刺することで側頭筋が緩みます。Wで刺入する場合は、太陽から率谷へと刺入して後ろからの鍼と向かい合わせに対刺します。前からは短くしか刺さらないので寸六で十分です。ちなみに斬瑞は側頭部を上から耳に向けて三本ほど透刺していますが、耳介側頭神経や頬骨側頭神経を緩めています。三叉神経が側頭

部を通り、眼神経は三叉神経の一部なので、側頭筋を緩める太陽は眼球後部の治療穴とされています。

③　後頭筋は頭蓋骨の両側に付着する筋肉ですが非常に小さくて薄い。これも耳の少し後ろ側になりますが、外後頭隆起の両側から外側に向けて透刺します。ほとんど頭皮のようなものですが、それでも後頭痛には効果があり、太陽頭痛の治療穴として使われています。

④　前頭筋は額に付着する筋肉ですが、眼窩から出る神経を絞扼して陽明頭痛を引き起こします。そこで髪の生え際から下に平刺します。左右から横刺してもよい。以上が人部の刺鍼ですが、地部の標は局所治療になります。これは上睛明や球後へ3～4センチ直刺して眼窩上神経や滑車上神経を緩めますが、両神経は眼底から出ているので、これが圧迫されると痛みが逆流し、眼底が痛くなります。眼底の痛みで、後頸部や後頭筋を緩めても無効な場合、前頭筋も視野に入れます。

⑤　頭頂の厥陰頭痛では、百会と四神鍼（四神聡より一寸外側）に刺鍼します。百会は前から後ろ、または後ろから前に透刺、四神鍼は百会へ向けて透刺する。それだけでなく痛む局所に透刺しても構いません。これが地部の標治法です。頭頂部に筋肉はなく帽状腱膜となっていますが、頭皮の硬い人は、頭皮下の組織が硬くなって血液が通りにくくなり、神経を圧迫している可能性があります。だから問題のない人では頭に触ってみると柔らかいが、障害が起きている人は硬い。そこで頭皮鍼のように帽状腱膜へ横刺するのもありです。

⑥　側頭部や耳の痛みには、風池や安眠から乳様突起（完骨）の裏側を擦るように短刺します。それで治らねば側頭筋の短刺三本をプラスします。

⑦　難聴や耳鳴、眩暈には翳風へ寸六〜二寸の三番を直刺します。真っ直ぐに直刺すると弾力のある物に当たりますが、それに刺入して止《と》める。弾力のある物に当たらないまま骨まで直接当たる患者には、効果がありません。

⑧　口内炎や舌炎では天柱や風池に直刺し、口内炎などの痛みが消える部位に当たったら鍼を止《と》めて置鍼します。これも頚上部だけでなく、中部と下部など大椎付近まで刺鍼して首全体を緩めると再発を防げます。これには押すと口内炎や舌炎に響くところを取穴します。

一般的には後頚部と側頭筋への刺鍼で頭痛は消えるのですが、稀には頭皮へ刺鍼しないと治らないケースもあります。その例は九州からきた人で、発病前は顔面麻痺になって鍼灸院へ行っていたそうです。そこでは頭に電気を当てられるだけなので、自分でも機械を買い、頭に電極を当てていたそうです。すると激しい頭痛が始まって、いろいろな治療院へ行ったけど「自分で招いた種だ。治療できない」と断られたそうです。頭は坊主にしていました。一回目は普通どおりに後頚部へ刺鍼しましたが、次に来たとき「全く変化がない」と言います。「もしかすると側頭筋や後頭筋じゃなく、帽状腱膜が神経を圧迫しているんじゃないか？」と考え、頭皮に満遍なく刺鍼すると、徐々に頭痛が消えていきました。頭痛のため頭皮に刺鍼するなど初めてで、普通は上天柱や上風池で解決するのです。青年は、九州から東京は遠いので、どこか近くの治療院を紹介してくれということで帰りました。一カ月ほどで、だいたい痛みが消えたようです。

10　不眠症

不眠症も多い疾患で、大抵の場合は後頸部と背中の上部への刺鍼によって眠れるようになります。特に頸上部の安眠穴や完骨、そして頭の百会などは不眠のツボとして知られています。しかし稀に天柱や風池、安眠、完骨など後頸部と背面の基本刺鍼だけでは眠れない患者さんもいます。そうしたときには四神鍼を加えれば眠れることが多い。一般には背中や頸が凝っていて精神不安になり、自律神経がおかしくなって眠れなくなっていることが多いのですが、それを改善してもダメならば頭皮に直接刺鍼して脳内の血流を改善すべきです。また不眠は、鍼で眠れるようになったら、できるだけ生活習慣を調えて、眠れるようになったリズムを崩さないようにすることが大切です。そうしなければ鍼をした日だけは眠れるが、三日で眠れなくなってしまいます。簡単ですがムチウチ症や頭痛などの内容と同じなので終了します。本法は頸背部の基本刺鍼に百会、そして百会の左右4センチと後ろ4センチを加えるだけですから。この四神鍼は、百会を前に向けて斜刺、左右は百会に向けて斜刺、後ろは百会に向けて斜刺と、四本の鍼で五穴を透刺しています。左右と後ろから百会まで透刺しているのですが、本当の四神鍼は百会の前からも百会へ向けて刺入します。これは私のオリジナル四神鍼ですが、透刺しているツボは斬三鍼の四神鍼と同じです。こうして広い範囲へ刺鍼することで、四神聡より効果を高めています。四神鍼についての詳しい記載は、靳瑞の靳三鍼を参照してください。

これも仙川時代に紹介された30代の独身女性を例に挙げます。眠ることができないと言います。自律神経の緊張だろうと考え、自律神経節のある頸背部へ基本どおりに排刺しました。これによって自律神経背枝が緩められ、自律神経節に後枝からのインパルスが入らなくなって興奮が鎮まるだろうと考えました。北京堂のルーチン治療です。ところがこの女性は、全く症状が変化しないと言うのです。二回ほど治療して肩凝りは消えましたが眠れず、三度目の正直となって後がなくなりました。そこで完骨だけでなく、百会も不眠のツボであることから四神鍼を使ったのです。四神鍼とは靳三鍼の一種で、四神聡のようなものです。彼は解剖的な見地から、四神聡は子供には当てはまるが、大人なら距離を長くしなければならないとし、幅広く取ったものを四神鍼と呼びました。私も「百会から一寸離れても効果が悪かろう。四神鍼は一・五寸だが、それよりも離れた所から取穴して百会まで通せば、四神鍼も四神聡も含んでいるので、より効果が高いだろう」と考えて、百会の前後左右から三横指を取穴しています。まず2インチ寸六鍼を百会へ前向きに刺し、次に三横指後ろから百会へ向けて刺し、次に三横指右から百会へ向けて刺し、最後に三横指左から百会へ向けて刺すのです。これにより四鍼で五穴を刺していますから、そのまま40分置鍼します。四回目の治療に来たとき初めて眠れたと言ってくれました。こうして治療を続けたのですが、やはり頸と背中だけに刺鍼したときは眠れず、四神鍼を加えたときだけ眠れるのです。だから怖くて四神鍼を省けなくなりました。そのうち頸背部が緩んだのか、完治して来なくなりました。

11 顎関節症

頸や肩の凝りと関連しますが、顎関節症があると様々な影響を及ぼし、頭痛や眩暈、耳鳴などが発生して、鍼治療しても効果が芳《かんば》しくありません。歯の噛み合わせを歯医者で治され、それ以降身体が痛くなり、生活できなくなって鍼治療に来ている患者さんもいます。上半身だけでなく股関節も悪くなって動けない状態でしたが、幸いにして股関節は治りました。しかし顎関節と肩は咬合《こうごう》との関係が深く、いまだに違う歯医者へ通っている状態ですが、頸と三角筋、棘下筋への刺鍼、それに内側翼突筋への刺鍼によって症状が徐々に改善されてきました。どうやら咬合は急に直すと全身に影響が来るらしいので、徐々に直さねばなりません。一般に顎関節症は三回程度の治療、重症でも十回以内で完治するのですが、この患者さんは歯医者で歯を削られたために咬合が悪くなったので、それが矯正されなければ完治はしないでしょう。顎には三叉神経が通っていますが、それは頭蓋骨から出て頸の深部を通っており、耳や肩、腕や頭などに影響を及ぼします。股関節の痛みは顎関節症で説明できませんが、全身のバランスが狂ったのでしょうか？

これも頸部刺鍼して、頸部や背部の筋肉をある程度緩めるとともに、顎の治療を併用したほうが効果はあります。やはり古代のように横隔膜から上の治療、そして横隔膜から下の治療は分けたほうが理にかなっています。

① 腹臥位での内側翼突筋への刺鍼は、後頸部刺鍼を併用するケースで行います。これは頬車から下顎骨内壁に沿わせて前方へ刺入します。少し首に近い場所から寸六か二寸を刺入します。ついでに咬筋も寸三ぐらいで横刺しておきます。これは牽正ぐらいに向け、後ろから前に何本か斜刺します。狭い場所なので三本ぐらいしか刺さりません。また翳風からも下顎支へ向けて寸六で刺入します。外側翼突筋は頬骨弓の下、聴宮や下関あたりに2センチぐらい直刺しますが、うつ伏せでは本数が打てませんから、三本しか刺入できません。側頭筋へは耳上から太陽へ向け、平行に三本ほど斜刺で短刺します。だから角孫、卒谷、懸顱あたりから眼に向けて透刺しますが、斬瑞は骨擦りするほど効果は良いがきつくなると言っています。

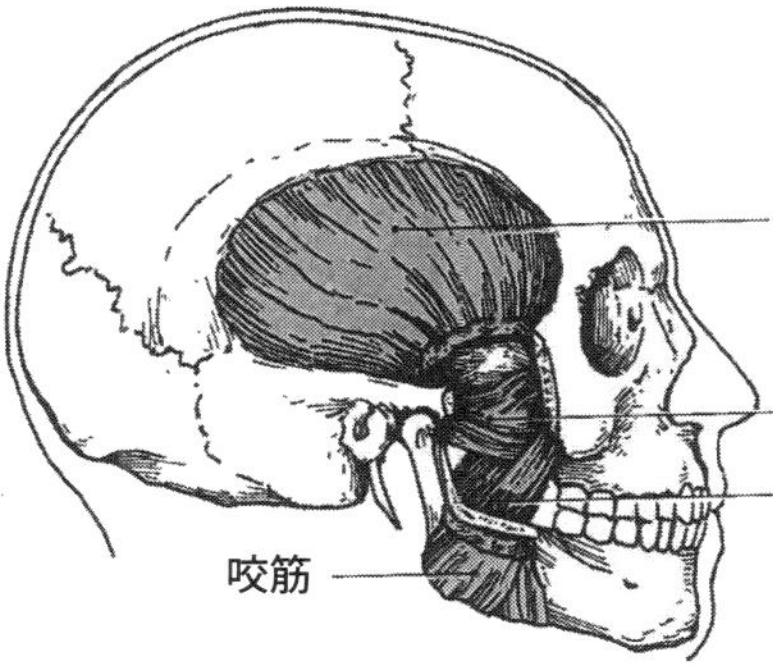

② 仰臥位では、口にハンカチを銜《くわ》えさせます。ハンカチを銜えられないほど口が開かなければ、口を閉じたまま刺鍼します。しかし治療しているうちに外側翼突筋が緩み、ハンカチを銜えられるほど口が開くようになります。やはり口を開いたほうが翼突筋に多く刺さるので、できるだけ開かせたほうがいいのです。この方法を『鍼灸資生経』は

翼突筋にはできるだけ口を開ける

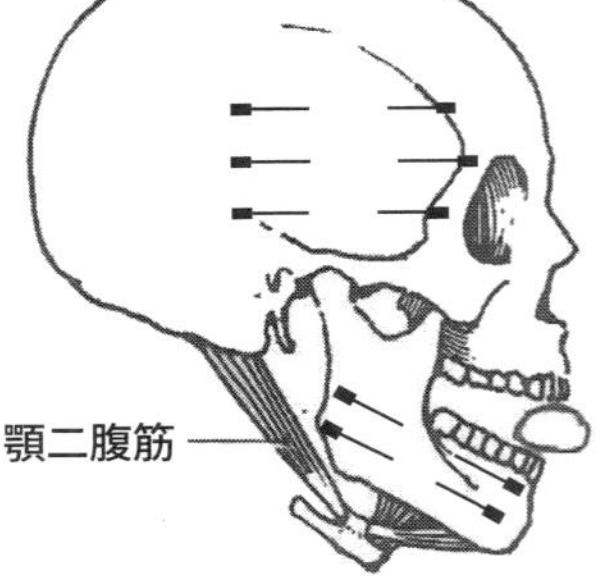

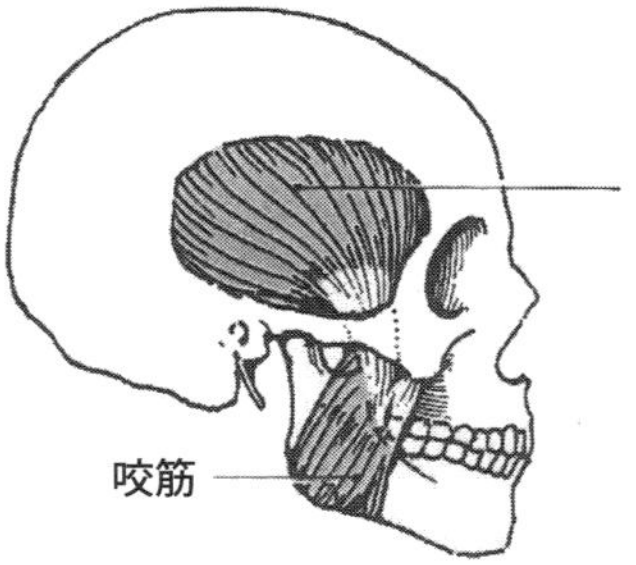

「コインを数枚噛ませる」と書いています。刺鍼方法ですが、まず耳珠前の下顎支付着部で、聴宮あたりに相当する部分へ寸三を直刺します。そして頬骨弓の下縁に沿わせて三本直刺します。そして下関あたりに直刺し、その周囲に揚刺します。寸三ぐらいが丁度よく、寸六だと深すぎて口腔内に鍼尖が突き出し、銜えていたハンカチに血が付くので患者が怖がります。だいたい1～2センチほど刺入して置鍼します。なお格闘技などで顎を蹴られ、下顎支の靭帯が切れて顎が外れるようになった人の顎関節が鳴る症状には効果がありません。効果があるのは外傷なしで、口が開かなくなったり、開くとき音がしたり、顎関節症によって肩凝りや耳鳴、眩暈が起きている人です。顎関節症の治療では、以上に挙げた内側翼突筋、咬筋、側頭筋、外側翼突筋のいずれが悪いのか触診して判断し、その筋肉へ刺鍼します。仰臥位では咬筋へ後ろから前、そして前から後ろへ向けて何本か斜刺し、側頭筋へも後ろから前、そして前から後ろへ対刺します。

余談ですが、頬車は下顎骨が下顎支の前で円く抉《えぐ》れており、ちょうど車軸を差し込む穴のように見えることから頬車と呼ばれています。『内経』では牙車と呼んでいますが、やはり車軸が由来です。

私が最初に顎関節症を治療したのは島根県です。当時は北京堂が地元で有名になり、卵巣のチョコレート膿腫とか、わけの分からん病人までやってきた時代です。顎関節には『資生経』などで「下関に刺鍼。コインを五枚噛ませて刺す」とあった気がします。それは翼突筋に刺しているだろうということで、口の開かぬ疾患に翳風、頬車、下関、聴宮あたりが使用されているようでした。下関や聴宮には寸三を使いますが、中国では離れた所から鍼を飛ばすので目標を1～2センチ外すことはザラ。だから正確にツボの位置を特定していなくても治癒しているわけです。そこで患者にハンカチを銜えさせて下関や聴宮の周囲へ2センチごとに叢刺する。さらに牽正周囲に四本刺鍼して咬筋を緩め、翳風や頬車から下顎骨内面に沿って2寸鍼を刺入する。古典をパクッた北京堂の治療法で、島根県にいた頃だいたい三回ぐらいで完治させていました。十回ぐらいかかる顎関節症に出遭ったのは、東京に出てからです。

12　喉の痛み

風邪を引いて喉が痛むときは、昔から鍼が効くとされています。中国では肺経の井穴である少商、その表裏経の井穴である商陽から瀉血したり、少商、中商、老商の三商穴への刺鍼などで治療しています。それで即座に100パーセント痛みが消えればいいのですが、時には効果がなかったりします。しかし北京堂の扁桃腺治療は、抜鍼と同時に100パーセント痛みが消えます。というよりは捻挫と同じく刺鍼中に痛みが消えるのですが…。それにはやはり後頸部の基本刺鍼を使います。昔から風邪は首から入ると言われています。風はスピードが速く、軽く舞い上がる陽邪だから、上部の首から入るとされているのです。それに対して湿のような陰邪は、重たくしてネバネバと動きにくくするため下にあり、足から侵入すると考えられています。だから頸上部には風府や風池、翳風など風が付いた経穴名が多く、上背部にも風門などがあります。「風邪は風門から入って風府に集まる」などと言いますが、実際には風池から入って風門から肺に入る感じです。風邪は湿や寒、熱、燥などの邪と共同して身体に侵入すると言われ、『霊枢』五色篇にも百病の始と記載されています。病は風邪のような症状から始まって、それぞれ特徴的な病態が出現することを表しているのでしょう。

風邪がどうして起こるかを考えてみますと、『霊枢』百病始生篇によれば、邪が最初は皮毛から入って絡に留まり、さらに経へと侵入して、最後に臓腑へ行くと書かれています。それだけ見ると一面的ですが、別のページには「邪が口鼻から侵入する」とも書かれています。皮膚から入るのは、主に湿邪など下半身から入る邪でしょう。口から入るのは寒邪で、冷たい物を食べると胃に直中《じきちゅう》すると言いますが、これは腐敗した物を加熱せず食べたために起きた下痢でしょう。そして鼻から入るのは陽邪である風邪、主に風熱や風燥と呼ばれるもので、これは嬌臓《きょうぞう》と呼ばれる肺系統が障害されます。風熱や風燥は扁桃腺が痛くなって喉が腫れたり、喉が乾燥してイガイガすることが特長です。これを現代風に説明すれば、鼻や口から風邪の菌が入ってきます。普段なら喉が潤っているのですが、空気が乾燥して気管がカラカラに乾いています。すると水分がないため気管粘膜に生えている繊毛が動けず、風邪の菌が粘膜の同じ場所に留まって、根を生やして着床してしまいます。そうすると粘膜が炎症を起こし、喉のリンパ腺が腫れて痛み出します。それが肺のほうへと進むと肺から激しい咳が出るようになります。中医で言うように水分がないため、水がなくて船が進まない状態になるのです。漢方薬ならビワの葉とかを蜂蜜で煮込んだ液で喉を潤したりするでしょうね。

　この喉のイガイガや扁桃腺の痛みにも後頸部への刺鍼は有効です。後頸部から上背部へと刺鍼すると、自律神経が変わるのか喉に潤いが現れ、繊毛が菌を鼻へと押し上げるので根が張れません。風池付近から基本どおり刺鍼すると、腫れたリンパ腺からなぜか辛《から》い液がどんどん排出され、40分の置鍼が終わる頃にはリンパ腺の腫れや喉の痛みがすっかり消えているのです。もちろん風邪を引くこともありません。この技術のため、私は田舎から出てくるとき非常に苦労しました。患者さんたちが「あんたがおらんようになると、風邪を引いて困るわ。今まで喉が痛いとき、鍼してもらうと即座に痛みが止まり、それから風邪を引かなくなる。ここに来るまでは毎年風邪を引いていたのに、ここに来るようになってからは何年も風邪を引いたことがない」と引き止められて困ったものです。しかし元嫁が、うちの両親が邪魔だと言い、私を東京に連れて行くことを決めました。

この喉痛治療は、喉の痛いうちは効果があるのですが、喉が痛くなくなって肺から激しい咳が出るようになると、やっても効果がなくなります。

この治療法を考え付いたのは１９９０年ぐらいです。それまでは合谷や曲池、三商穴などを自分に試していました。この発見は私が中国から帰国し、中国人と結婚していたときのこと、疲れのためか喉が痛くなり、病院に行きました。喉が白くなっていると言われ、抗生剤を出されて飲んだところ、舌に突然五百円玉ぐらいの黄色な潰瘍ができ、42℃に発熱して動けなくなったのです。苦しんでいると以前にギックリ腰を治療した医者がやってきて、熱冷ましを出して「過労だから、これを飲んですぐに寝ろ」と言う。飲むと熱が下がり、楽になったので寝ようと思うのだが、30分ぐらいで効果が切れて再び苦しくなる。だからまた飲む。そうしたことを三回繰り返し、このまま薬を飲み続けていれば副作用で死んでしまうと思った。しかし舌が痛くて食事もできない。すると完骨付近に違和感があることに気づき、そこを押さえると舌の潰瘍に響くような気がする。たぶん安眠穴付近だと思うが、そこに自分で鍼をすると舌の潰瘍に響く。鍼をすると痛みが和らぎ、舌は痛いのだが麻酔がかかっているようで、どこか遠くで痛みを感じる。それで食事をしてみると、醤油とかが潰瘍に染《し》みて痛いのだが、どこか遠くで痛みを感じていて食べられる。しかし痛みが止まるのは、やはり鍼して30分程度だった。それが終わるとジリジリ痛み出す。痛いので30分ごとに刺鍼し、痛む舌に響かせていたら、刺鍼と同時に熱も五分ずつ下がってゆき、夜には体温が下がって眠れるようになった。朝になったら舌炎の痛みも消え、熱も37℃ぐらいまで下がっていた。翌朝、親が病院へ連れて行ったが、何時間も待たされて逆に悪化した。特に処置もなく、帰らされた。これに味を占めて口内炎だけでなく、扁桃腺が腫れて喉が痛くなれば刺鍼するようになった。すると置鍼中に腫れた扁桃腺から辛《から》い液が分泌され、抜鍼する頃には喉の痛みが治まっている。そして風邪を引かない。これによって口内炎と風邪が起きなくなった。あとで中国の文献を調べたが、扁桃腺が腫れたときに鍼してもリンパ節内の細菌数は減っていないらしい。なぜ症状が治まるのか分かっていない。しかし患者さんが風邪を引いて喉の痛むときは好評で、一発で治るらしい。また中国の文献では頸椎症の鍼治療でも、刺鍼しても頸椎の骨増殖には変化がなく、症状だけが軽減するという結論なので、筋肉による血流や自律神経の改善によって好転するんじゃないかと思います。

13 五十肩

五十肩は中国語でも五十肩です。また肩関節周囲炎に相当する肩周炎という呼び方もあります。どうやら中国語のほうが短縮するようです。五十肩も頸椎症と同じで、頸の治療が主となります。一般の五十肩の鍼治療は、肩三針《かたさんしん》など肩周りに局所治療することが多いのです。しかし患部へ刺鍼しても、そのときは痛みが消えたように感じますが、夜になると疼《うず》くような痛みが始まり、翌朝になると元の木阿弥だと患者さんは訴えます。遠隔治療の条山（条口から承山への透刺）や陽陵泉、脛の中平穴などを使っても、そのときは痛みが楽になった感じにはなるけれど、家に帰ると痛みが戻ると訴えます。だから鍼は効かないと患者さんに思われてしまう。患者さんに「鍼は効果がある」と思わせるには、一回の治療で夜間痛をゼロにする。あるいはゼロにできないまでも半減させれば信用されます。そのためには肩周りだけ治療してもダメです。しかし患者さんは「肩が痛いのだから、肩に鍼してくれ」と要求してきます。そこで鍼灸師は肩に鍼をし、夜間痛が再発して信用を失い、ひいては鍼そのものに対する信用も失われるのです。そうならないためには肩や腕に神経を出している頸椎四～七、そして胸椎一～二など天部の刺鍼が必須です。局所治療だけやるから一晩で効果がなくなってしまうのです。しかし患者さんは、きっとこう言ってくるはず。「痛いのは肩であり、首ではない。だから肩をやれ」と。そこで患者さんとの交渉が必要です。坐骨神経痛や腰痛のときも、やはり「痛いのは腰ではなく足だ」とか「痛いのは腰で、お尻や背中ではない」と言ってきます。そこで私は「交渉しなさい」と指導しています。「あなたの言う通り足はやりましょう。その代わり私の打ちたい腰を打たせてもらいます」とか、「腰も打ちますけど、お尻もやらせてください」と交渉するのです。五十肩も「肩にも鍼しますけど、首や背中にも刺させてください」とお願いするのです。こうした申し出を断る患者さんは、まずいません。「私の言うことを聞いてくれるんだったら、あなたの言うことも受け入れましょう」という人が多いのです。なかには自己主張しかしない人もありますが、「あなたの言う通りにやりますが、たぶん治らないですよ」と言えば、たいがい次回から交渉に応じてもらえます。治療も強制的にやってはダメで、鍼がきついと言われたら「あと少しですから頑張って」などと言わず、「じゃあこれくらいにしときましょう」と引き下がります。でないと「この人は交渉できない人だ」と思われて治療を続けられなくなってしまいます。私も若い頃は、患者に我慢させて無理やり鍼をしていました。それで治ったから「下手な病院へ行くよりは効く」とは言われました。しかし来なくなる人も出て、メチャクチャ痛いという評判も立ちました。昔は「治療が我慢できないのは患者のせいで、私の責任ではない。治らなかったら私の責任かもしれないが、治療を止《や》めたのは患者だ」と考えていました。しかし後年になると「治るはずの患者に無理やり鍼をして途中で治療を放棄させれば、治るはずのものを治らなくしていることだ。来なくなれば、あとで患者が治してくれる鍼灸院を見つけられるとは限らない。それでは患者の治る機会を奪うことになる。それも私の責任だ」と思うようになりました。それで本来なら八回で治る五十肩でも、回数がかかるものの患者が我慢できる範囲で治療してゆく方針に変更しました。それによって従来は八回ぐらいで治癒させていた五十肩や坐骨神経痛を十回以上、二十回以内で治すようになり、大腿骨頭などは一年かけて治癒させるようになりました。交渉する余地を与えることで、それまでは中途で来なくなって完治しなかった患者さんも、長い間かかって完治して社会復帰したり、日常生活が送れるようになりました。以前は中途で止《や》めてしまった人が治癒するので、以前より治癒率が上がったことになります。だから是が非でも早く治してしまおうという態度は良くないのです。それを私は「痛みのリボルビング払い」と言っています。普通に金を借りると最初は利子が多いので辛《つら》く、元金が減ってゆくに従って利子が減って楽になりますが、リボルビング払いは毎回一定の利子を最後まで払い続け、月々定額を返していきます。だから借金しやすいのです。鍼治療も同じで、最初に治療で必要な部位すべてに刺鍼してしまうと、それは患者にとって猛烈に大変です。そして二回目の治療は痛みが減るので、「先生！　前回と同じように刺しているのですか？」と聞かれます。もちろん「前回と同じように刺してます」と答えても、「なんだか今回は効いてないみたい」と返ってきます。だから最初から痛みのリボルビング払いをするのです。鍼治療は最初が一番痛くて、普段の痛みが軽減するたびに置鍼中の痛みも減っていきます。だから借金と同じく、最初は利子と元金を払うので大変ですが、あとは元金が減って利子も少なくなるので返済金が減ります。これをリボルビング払いにすると返済総額は増えますが、長期に渡って返済するため楽なのです。鍼も最初は少なめに刺鍼し、きつい所をいくらか残しておきます。次回は同じ部位へ刺鍼するのですが、そこは前回刺鍼したのでちょっと治っているから痛みが少ないのです。だから初回に較べて苦痛が少ないから、新たに刺鍼部位を増やします。ところが増やした部位は治療されてないのできついのです。こうして新しい刺鍼部位を徐々に増やしていけば、毎回同じレベルの痛さで治療できます。これを私は「痛みのリボルビング払い」と呼んでいます。どうしても初心者のうちは一回で完治させようとして多く打ちすぎ、「確かに治るけど、メチャクチャ痛くて心が折れるわ」と思わせてしまいます。この「リボルビング」は一定の苦痛で治療して、初回に大きな負担を強《し》いらないため、患者が通いやすく、完治しやすいのです。これを私はアコムのコマーシャルから思いつきました。さて本題となる五十肩の治療は、主に腹臥位でおこないます。できるだけ万歳《ばんざい》姿勢が安全なのですが、五十肩患者は腋を広げられない人が多く、ベッドの下に腕を垂らしたり、気を付け姿勢で刺鍼することすらあります。

①　腹臥位では、肩が挙がらないとき棘上筋に刺鍼します。Ⅰ肩井ぐらいから三寸十番で肩峰へ向けて15度ぐらいで刺入すると、上腕骨頭に鍼尖が当たり、ズキーンとした痛みが起こります。この鍼を中心に、同じように両側から刺して上腕骨頭へ向けて扇状に斉刺します。それが一般的な北京堂の刺鍼法ですが、ケースによってはⅡ巨骨ぐらいから肩峰に向け、寸六ぐらいの短い鍼を急角度で上腕骨頭へ向けて刺入することもあります。Ⅲまた棘上窩にある棘上筋から肩甲棘上縁の根部へ向けて、後ろから斜め前に刺入することもあります。さらには小針刀の技法ですが、Ⅳ肩峰の側から上腕骨頭の上を、棘上筋目掛けて刺入する方法もあります。これは長い鍼を使うと肺に当たる虞《おそれ》があるので、寸

棘上筋刺鍼

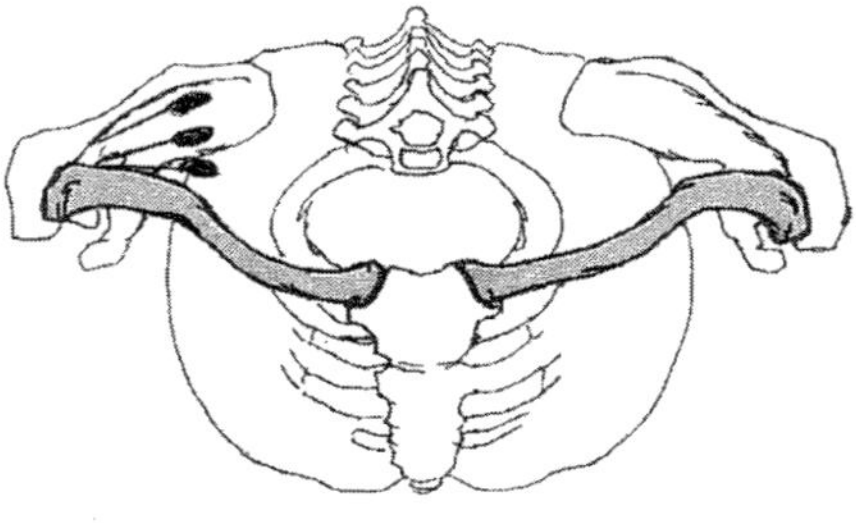

上から

六ぐらいの短い鍼で上腕部の腱板（棘上筋付着部）を狙いますが、これは北京堂では滅多にやりません。最初の肩井付近からの刺入は棘上筋付着部を狙うもので、あとの二つは棘上筋の筋腹を狙うものです。こうして棘上筋へ刺鍼したあと背中と頸の夾脊に刺鍼するのですが、棘上筋へ先に刺鍼する理由は、頸の横に刺鍼したあとで棘上筋へ刺鍼すると、棘上筋の鍼は三寸なので刺入するとき頸の鍼柄に手が当たって痛いからです。だから棘状筋は先に、少なくとも背中を打ち終わったところで、頸へ刺鍼する前に入れてしまいます。この部位は棘上筋へも刺入しますが、肩井の前方から後ろ向きに入れる鍼は肩甲下筋に当たり、肩井の後方から前向きに入れる鍼は三角筋に当たったりします。これは一直線に刺入しないと鍼尖が肺へ曲がって危ないですから、三寸の鍼では十番ぐらいの直進性の良い鍼を使います。寸六ならば曲がっても肺まで届かないため三番でも良さそうですが、それでは肩鎖関節の下を潜《もぐ》って上腕骨頭まで達しません。三寸と寸六では、腱板に当たるかどうかで効果に雲泥の開きが出ます。これは上腕骨頭へ向けて刺入しますので棘上筋刺鍼とは呼んでいますが、実際には棘上筋を透刺して棘上筋や三角筋の付着する腱板部分に刺入しているのです。しかし棘上筋を貫いているので棘上筋刺鍼と呼ぶことにします。北京堂の棘上筋刺

腕が上がらない場合

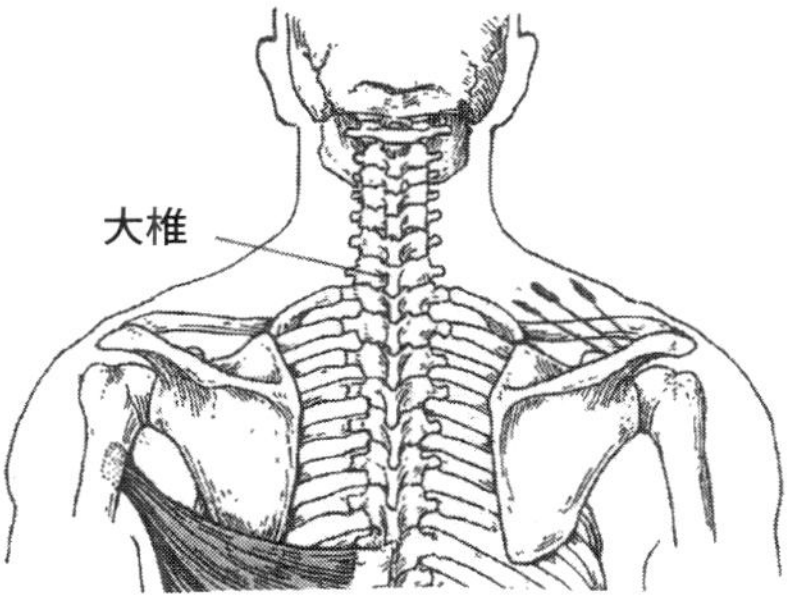

腕が上がる場合の棘上筋刺鍼

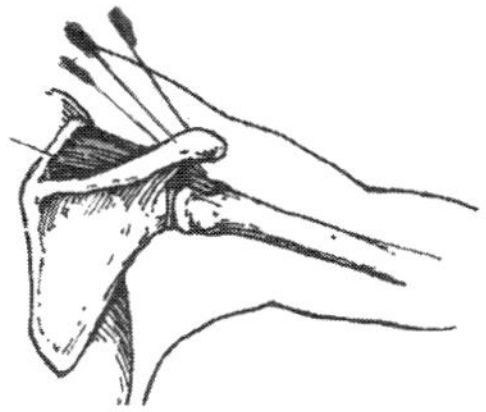

後ろから

鍼は特殊でしたが、一般の棘上筋刺鍼も使います。Ⅲ一般的には棘上筋から棘上窩に向けて寸六を刺入し、肩甲棘根部に刺入します。Ⅱまた寸六を巨骨ぐらいから斜め外へ向け、上腕骨頭へ刺入します。それらも五十肩や肩凝りで、三寸の鍼では効果がないときに使います。いずれも五十肩では太い鍼を使います。

② 次に大椎周りの治喘や喘息という新穴に刺鍼します。大椎のあたりは棘突起間から2センチぐらい外方へ刺入します。五十肩では大椎周りが特に硬いので、八番以上の鍼でないと刺入できなかったり、刺入できても効果がなかったりするので太い鍼を使います。太い鍼では痛いと思われるでしょうが、太い鍼も細い鍼も鍼尖は同じなので、一発で切皮すれば問題ありません。一瞬のうちに切皮して入れてしまうのです。これを三回に分けて切皮すると、同じ痛みを三度与えてしまいます。切皮したら1秒間に5ミリぐらいのゆっくりとした速度で刺入します。これを力強く刺入したら患者にドーンと衝撃がきま

すから嫌がられます。また五十肩では筋肉が固くなっているので、速く刺入すれば鍼が曲がります。痛がる患者には特にゆっくりと刺入します。すると奥に硬いものが当たりますが、それを通過すると骨に当たりますので、骨に当たったら止《と》めます。同じように胸椎一と二へも棘突起間の外側から直刺し、それから下は縦列を等間隔で刺鍼します。一般に胸椎七まで刺入すれば終了です。胸椎七は至陽があり、外に膈兪があります。膈兪は横隔膜の位置を示し、そこから上が心肺のある陽部だから至陽なのです。横隔膜によって上下の陰陽が分けられるので、八番目には兪穴がないのです。まあ納得できないでしょうが、北京堂は中国医学に基づいているので上半身の治療は七番までを含みます。こうした夾脊穴は三番目以降では少し内側へ向けて直刺します。これは胸椎の椎体が薄いため、もし筋肉が痙攣して鍼が引き込まれたとき、鍼尖が椎体へ向いていれば、鍼尖が椎体で止まって肺の損傷を免れる可能性があるからです。背部の夾脊穴を刺し終えたら頸夾脊穴に移ります。頸夾脊穴の刺し方は背部夾脊穴の延長で、ベッドと垂直に上項線まで刺鍼します。上項線では少し下向きに15度ぐらいの直刺にしなければ頭蓋骨に当たって入りません。こうして環椎に当てたあとは中斜角筋を触知して排刺し、前斜角筋、後斜角筋、肩甲挙筋へと排刺します。これで頸と背中の刺鍼は終わりです。

③　次に地部の局所治療をします。まず肩甲骨の上を押さえて棘下筋に痛みがないか調べます。痛みがなければ腋に手を入れて肩甲下筋の痛みを調べ、三角筋も触って圧痛を調べます。これで筋肉の凝りや圧痛があれば、その筋肉を狙って刺鍼します。棘上筋は、最初に肩峰へ向けて刺入する棘上筋刺鍼だけでなく、肩井あたりに痛みがある場合、後ろの肩甲棘上方から前の棘上窩へ向けて、少し下向

棘上筋と棘下筋刺鍼

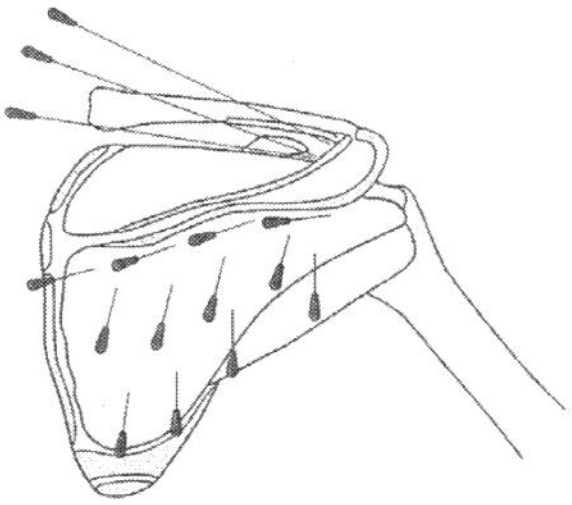

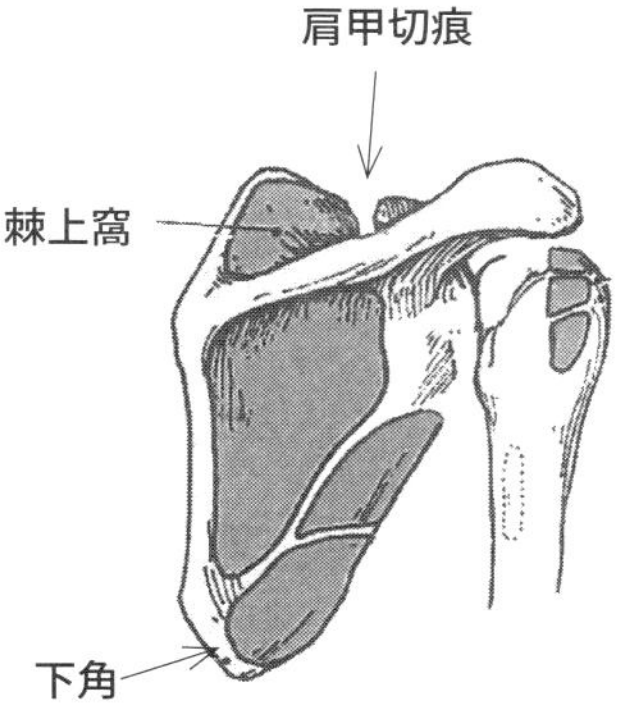

きに刺入して肩甲棘上部の根部に当てます。棘上窩には神経が通る肩甲切痕があるので、その切れ目から鍼が肺へ刺さらないように棘上窩を触知して肩甲棘上部の根部へ刺鍼します。棘上窩は秉風のラインです。次に棘下筋の打ち方ですが、まず肩甲骨の内縁と肩甲棘を触知し、その内側へ肩甲棘の下側なら肩峰に向けて、内縁なら肩甲棘へ向けて寸三から寸六を斜刺します。直刺しないのは、斜刺によって少しでも棘下筋へ長く刺そうと思うからです。こうして天宗を中心として肩甲棘下に沿って三本、内縁に沿って三本、外縁に沿って三本と合計九本刺入すれば、どれかが上手く患部に当たります。腕の付け根は筋肉が深くなりますから、寸六～二寸で深めに棘下筋へ刺入して骨に当てます。これも寸三とか二寸とかは目安で、筋肉の厚い人には長い鍼を使います。棘下筋の刺入では天宗に圧痛がありますが、肩貞や臑兪など肩関節付近は筋肉が厚くなっているので、そこを重点的に刺鍼します。またこれは外せないのですが、肩甲下筋が悪ければ二・五～三寸の十番鍼を肩貞や臑兪な

肩前面

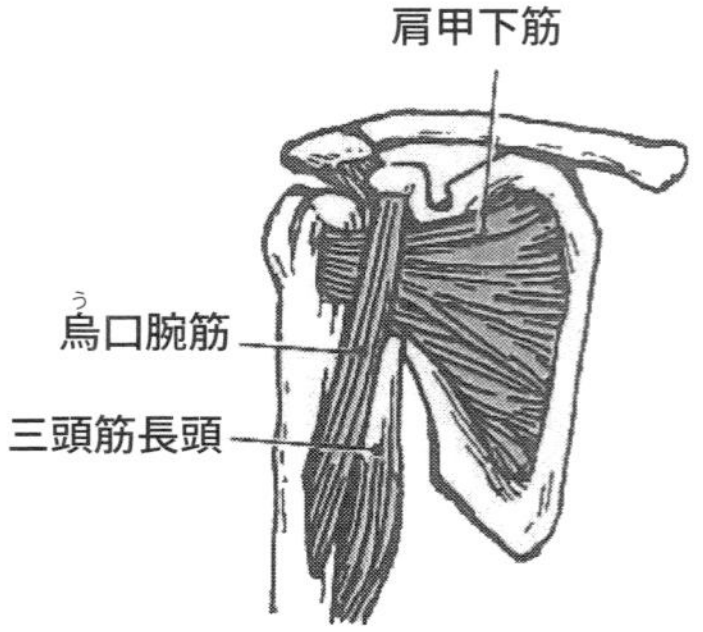

肩後面

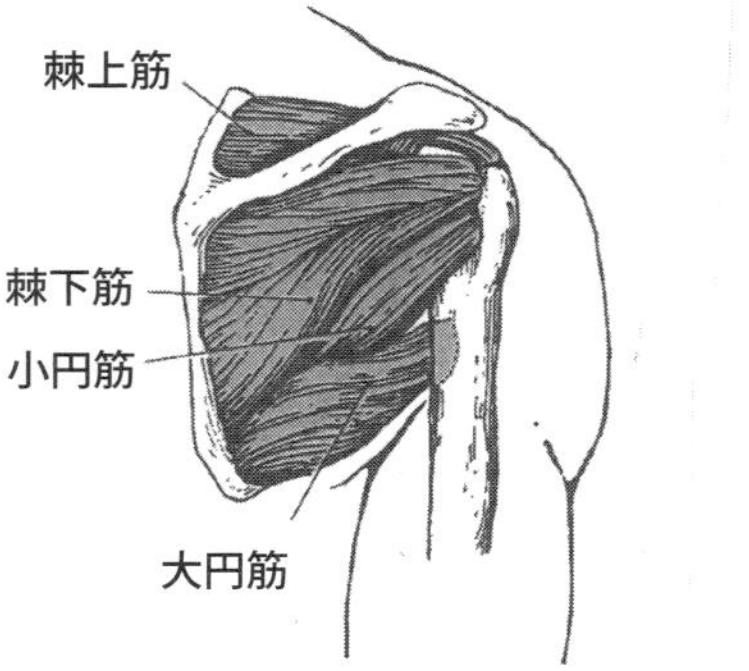

ど腋下からベッドに向けて直刺すると硬い筋肉に当たります。そして硬い筋肉に1センチほど刺さったら置鍼します。五十肩の治療では肩髃から極泉、あるいは肩髎から極泉、また肩内陵から肩外陵への透刺が多用されていますが、それは何を目的としているのかを考えた場合、肩甲下筋への刺入目的としか考えられません。そこでうつ伏せ姿勢で背後から腋窩まで前に向けて、肩甲下筋を目掛けて刺入するのです。北京堂の鍼治療は中国の鍼治療をパクッたものですから、そうした手法も取り入れています。これは腕が挙がらない人におこないます。最後に三角筋です。三角筋の刺鍼は中間広筋の刺鍼と同じくらい厳しいですが、腹臥位では三角筋の後縁を刺入点とし、前の三角筋中部線維に向けて上腕骨後部を擦りながら短刺します。これも硬い三角筋に当たったら5ミリから1センチほど刺入して止《と》めます。やはり三本を平行に後ろから前へと刺入します。太い鍼でないと鍼尖が垂れ、水平に骨を擦ることは難しいので八番以上の二・五〜三寸を使って刺入します。次に肩髎か

らベッドに向けて肩髃まで、やはり上腕骨の上部を擦るように短刺で刺入し、硬い三角筋に当てたら5ミリから1センチほど刺入して止《と》めます。これも三本を平行に、上から下にベッドへ向けて刺入します。最後に肩髃から腋窩へ向けて前から後ろに刺入しますが、これは鍼尖を絶対に体幹へ向けないようにします。体幹に向けると入りすぎたときに気胸が起こります。特に女性は三角筋が薄いので、胸郭へ向けて刺入しないように方向を考えます。これも三本を平行に前から後ろへベッドと平行に刺入して、上腕骨前部を擦って硬い筋肉に当たったら5ミリから1センチ入れて止《と》めます。こうした治療は五十肩で反対側の肩を掴《つか》めないときに使い、身体後面の筋肉を緩めて腕が前に回るようにします。三角筋の刺鍼は辛《つら》いので、全体が治って治療が物足りなくなってからおこないます。最初から始めると、あまりの痛さに患者が治療を続けられなくなるかもしれません。

④　これまでは腹臥位における刺鍼でしたが、それで夜間痛が消えて背部から刺鍼する意味がなくなったら、残った部分を仰臥位で刺鍼します。仰臥位における五十肩治療は、まず天部からの治療です。天部は腕神経叢ですが、これは頸臂《けいひ》という五十肩を治療する奇穴に相当します。頸臂は昔から気胸を起こしやすい奇穴であり、注意するよう記載されていますが、どう注意したらよいのか書かれていません。直刺すると気胸が起きるので外側へ向けて刺入しろと書いてあります。しかし外側に向けると胸鎖乳突筋に入るので五十肩に効きません。この奇穴を自分で刺してみたところ、私の身体ではどうやっても気胸が起きてしまいました。あるとき痩せた患者が五十肩で来ました。前頸部の硬さが残ったので、どうしても頸臂を打ちたかったのです。考えあぐねて、しばらく前頸部を観察してい

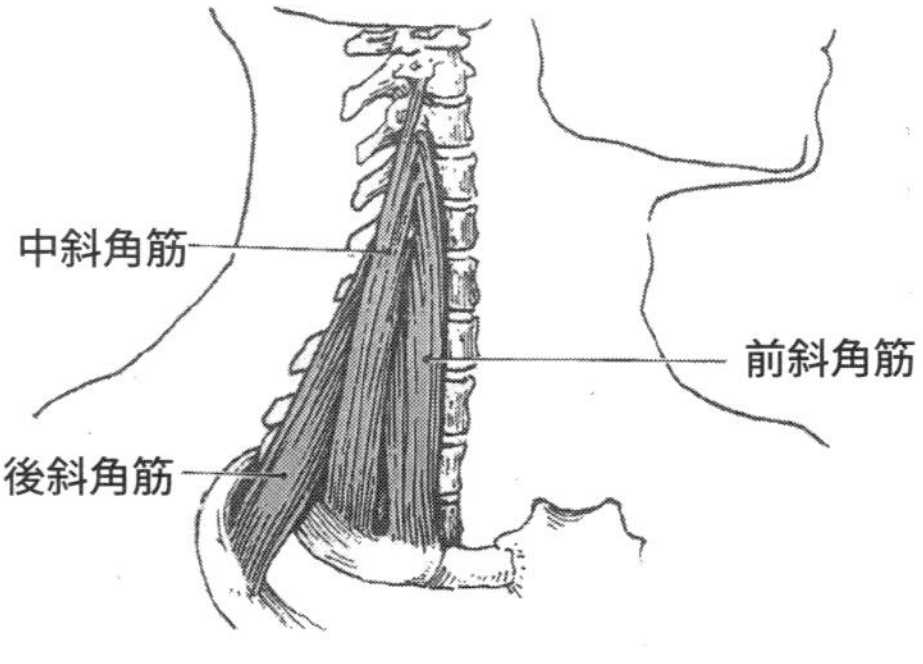

ました。すると鎖骨の上部が呼吸と共に膨らんだり凹《へこ》んだりしています。そこが肺尖だと見極め、その2センチ上に直刺して治癒しました。しかし痩せた患者ばかりとは限りません。せめて普通体型の患者に刺鍼したいと考えたとき、肺は筋肉と違って軟らかいことに思い当たったのです。そこで鎖骨上を押さえてみると軟らかくて窪むところがありました。それが肺尖だと思い、そこから2センチ上を骨に当たるまで直刺すると、果たして腕に痺れ感が広がり、前斜角筋が緩んで腕神経叢の絞扼がとれ、五十肩が治癒したのです。腕神経叢は前斜角筋と中斜角筋に挟まれているので、それらの筋肉に鍼尖を当てて緩めれば、神経の絞扼が取れて神経は引っ張り出されるため、少しぐらいストレッチのかかる動きをしても痛くありません。しかし斜角筋で絞扼されていますと、腕神経叢は斜角筋で固定され、腕を少し動かしただけで神経が引っぱられて激痛を発します。正確に頚臂を取穴しなくても治ることが分かってからは、私は穴位の位置に囚《とら》われず、人に合わせて穴位の分布する筋肉上へ刺鍼するようになりました。まさに学生時代に弟子入りしようと思っていた先生の「人によって経穴は違う」という言葉を実感しました。『霊枢』経脈篇にも「視之不見、求之上下。人経不同、絡脈異所別也」とあります。これは「経脈は見ても分

からないから、上下に探って求める。人の経脈は同じでないが、絡脈が分かれるところも異なる」という意味です。経脈が人によって異なるので、経脈から分かれる絡脈の部位も違っている。経脈が異なる以上は、経穴も人によって違うわけです。それで「経穴を外しても、経脈を外すな」と言う。だから中国人は30センチぐらい離して鍼を投げ、正確な部位から外れても構わないのでしょう。以上で天部の刺鍼を終わります。次は地部の治療です。これは斜角筋を刺したあと、上腕を横に上げます。つまり体幹から上肢を90度に離すわけです。このようにして腕をできるだけ体幹から離しますと、肩甲骨が動いて肩甲下筋が露《あらわ》になります。身体から腕を離すほど肩甲下筋が露になって刺入が容易になりますが、五十肩の患者は手が挙がらないので体幹から腕を離せないため、できる範囲で水平近く腕を挙げさせます。身体から上肢が離れたら腋に手を入れて胸郭を探り、胸郭から2～3センチ離れた部位を刺入点とします。そして中府や雲門あたりから肩甲骨内面にベッドへ向けて二・五～三寸を直刺します。このとき胸郭に入らないよう十番以上の太い鍼を使い、鍼の直進性を保ちます。こうして大胸筋の上から直刺で三本を斉刺し、肩甲下筋を貫いて肩甲骨に当たったら止《と》めて置鍼します。このとき一本は二寸ぐらいしか入らなかったりしますが、それは烏口突起に鍼尖が当

前面

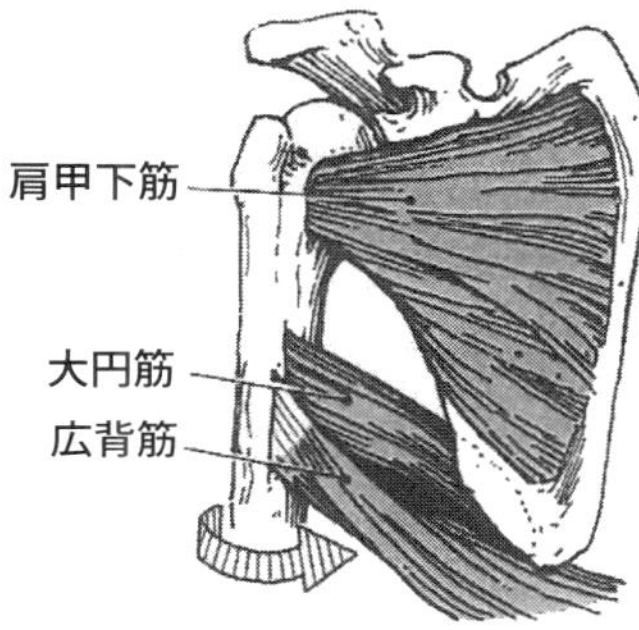

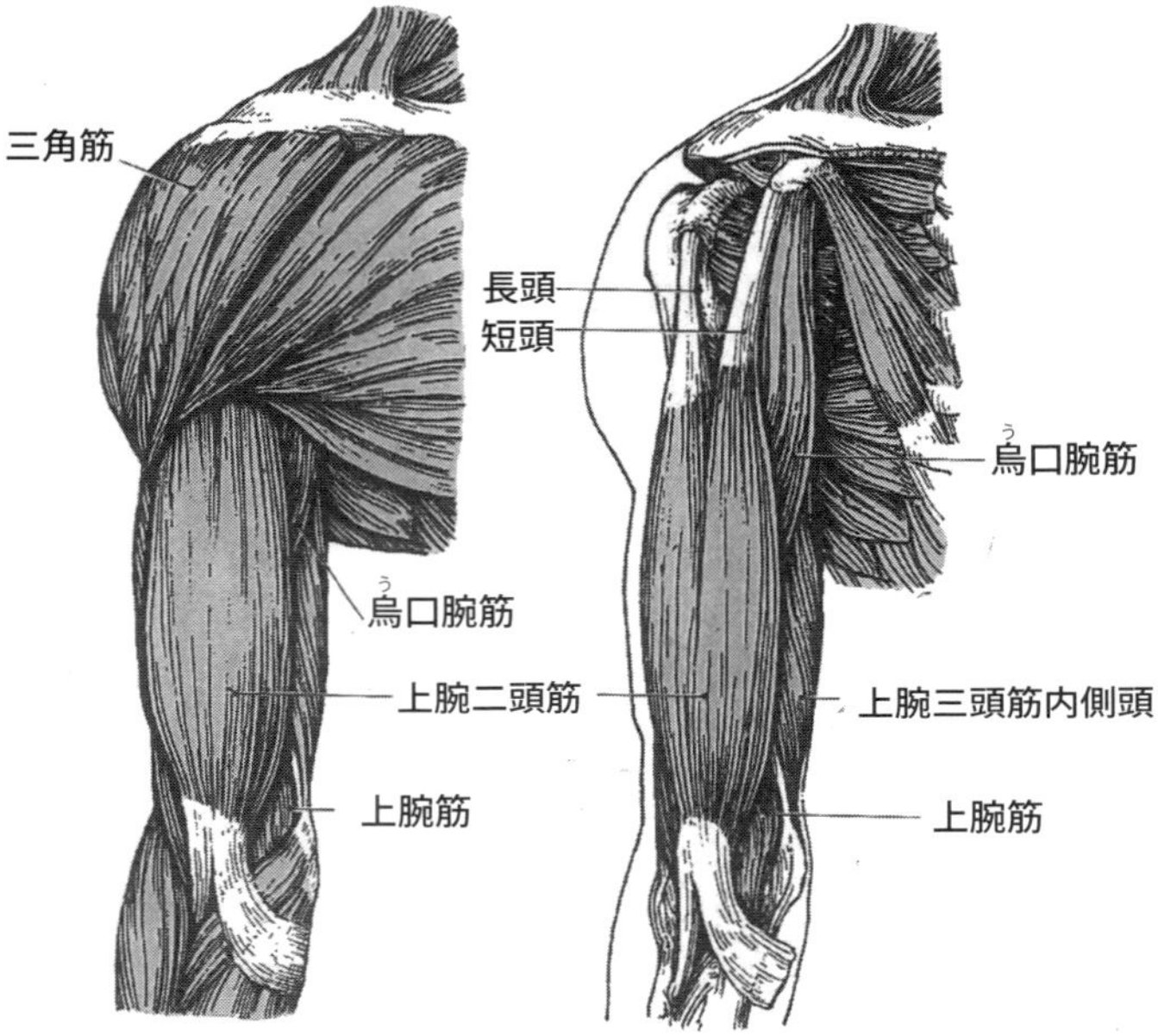

たって止《と》まっているのです。次に烏口腕筋へ刺鍼します。これも腕を水平に挙げた状態で、上腕骨と上腕二頭筋の間に、内側から外へ向けてベッドと45度くらいに斜刺します。これは寸六から二寸の鍼を使い、反対側の皮膚に出ないよう筋肉内で留めます。やはり上腕骨前面を擦り、硬い筋肉に当たったら1センチ程度入れて止めます。烏口腕筋の写真を見ると、上部の烏口突起付近が白っぽくなっているので、上部を中心に刺鍼します。これらを長頭腱鞘炎と考える人もいますが、長頭部分は骨で挟まれているので健康人でも圧痛があり、そこへ刺鍼しても効果がありません。だいたい以上で五十肩の治療は終わりですが、指先の痺れなどを訴える患者さんには、患者さんを満足させるために前腕や上腕筋などの刺鍼を加えても構いません。それは患者さんを納得させるためのサービスに思えま

すが、前腕の痛みも時間が経過すれば刺激が頸に逆流し、五十肩が再発する可能性があるので、やはり上肢で硬くなっている筋肉はすべて緩めておいたほうが良いのです。だから上半身の標は体幹や頸で、本が手になるのです。そのため横隔膜から上は手に繋がり、横隔膜の下は足に繋がって、それぞれを手足の経穴で治療するのです。これは刺激の逆流を利用して治療しているのですが、人体の断層写真などなかった古代では、体幹に刺鍼することなど未知の部分に鍼するため非常に危なく、ましてや消毒や暖房の不十分な時代では手足に刺して治療するしかなかったことは想像できます。

五十肩の治療例では、やはり最も長くかかった横浜時代の患者さんが浮かびます。だいたい八回もすれば五十肩は治るのですが、その人は電車に乗るとき手を上げてつり革が持てず、かといって鞄《かばん》も提《さ》げられない。定番どおりに大椎周りと頸をやると一回で夜間痛が半減し、三回も治療すると夜間痛が消えましたが、腕を挙上したときの痛みは残ります。そのため棘上筋から肩鎖関節の下を潜《くぐ》らせて上腕骨頭に当て、肩甲下筋へ背部から刺入し、棘下筋へ叢刺し、三角筋へ刺入するなどの定番メニューを繰り返し、三十回ほど治療してようやく正常に鞄が持て、つり革が掴《つか》めるぐらい腕も挙がるようになって完治しました。ほとんどの患者さんは十回以内で完治するのですが、数年に一人ぐらいは三十回近く治療する患者さんがでます。そうした患者さんは夜間痛がなく可動制限があり、肩関節付近の筋肉が硬くなって鍼が刺さりにくい。きをつけ姿勢しかできず身体から手が離せない患者も、肩甲下筋が萎縮しているので回数がかかります。

14　手の腱鞘炎

五十肩は肩関節が痛むのですが、重症になると指先まで痛みます。だから最初は肩の痛みを訴えていた患者さんも、肩の痛みが軽くなると次第に指の痛みや手首の痛みを訴えてきます。五十肩があって腱鞘炎を訴えてくる場合は、原因が頸や肩甲下筋にあるのだろうと推測して肩関節に治療しますが、肩の痛みを訴えない患者さんでも頸肩を治療してみる価値はあります。『鍼灸院開業マニュアル』には腱鞘炎だけの治療があり、三番の日本鍼を使い、陽渓から陽池への透刺、魚際から舟状骨への透刺、そして肘から下の屈筋や伸筋に刺鍼することを述べました。強《し》いて加えるとしたら合谷から魚際への透刺ですが、小指に痛みがあれば陽谷へ皮内鍼を入れても良いでしょう。局所の圧痛部分には寸三００番を刺入し、置鍼すれば局所痛が消えます。しかし頸肩部の神経絞扼で指先に痛みが出ているケースでは、肘から下へいくら鍼を打っても症状が再発します。腱鞘炎の症状が再発するときは頸や棘下筋、肩甲下筋、三角筋などを触ってみなければなりません。北京堂には「治らなければ捜索範囲を広げろ」という格言があります。つまり三回治療しても段階的に治癒してゆかず、治療したときは好転するものの、三日もすると元の状態に戻れば、それは単なる使いすぎによる腱鞘炎ではなく、他の原因で発生しているのかもしれないので、局所の地部だけでなく天部や人部も調べます。そのため最初に天部の頸を触ってみて、中斜角筋や前斜角筋が凝ってないか調べます。次に人部の棘下筋と肩甲下筋を調べ、最後に三角筋を触ります。そして筋肉が硬かったり、シコリがあったり圧痛などの異常があれば刺鍼します。それからあとは普通に局所である地部の腱鞘炎を治療します。肩へ刺鍼する前、陽渓とか魚際などに痛みがあればそこに刺鍼して、それから肩へ刺鍼します。肩から刺鍼すると、肩が動かせなくなるので手に刺鍼しにくくなります。肩を打ってからでは手を回しにくいので、先に魚際など末端から刺すわけです。そして手の鍼にぶつからないよう注意しながら棘下筋や肩甲下筋、三角筋などへ刺入し、そのあとで前腕背面へ排刺します。普通の腱鞘炎は『鍼灸院開業マニュアル』で治療しますが、それでも治らないケースについて今回は述べてみました。『開業マニュアル』は開業に重点があり、開業を続けていけるための治療しか載せていませんが、多くの患者は三回以内で効果を感じないと来なくなるため、基本治療で治らない場合の治療法を治療マニュアルでは述べたいのです。本書に限らず、講演でも勉強会でも同じですが、簡単に治せる疾患は誰が治療しても治りやすいのです。だから読んだり聞いたりした治療法は、実際に自分で患者に試してみなければ効果のほどが分かりません。講演の例は軽症の患者に限ってのケースかもしれないからです。もっとも、鍼で骨が擦れてないとか、鍼尖が骨まで当たってないとか、鍼が固くなった筋肉に刺入されてないなど治療者側の技術もありますから、それは実技を見て確認してもらうしかありません。また実際の患者に刺して、響きがあるかどうか訊ねることでポイントに中《あた》っているか確かめる方法もあります。手の腱鞘炎では陽渓と魚際、そして肘から下の伸筋と屈筋ぐらいは、鍼灸師なら誰でも刺鍼します。

しかし局部の使いすぎによる腱鞘炎が治せただけでは、他の鍼灸院より頭一つ抜きん出ることができませんから、それで治らなかった腱鞘炎を治さねば並みの鍼灸師であり、治療以外のことで競争するしかありません。だから「それで治らなかった場合はどうするか？」が鍼治療では常に重要なのです。例えば『鍼灸資生経』には治療法と自分の臨床例が記載されていますが、『鍼灸大成』では治療法を挙げ、「それで治らない場合は以下の経穴を刺せ」と、標準治療で治癒しないケースが記載されています。教わった治療法を試しても治らなければ、「それならどうするか？」が重要です。開業し続けている鍼灸院は、普通に治療して治らないケースでも成果を挙げているはずです。それができないと残念ながら「その他大勢」に埋もれてしまい、価格競争するしかないでしょう。腱鞘炎の治療は皮内鍼とキネシオテープを併用すると良いでしょう。手根管症候群では病院を紹介したほうが早い。

私も鍼をしますので、どうしても腱鞘炎から逃れられません。しかし腱鞘炎は、刺鍼したあと使わないことが第一です。男性は治りやすく、女性は治りにくい傾向があります。いずれにせよ原因となっている天部の前腕内側か手三里・支正などのラインを中心に刺鍼しなければ完治しません。地部の手関節周りだけでは一時的にしか痛みを止められず、翌日は同じ状態のくり返しなので、三回も治療すれば患者に飽きられます。というわけで腱鞘炎は、屈側や伸側を問わず、前腕を触って硬くしこっている筋肉を緩めるようにします。特に最近はマウスのため示指伸筋を使うので、示指伸筋に橈《とう》側から横刺する必要があります。特殊な鍼なら手三里あたりを扇状に合谷刺します。小指側なら尺側手根伸筋へ排刺します。

示指伸筋の刺鍼

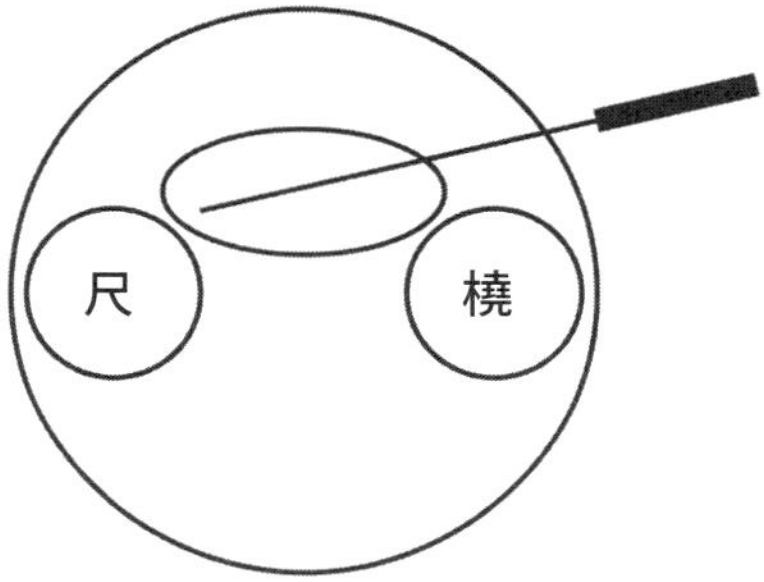

屈側

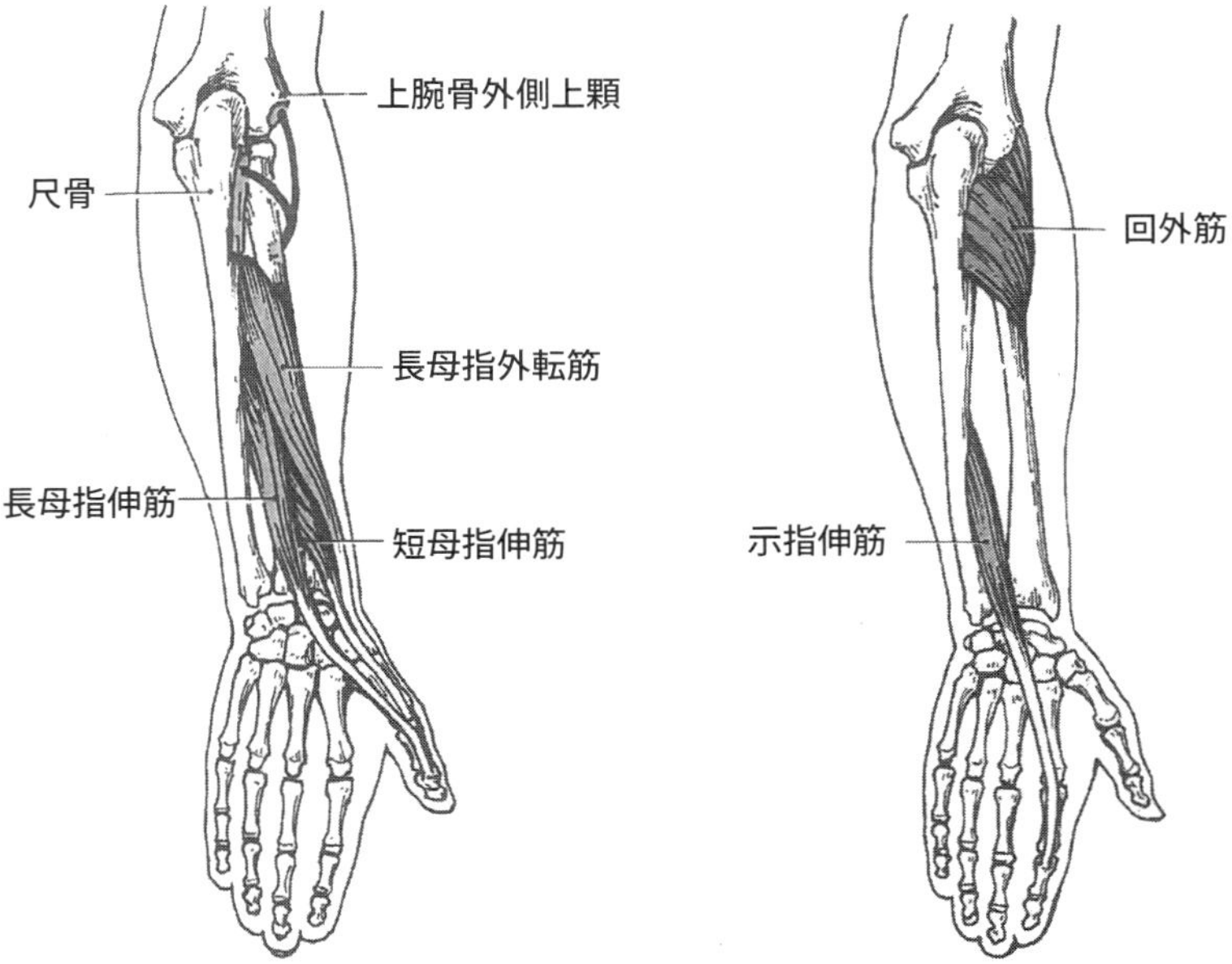

15 テニス肘と野球肘

テニス肘と野球肘は、どちらも内側上顆炎です。しかし外側上顆炎だろうが内側上顆炎だろうがたいした違いはありません。基本は腱鞘炎と同じですが、こちらは頸や肩の障害で起きることがなく、局所治療をすれば時間はかかるものの治癒していきます。まず局所の内側上顆に刺鍼しますが、それは患者が圧痛点へ刺鍼すると満足するからです。この圧痛点への刺鍼方法は直刺でなく、斜刺で骨を擦るように何本かを叢刺すると効果が良いのです。圧痛点に直刺しても効きません。さらに内側上顆に付着して手へ行く屈筋へも排刺しますが、それには上腕屈側を触ってシコリになっている筋肉へ寸三1・5インチの毫鍼で1～2センチ直刺します。内側上顆の圧痛点から手首にかけても一列に排刺しますが、複数の筋肉が攣っていれば列を増やします。最後に上腕筋へも刺鍼しますが、これは少海から曲池へ透刺するように、寸六（2インチ）か二寸（2・5インチ）の鍼を使って短刺します。上このときも尺側と橈側から鍼尖を向かい合わせに対刺し、骨を擦るようにして刺激を強化します。上腕骨部分も同じように向かい合わせで対刺しますが、きつくて患者が耐えられない場合は短い鍼を尺側だけに排刺しても構いません。刺鍼したあと40分置鍼します。時間があれば抜鍼したあと、さらに圧痛点の内側上顆に皮内鍼を貼り、キネシオテープで筋肉と腱を覆います。圧痛点への皮内鍼は、骨

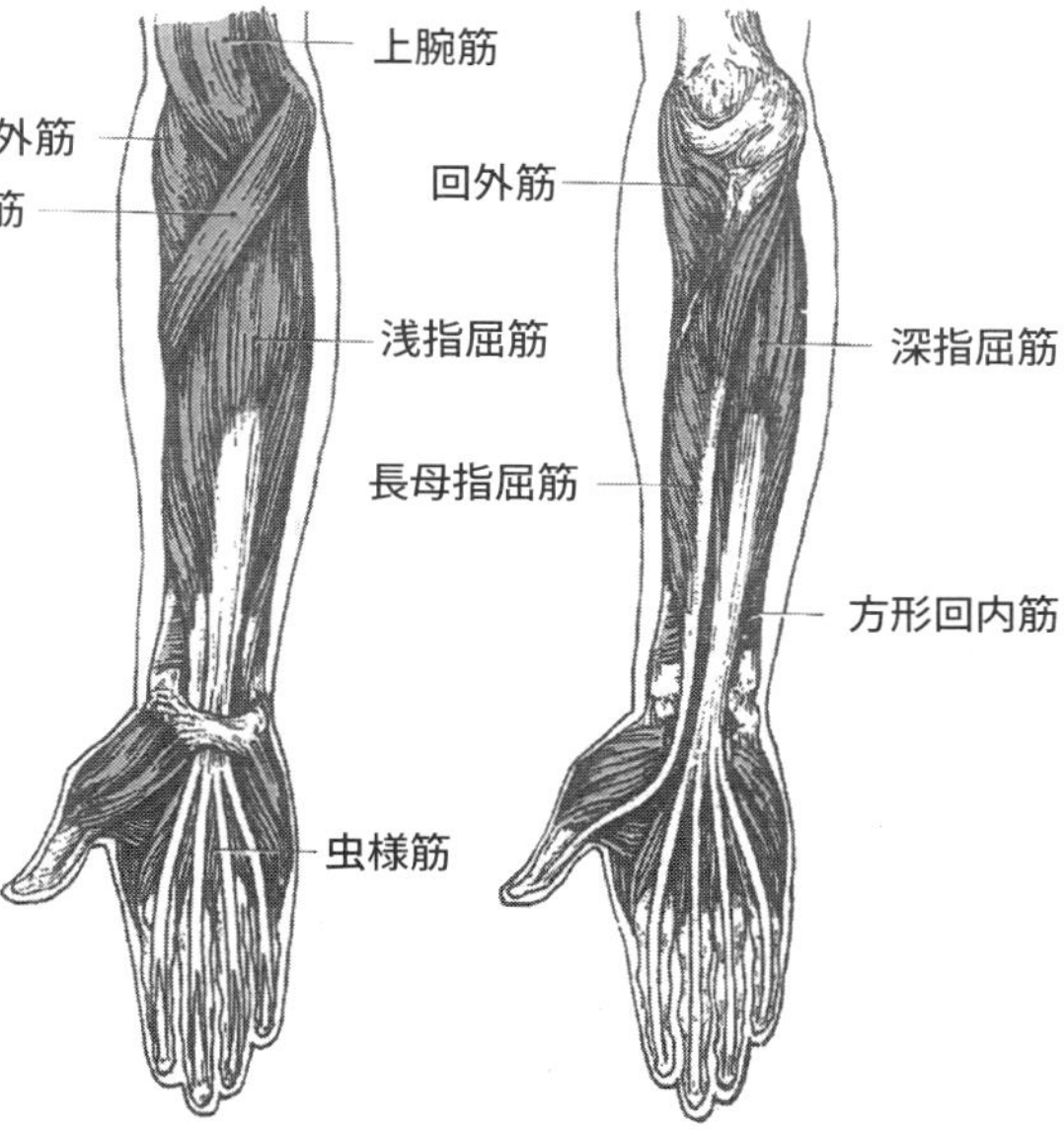

が触れるぐらい肉の薄い部位でないと効果がありませんが、ルーチンに皮膚と平行に刺入すると痛みが消えない場合があります。そのときは痛みが消えるまで角度を替えて刺入します。そして痛みが消え、腕を動かしても痛くなければ絆創膏で留めます。これが北京堂の皮内鍼斜め刺し、邪道の刺入方法です。キネシオテープの貼り方ですが、筋肉に沿わせ、両端は引っ張らず、中央部分を引っ張って手掌から指先まで貼るのが北京堂流キネシオテープの貼り方です。指先は剥がれやすいので真ん中に切れ目を入れ、Yの字型にして巻きつけます。現在のキネシオテープは引っ張らないで貼り付けますが、それではゴムの収縮力によって筋肉をサポートすることができないので、私は引っ張って貼り付けます。

16 腓腹筋痙攣

前にハムストリングの痛みは坐骨結節で取ると述べましたが、坐骨結節が天で、ハムストリングが地になるわけです。腓腹筋痙攣には天がありません。強《し》いて言えば大腰筋や梨状筋が天になるわけですが、それは坐骨神経痛の治療で述べました。今回は坐骨神経痛でないのに腓腹筋だけが痛むケースですが、これは女性に多いのです。恐らく女性は筋肉が少ないため、筋肉を養う血管も少なく、そのため夜になって心臓の拍動が弱まると足に行く血流が少なくなって酸素不足となり、腓腹筋が引きつると考えられます。もともとフクラハギが硬い人は、こむら返りが多いので、フクラハギの筋肉が固くなって血管を締め付け、血流が少なくなるため、夜間になるとさらに血流が不足してこむら返りが起きると考えられます。また下腿の筋肉が固ければ、血管を締め付けて静脈も圧迫され、下腿の血が心臓に戻りにくくなって、血管抵抗が増すために静脈瘤となる可能性もあります。だからこむら返りは早期に治療したほうがいいのです。こむら返りを起こす人の筋肉は大根のようになだらかでなく、仁王さんのフクラハギのように上部だけ盛り上がっています。20代の女性でも寝入りばなのこむら返りは多く、特に冷え性の女性に顕著です。血液は身体で産生した熱を運びますが、冷え性では足の血流が特に悪いため血が滞り、身体で産生した熱が回ってこないので外気温と同じになります。だから足の血流が改善すれば腓腹筋の酸素不足も解消され、足が攣《つ》らなくなるのです。また大腰筋による坐骨神経の絞扼も問題で、大腰筋が悪いため骨盤内の血流も悪くなり、大腿から下に血が流れにくくなったりします。そのため腓腹筋痙攣の治療は冷え性の治療と同じで、また不妊症や生理痛の鍼治療とも共通します。どうやら腰やお尻を冷やすと血流が悪くなって不妊症や冷え性になるようで、中国北東部にあるハルビンでは生理痛患者と脳卒中患者、そして動脈閉塞症の患者が多かったのです。球麻痺の治療で有名な高維濱もハルビンですが、やはり寒いから脳卒中が多いために球麻痺の治療経験が増えたのだろうと推測されます。まずは大腿から膝下を触診し、どこから冷えているか特定します。最初に大腰筋刺鍼して、大腰筋が硬くないことを確認します。そして大腰筋が硬くないという前提の下《もと》、大腿から冷えていれば腸骨筋と中間広筋へ刺鍼します。腸骨筋へ刺鍼するのは腸骨動静脈の血流を改善するため、中間広筋は大腿動静脈の血流を改善するためです。大腿部が冷えていなければ腓腹筋へ局所治療しますが、これは腹臥位でヒラメ筋へも同時に刺鍼するので、腓腹筋の内側頭と外側頭、そしてヒラメ筋への排刺となります。腓腹筋はだいたい二寸の鍼を使って内側頭と外側頭へ排刺し、ヒラメ筋には二寸五分で、腓骨と脛骨の後ろ2センチぐらいから、ベッドと水平に対刺で排刺してヒラメ筋を緩めます。こうして腓腹筋とヒラメ筋を緩めれば血管の締め付けがなくなり、血流が回復して足が温まるのですが、それでダメな場合は足底腱膜炎の治療を使って足底へ刺鍼します。

　腓腹筋には、あまり深く刺しすぎないことです。深く刺しすぎると前脛骨筋など違う筋肉へ達してしまいます。だから下腿の半分程度入れ、得気があったら1センチ刺入して止《と》めるようにします。

17　足底腱膜炎

　足底の引きつりはマラソン選手などに多いのですが、一般女性にも見られます。男に少ないのは、恐らくハイヒールを履《は》かないからでしょう。ハイヒールを履く男性は少数ですから。冷え性でもフクラハギへ刺鍼して効果がない場合、足底で血流が止まっているため血液が循環しないのだと考えられます。そのため足底に刺鍼する必要がありますが、これは一般に内側から外側へと透刺します。それは外側の膀胱経は表裏との境目が薄く、厚みがなくて刺入しにくいからです。湧泉への刺鍼みたいに足底へ直刺すればと思われるでしょうが、足底への刺鍼はメチャクチャ痛く、また効果もないので北京堂では禁じ手です。こうしたときの刺鍼はどうするか？　昔から足底とか手掌には、あまり経穴がありません。湧泉と労宮ぐらいですが、これは鍼をする経穴というより理論上の経穴なのです。『霊枢』衛気行篇などを見ると、人の衛気は朝日が昇ると目頭の睛明に出て、足の太陽膀胱経に沿って体表の陽経を巡ります。そして夜になると内臓を通るため体内に潜むといいますが、その入り口が手足の少陰経なのです。つまり陽気は夜になると体内に入り込もうとしますが、陽気が陰経に入る門が手掌の労宮と足底の湧泉なのです。それで陰虚になると減少した陰が陽を受け入れられず、入り口に陽が溜《た》まって発熱するのです。それを心臓と掌心、足心の五箇所が熱くなることから五心煩熱と呼

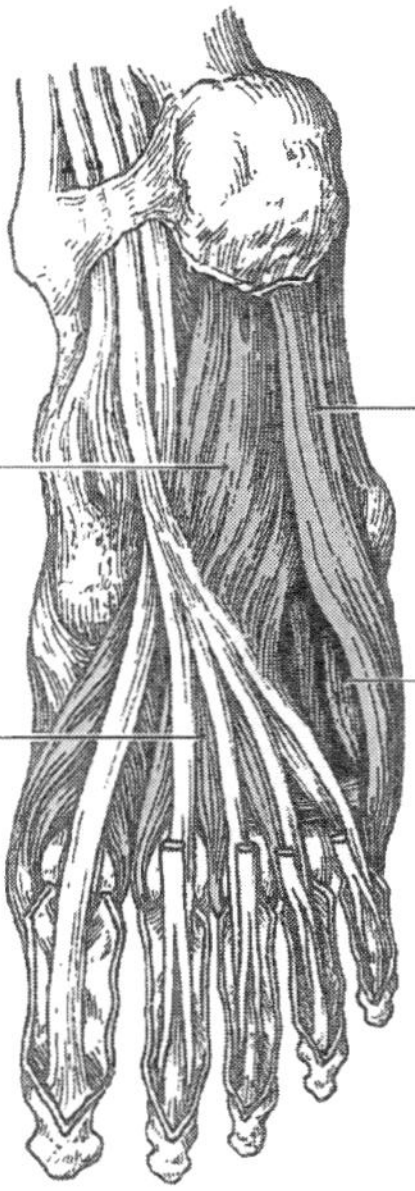

中層

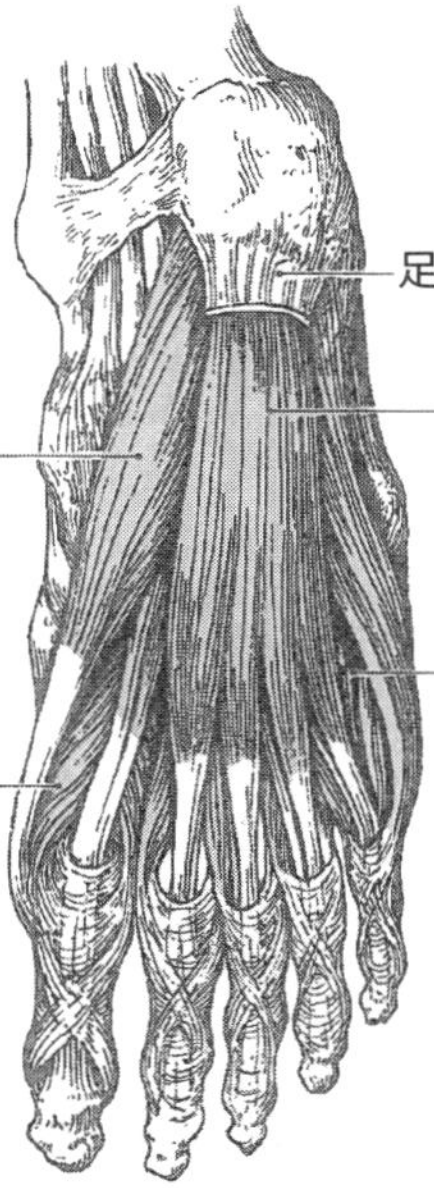

足底筋（浅層）

びます。だから陽気が体表の経脈から体内の経脈へ入り込むための経穴なのです。そのため少陰経以外は手掌や足底に経穴がありません。労宮というのも労とは結核、宮は集まるところなので、結核のとき陰虚のため手掌から陽気が体内へ入れず、手掌で滞って発熱するから労宮と名づけられたのでしょう。このように経穴には刺鍼点ではなく、反応点としての経穴もあります。そこに直刺することは如何《いかが》なものかと考え、北京堂では直刺しないのです。しかも足底には多くの筋肉が平べったく膜のように貼り付いています。また労宮への刺鍼は、合谷や後渓から透刺した到着点を労宮とし、手掌から労宮へ直刺することがないため、やはり足底の湧泉も労宮と同じように横から刺鍼するのが正解と推測されます。こうした足底の筋群が攣《つ》れば、やはり血管を

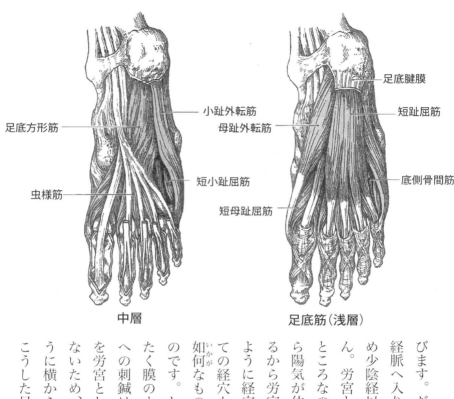

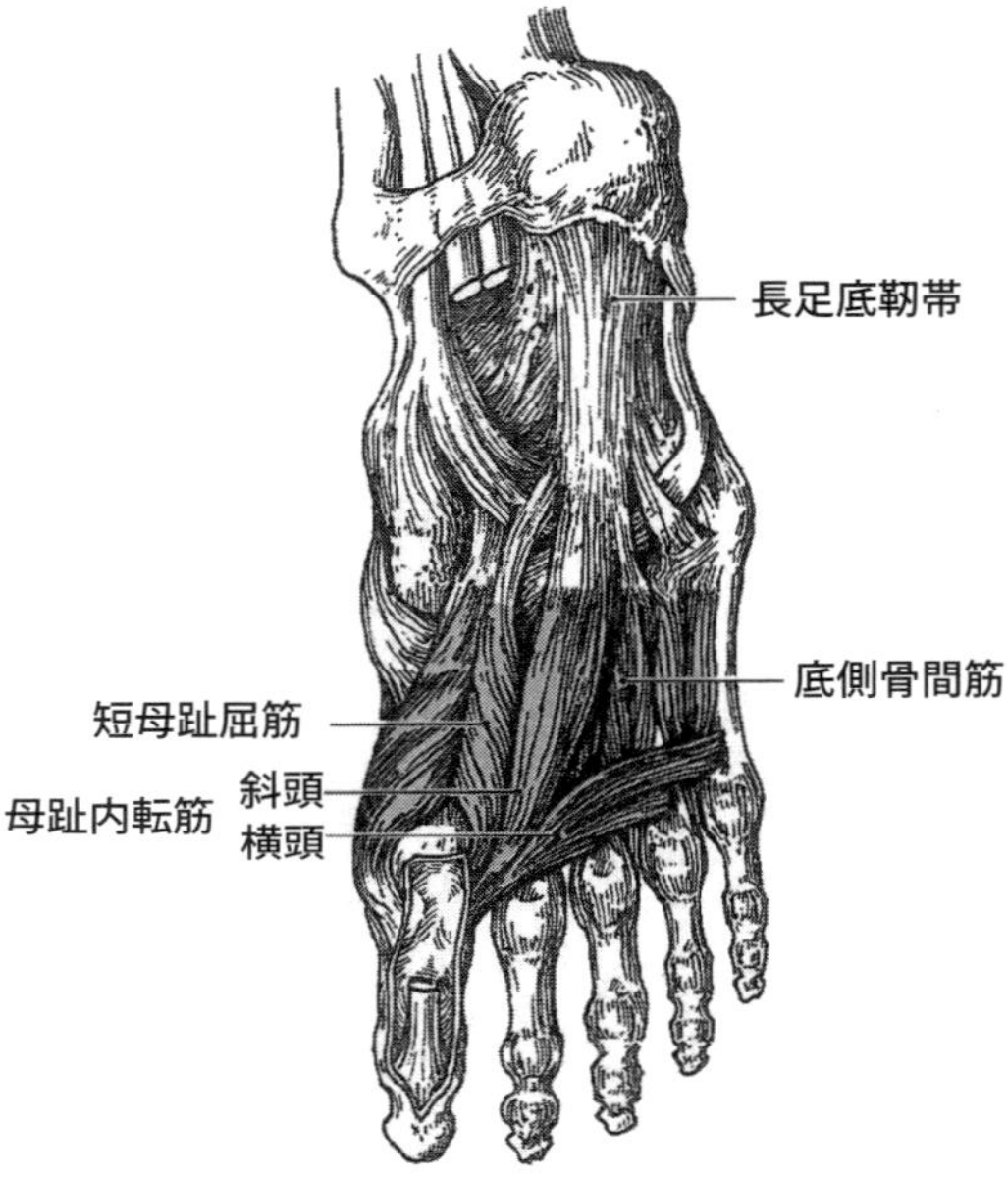

深層

圧迫して足底に血液が流れなくなり、足底の血流が遮断されるとフクラハギの血流まで止まってしまいます。血管は一本の繋がった管なので、そのどこでも正常に流れていなければなりません。そこで足底にも刺鍼して足底の血流を通すのですが、北京堂では一般におこなう足底の直刺とは少し違います。こうした平べったい筋肉へは、横から透刺するのが北京堂のやり方です。直刺すれば1センチぐらいしか筋肉に刺さらず、しかも痛い。だが横から透刺すれば痛みもなく4〜5センチぐらいは刺入でき、筋肉に対する効率も良い。それを証明するように古書では「赤白の際から刺入する」と書かれています。「赤白の際」とは赤肉と白肉の際のことで、足背の皮膚と足底の皮膚の境目を意味します。足底へ刺入するには、だいたい脾経ラインぐらい、ほぼ第一中足骨の下縁から小指方向へ透刺してゆきます。横刺ですから太い鍼でないと方向が変わって透刺できません。ほとんどのケースで内側の脾経ラインから刺入するのですが、それでは小指付近に引きつれがあったとき的確に刺さらないかもしれません。小指側だけを緩めたければ短い寸三（1・5インチ）ぐらいの八番鍼で、第五中足骨のすぐ下から赤白の際に刺鍼します。ここでは申脈ぐらいしか刺入できる部位がなく、赤白の境目が狭いのでなるべく刺鍼したくない場所ですが、短小趾屈筋や小趾外転筋へ刺入するときに足太陽膀胱経ラインから入れたほうが効率的なケースもあります。だから原則は内側の脾経ラインから刺入し、足底の筋群を緩めて血流を回復させれば、下部から血が上ってくるので上部の腓腹筋も血液が流れるようになり、足の冷えが解消する。それだけでなく酸素不足による足底自体の筋収縮もなくなり、踵骨の骨棘も消えるわけです。これは冷え性だけでなく、足の指が動かなかったり、足底のアーチがひどすぎる治療にも使います。もちろん足底の痛みにも有効です。

18 シンスプリント

脛骨の痛むもので、ランナーに多い痛みです。私が最初に出会った患者は中学生で、脛骨の表面に施灸してもらったら治ったと言っていましたが、それで完治していれば私のところへ来るはずもなく、恐らく軽減した程度でしょう。私も当時は治療法が分からず、脛骨表面に横刺しましたが、一回で来なくなったので、恐らく効果がなかったのだと思います。

そこで脛骨表面の痛みをどうやって解決するか考えましたが、これは普通の中学生には起きず、陸上競技のような足を使う子供に限って発病することに気が付きました。そこで「もしかすると脛骨が痛みを出しているのではなく、脛骨裏側の筋肉が引きつって痛みを出しているのではないか」ということに思い至りました。このときは1992年頃であり、私も開業2年目で鍼灸師として少し経験を積んでいたため、膝など「裏側の痛みを表の痛みとして感じる」という格言を実感しており、すぐに思いつきました。そこで仰向けなら脛骨前縁と腓骨の間からベッドと水平方向に後脛骨筋へ刺入し、うつ伏せでは脛骨内側縁から4センチぐらい離し、腓腹筋内側頭やヒラメ筋を貫いて後脛骨筋へ刺入し、いずれも骨擦りします。そして脛骨後面に沿わせて2~3センチ刺入し、脛骨後面の固くなった筋肉へ入れて40分置鍼しました。こうして後脛骨筋の痙攣痛を解消したら脛骨の痛みが消えたのです。

後脛骨筋刺鍼の水平断面図

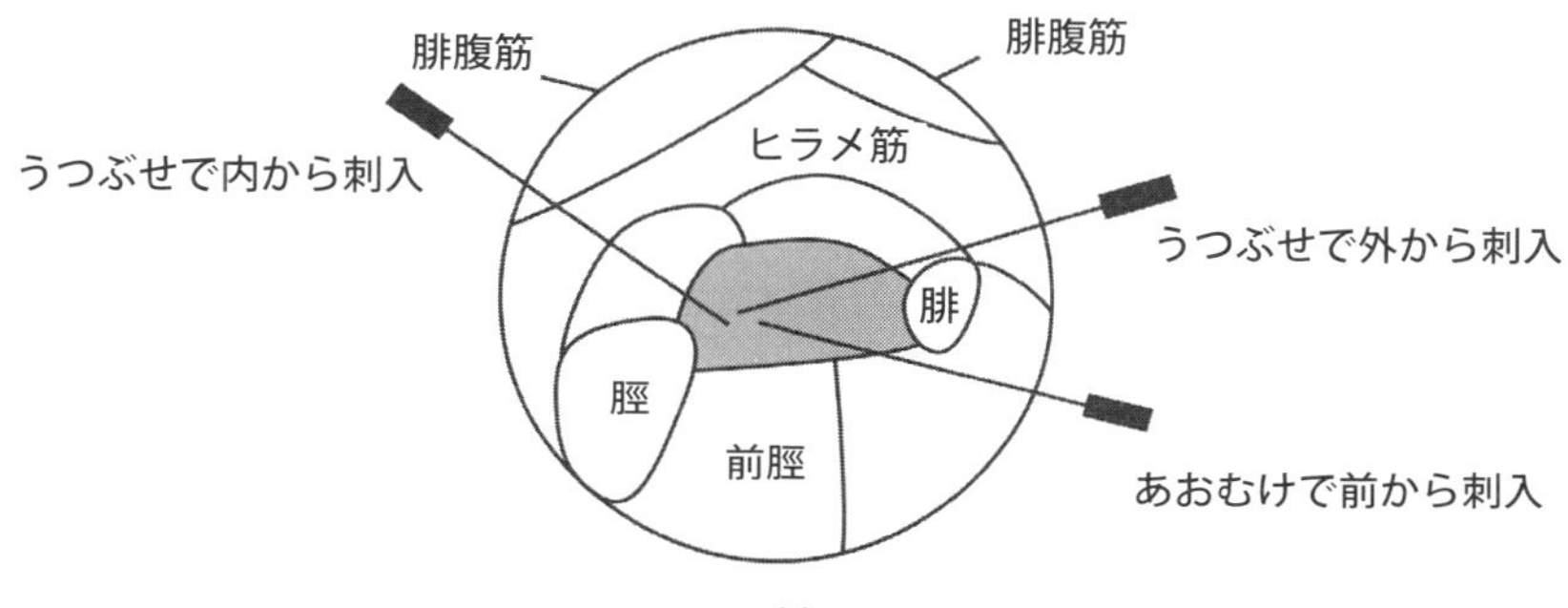

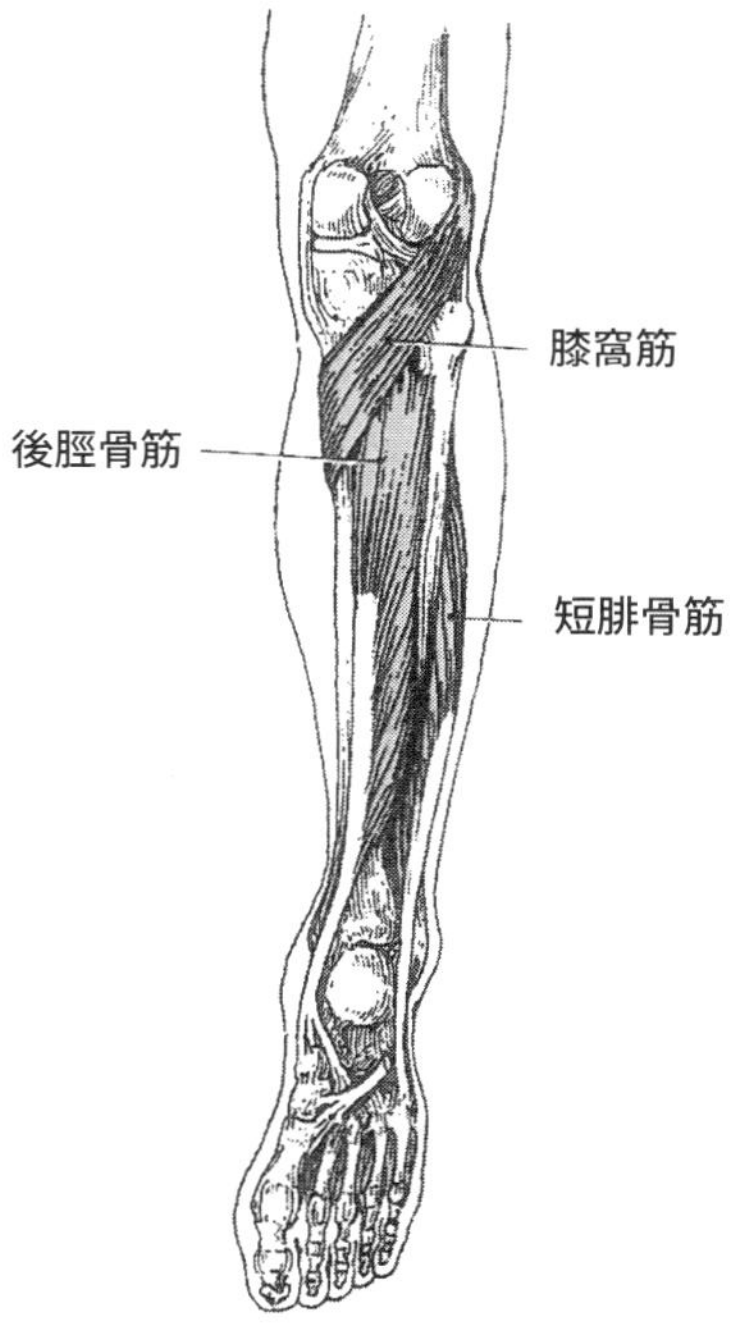

この患者も中学生でしたが、最初の治療でかなり痛みがなくなったと言って二回目の治療を受けたので、効果のあったことが分かりました。それ以降は後脛骨筋狙いで、こうした患者は全員が治癒しています。

19 股関節痛

股関節の痛みは腰痛と認識されることが多いので腰痛の部分でも述べましたが、中には股関節痛と認識している患者さんもいます。この疾患は、おばあちゃんに多いのですが、20代の女性でも結構います。20代なら八回ぐらいで治癒するので、若いうちの治療が大切です。最初は腰掛けられなかったり、胡坐《あぐら》がかけないなどの症状がありますが、重症になると歩けなくなり、40～50代の男性ですが横断歩道すら渡れなくなった人がありました。一般に男性は太った体重のある人が、自分の体重を支えきれなくなって股関節が潰れることが多いのですが、体重が100キロを超えると治すことが難しくなります。そうした人はダイエットしなければ完治しません。それで私は腰周りが1メートルを超えた人は断るようにしていますが、なかなか思いどおり標準体型の人のみは来ません。太っていなければ、70歳超え、足が10センチぐらいしか前に出ない人でも完治します。治療は大転子を中心に、そこから3センチ離して扇状に寛骨へ刺鍼します。

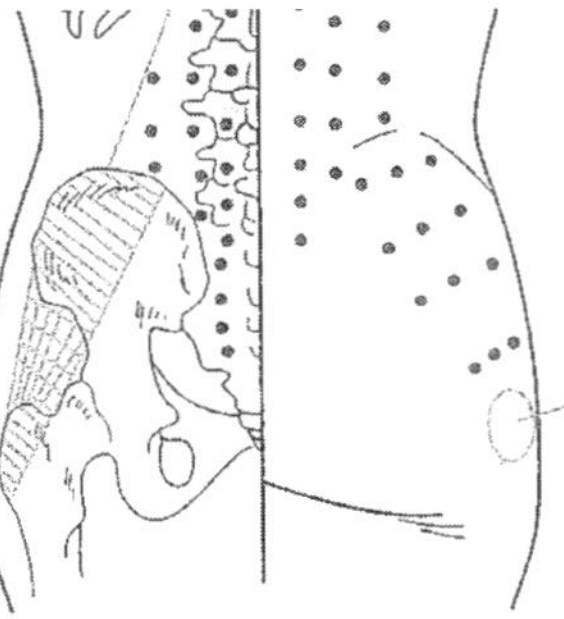

腰背臀部

だいたい三寸鍼を刺入しますが、骨まで達しなければ三・五寸や四寸鍼を使います。すると骨に当たる寸前に固い靭帯のような筋肉に当たりますが、そこを通過させて骨で止《と》めます。これが股関節治療には重要なところで、固い筋肉に鍼尖が当たると「骨に当たりました」という初心者が多く、骨に当たる前に刺入を止《や》めてしまうので全く効果がありません。そこで「これは骨に当たった」と思ったら1～2ミリほど引き上げてみて、何度かつついてみることです。そしてコツコツと固い感触があれば骨に当たっていますが、ゴムのような感触ならば入れなくてはなりません。これは大転子の周囲から寛骨臼に向けて斜刺します。寛骨臼に入ったらどうなるかと心配でしょうが、寛骨臼に入れて隙間を広げたほうが効果は良いのです。だから中国の小針刀の施術では、すべて寛骨臼の縁に刺入するよう図示されていますが、当然縁を狙っているのだから寛骨臼の中に入ることもあるでしょう。そのほうが効果は良いので、むしろ入れるべきといえましょう。

中国書籍による小針刀の股関節治療の図
（肌は筋の意味）

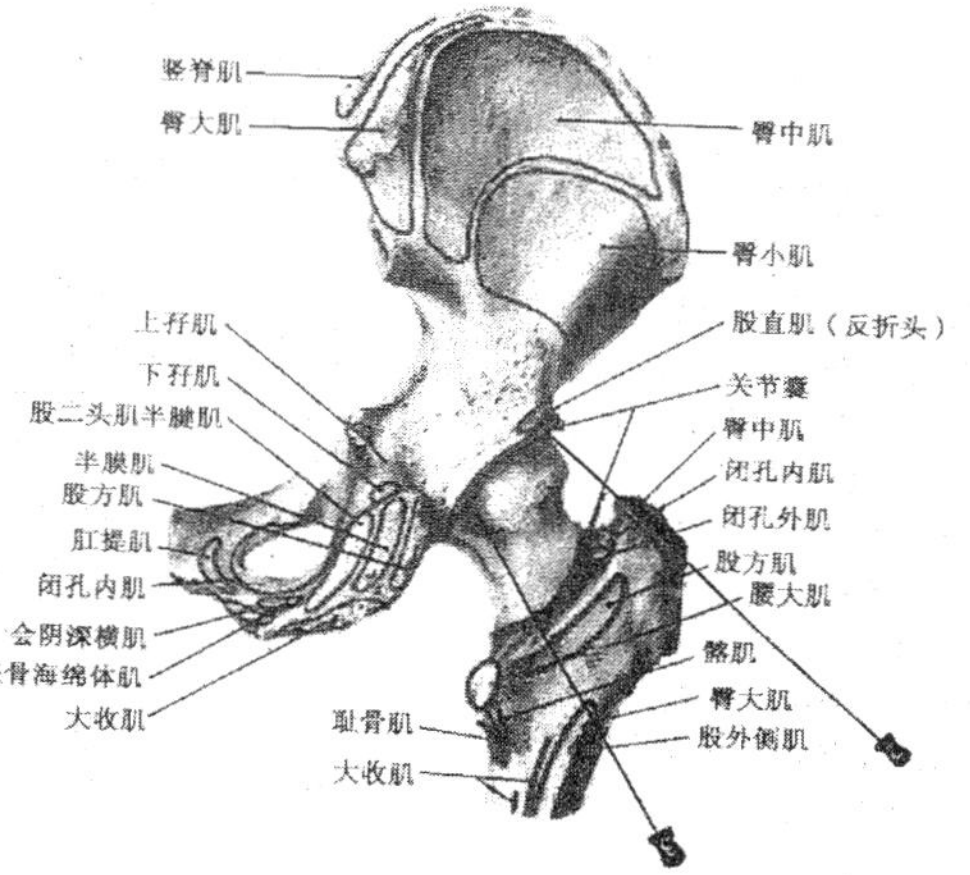

　島根県で治療していたときは、股関節の痛みを訴える人など稀でした。サッカーをしていたり、空手

などで足を蹴り上げる人しか股関節痛を訴える患者はおらず、ほかにはぬかるんだ田んぼで作業をしてきた人とか。そもそも田舎には超肥満の人などいなかったのです。ほかにも田舎は車社会なので、階段や坂道を登らなくてよいから発病しないのでしょう。東京に来た途端に股関節や腸骨筋が悪いとしか考えられない患者さんが増え、そのほとんどが女性患者でした。東京での最初の患者は覚えていませんが、横浜にいたとき「歩けなくなった」といって26歳の女性が来ました。スポーツには自信があったようですが、座ることができなくて残業できず、松葉杖がないと歩けず、電車で席を譲られるのだけども、座れないことを説明するのが面倒という状況でした。

そのような症状を私は治療したことがないと答えると、「でも友人のお母さんが、私と同じ症状だったけどあなたに治してもらったと聞いた」と言います。「患者とは誰?」と尋ねたのですが、友人は結婚しているので旧姓が分からないとの答えでした。お母さんの記憶はなかったのですが、私は基本治療で小殿筋を治療し、徐々に改善して八回で完治しました。普通に歩けて座ることもでき、痛みも消えました。他の人にも治療したとは思いますが、それが横浜で最も印象に残っている患者です。次に三鷹へ移りました。そこでは治療所の斜め向かいにある家から患者さんがやってきました。70代の女性でした。その人は、最初に若い人がうちに来て「あとで先生が来ますから」と言うのに、一向に先生らしき人は来ない。そのうち患者さんが増えてきたので、(もしかしたら、あれが先生だったのかしら)と思って来たというのです。やはり小殿筋に骨まで当てて緩めたら、翌日に主人が来て「自分も治療してくれ」と言う。旦那は一カ月ぐらいで腰痛が完治しましたが、妻は一年ぐらいかからないと完治しませんでした。その間に四件先で、ギックリ腰で歩けず、麻雀に行けなくなったというお爺さんが来ましたが、それは腰痛でなくて股関節痛であり、二回ほどで完治したようです。その後も股関節患者を大勢治療しましたが、横浜と仙川は坂や階段が多いため股関節の悪い人が多かったのではないかと思います。仙川では比較的大勢、股関節の悪い患者さんを治療し、体重が150キロぐらいの巨漢を除き、全員が治癒しました。葛飾へ越してきてからは、40～50代の男性が「横断歩道を信号の時間内に渡れない」と言ってやってきました。その人も一年ぐらいで完治しましたが、どうやら中小企業を経営しており、機械のペダルを片足で踏み続けたために小殿筋が痙攣して発症したようです。その人は似たような症状の老人を紹介してくれ、それは三カ月ほどで完治しました。大工さんでした。ほかにも弟とか紹介してくれたのですが、それは頸背部の痛みで、何ヶ月かで完治したので来なくなりました。葛飾ではマラソンで股関節を傷めた女性も来ました。その人は鍼灸学校の学生だったため、完治したあと「自分は股関節痛専門の鍼灸師をやりたい」と言っていました。それまで様々な所へ行ったらしいのですが、どこも治してくれなかったそうです。考えてみるに小殿筋の骨接地面まで刺入するには三寸ぐらいの鍼が必要であり、鍼灸師が三寸の鍼を持っていなかったから治せなかったのだろうと思います。按摩しようにも小殿筋の上には中殿筋と大殿筋が乗っており、押しても大殿筋と中殿筋が力を吸収してしまうので小殿筋には届きません。病院の治療も人工股関節しかなく、手術したあとも人工股関節を取り替えねばならなかったり、自分の骨との接合部で摩滅したりと、いろいろ面倒です。その例として90代のおばあさんを紹介され、それは人工股関節でしたが痛みがあり、人工股関節の小殿筋に刺鍼して痛みは消えました。しかし一年後に痛みが再発したと言われて再診し、二回治療しても股関節痛が治らないので、これは病院で調べてもらうべきだと勧めたところ、あとで孫が治療に来て「股関節ではなく、人工股関節と接合させている大腿骨が、歩くたびにチタン合金と擦れて削れたためグラグラになって痛みが出ていた」ことを報告に来ました。この孫は腰痛治療に来たのですが、それほど重症ではなく、どうやら祖母の報告が主な目的のようでした。中国では小針刀で股関節を治療するようですが、私がそれを初めて目にしたのは2003年頃の小針刀治療の書籍で、そこで最初に小針刀による股関節治療が載っていました。レントゲン写真が幾つか掲載されており、子供は二年で完治、老人は三年で完治と呼べる状態に回復していました。しかし完治した老人の股関節は、骨頭が完全な球ではなく、少し楕円のような球だったのですが、最初は密着していた関節窩との隙間も広がり、実用的には可動できるようになっていました。そのとき初めて鍼で大腿骨頭壊死が治癒することを知ったのです。それからは私も股関節が癒着して動かない患者を数多く治療し、体重が150キロ近い人でない限り、一年半ぐらいかければ全員が完治することが分かりました。つまり股関節の痛みや癒着は鍼で治療できるのです。それに股関節の刺鍼では男性より女性の刺入が深く、女性は痩せ型で中小殿筋がなくなってアヒルの尻のように仙骨が出っ張っている人と、太めで中小殿筋は薄いのに脂肪が付いて厚くなっている人の二種類あることが分かりました。アヒル型の股関節では治療をしているうちに小中殿筋が膨らんで仙骨や尾骨が引っ込んでゆき、デッチリになっている人は治療しているうちに脂肪が燃えて尻が小さくなり、おまけにヒップアップします。

しかしいずれも二年ぐらいの治療期間が必要ですし、アヒル型の尻では二寸の鍼で寛骨まで届くのですが、脂肪の載っている人は四寸とか四寸五分の鍼でないと届かないので、短い鍼しか持っていない所では治療できません。三回で治癒させなければならないというコンセプトと、一年以上かかって完治させるという現実は違うじゃないかと思われるでしょう。患者が一年も通ってくるものか？　という矛盾もあるでしょう。しかし股関節の痛む患者は、急に起きたものならば六回ぐらいで完治しますが、慢性ならば何年も痛みが続いているため、最初の三回で痛みを半減させ、その後も少しずつ痛みを消していけば一年後まで通ってくれて完治します。ですから十年来の股関節痛は鍼治療の中でも例外的に回数がかかると言えます。虫垂炎や蓄膿症なども鍼で治癒するらしいのですが、鍼では時間がかかり、西洋医学のほうが効率的なので鍼の不適応症と思います。しかし股関節痛は現代医学で人工股関節しか方法がなく、しかも摩滅など様々な問題点が解決されていないので、治療期間がかかるものの鍼治療の適応症と言えます。股関節痛の患者さんは通ってくるため、うちでは総患者数の五分の一程度を占めます。また治癒率も１００パーセントに近いので、「体重がありすぎて無理だな」と思われる患者さんを断れば治癒率１００パーセントを達成できます。地域で有名な鍼灸院になろうと思ったら「治らない患者さんは断って、治る患者さんだけ治療する」のが鉄則です。だから身体が左右に曲がって腰痛を訴える小殿筋萎縮患者を治療することは、経営を安定させる重要な柱の一つです。だいたい腰痛を訴える患者の半分は、股関節もやられていると考えてください。

20 ハムストリングの痛み

マラソンなどで足を酷使する運動をしていると、ハムストリングの痛みを訴えてくる人がいます。仙川時代に治療した日本女子体育大学の姐ちゃんは、ハムストリングが痛くなり、大学付近にある整骨院に通ったのだが悪化する一方で、ついには競技どころか日常生活にまで不便を感じるようになったとやってきました。

その整骨院の気持ちはよく分かります。私も初心者のときは「ハムストリングが痛いのだから、二頭筋と半腱半膜様筋に打てば治るだろう」と、一心不乱にハムストリングだけ刺鍼していました。ところが二回やっても症状に変化がない。「やばい！　三回目で効果を出せなかったら捨てられる！」と思った私は、もう一度考え直すことにしました。「ハムの支配神経は坐骨神経だ。しかし大腰筋にも梨状筋にも刺鍼した。それにフクラハギは痛くない。待てよ！　坐骨神経は二頭筋と半腱半膜様筋の間を通ってフクラハギに分布している。だから坐骨神経痛ではフクラハギが痛くてもハムは痛まない。しかし本例ではフクラハギでなく二頭筋と半腱半膜様筋が痛んでいる。だが二頭筋と半腱半膜様筋へ刺鍼しても効果がない。もしかすると坐骨神経が上で分かれて、表面を通る坐骨神経の分枝が二頭筋と半腱半膜様筋に分布していて、深部の坐骨神経は両筋の間を通ってフクラハギに行っているか

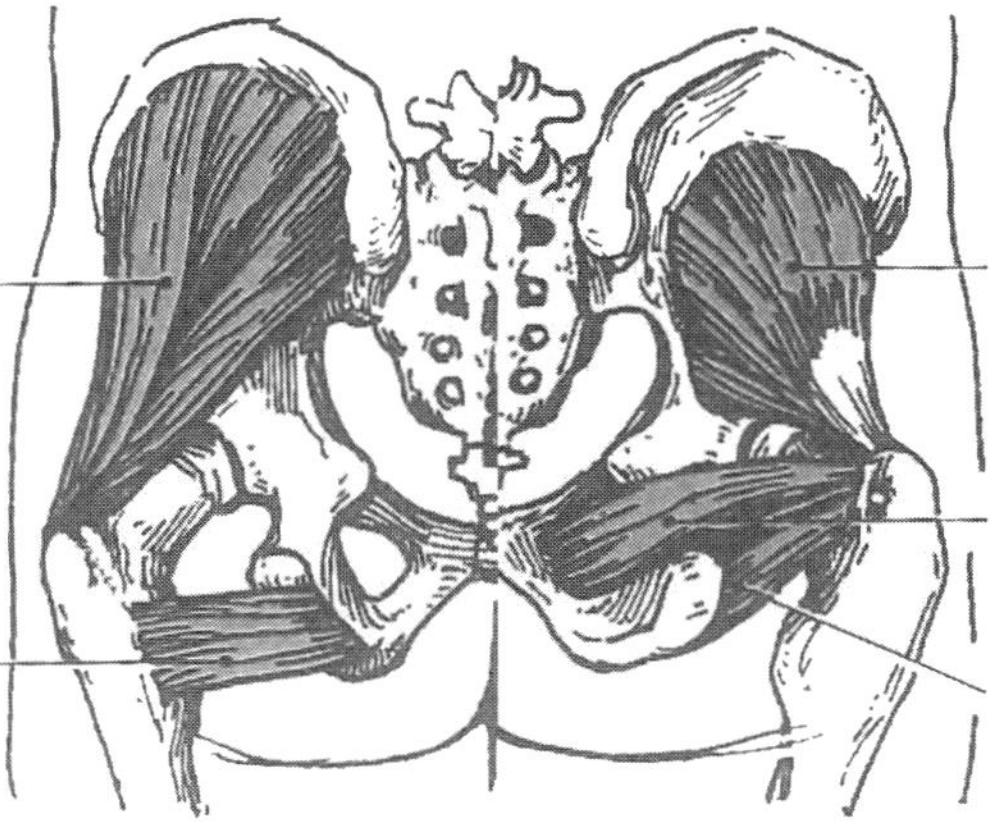

ら下腿に痛みがあれば大腿後面は痛みがなく、二頭筋と半腱半膜様筋が痛むときはフクラハギが痛くない。だから同じ坐骨神経と言っても二頭筋と半腱半膜様筋はフクラハギの痛みとは別物なんだ」ということに思い至りました。そして「筋肉と神経が垂直に交わる部位で、神経が圧迫される」という中学生時代に読んだドイツの医者の言葉を思い出し、「梨状筋で圧迫されていたなら坐骨神経全部が圧迫されるのでフクラハギにも痛みが出ているはず。これはフクラハギに痛みが出てなくてハムが痛んでいる。だから梨状筋より下部で圧迫される部位がどこかを考えろ」と思いついたのが坐骨結節です。そこは双子筋や閉鎖筋が付着し、もちろん二頭筋と半腱半膜様筋も付着しています。「坐骨神経が表面と深部に分かれて、表面分枝が二頭筋と半腱半膜様筋に分布するとしたら、そして痛みを出すほど圧迫する部分は骨に筋肉が付着している箇所に違いない。筋肉の中央部分で絞扼されているならば大腰筋のように太い筋肉でないと力不足だ。細い筋肉でも骨に付着した場所なら力が入る」と考えたのです。そして自分

の中国鍼灸の知識を総動員したところ「そういえば坐骨結節の上に坐骨という新穴があったな」と思い至りました。もしかすると坐骨穴は、ハムへ行く神経を閉鎖筋が押さえつけている場所かもしれない。そう考えて坐骨結節にW揚刺して骨まで当て、これを天部の取穴とし、局部の二頭筋と半腱半膜様筋へ排刺して地部取穴とすると、果たして効果のなかったハムの痛みが完治しました。それからはハムの痛みには付着部である坐骨結節を天部取穴とし、ついでに大転子まで双子筋や閉鎖筋に刺入して、局所の排刺を併用して治癒させてきました。局所のハムは大腿骨に当てないと前に突き抜けます。

これで印象に残っているのは最初に治療したハムの痛みを訴える男性。空手をやっていて、恐らく足の上げすぎでハムを痛めたのですが、それは坐骨という新穴を併用して六回ぐらいで完治しました。そのあとも島根県に帰ったとき、47歳のエアロビ・インストラクターのおばちゃんがやって来ました。もう歩くのも大変な状態で、とてもインストラクターなどできず、日常生活も痛くて困る状態とのこと。片足だけですが、坐骨結節へW揚刺、大腿後面へ人の字型に排刺し、半年ぐらいで治りました。とても筋肉が固く、並みの鍼灸師では鍼が入れられないほどでした。当然にして十三番とか十五番の太い毫鍼を使い、坐骨結節まで当て、ハムなら大腿骨まで当てる治療をしました。その女性はインストラクターから事務に移ったと言っていましたが、だいぶん良くなった頃、その生徒が治療に来て「あの人は今インストラクターをやっている。高校生の娘もいて、旦那とも離婚しそうな状態だから経済的にも止《や》められないだろう」と聞きました。治療中は運動しないと約束していたので本人に問い詰めると「だいぶん痛みがなくなったからエアロビを少しずつやっている」とのこと。生活のためだと聞いていたので、完治するまで中止するようにも言えず、結局は半年もかかってしまいました。

その後の仙川時代で、日本女子体育大学の学生が走り幅跳びをやっていたのですが、そのうちハムに違和感を覚え、うちにきたときには日常生活もできない状態でした。ところが大腿が一般の姐ちゃんの腰ほどもあり、10センチの鍼でようやく大腿骨や坐骨結節まで達する状態でした。硬いのでエアロビックのときと同じく太い特殊鍼を使い、大腿後面と坐骨結節へ2センチ間隔に叢刺し、やはり半年かかって完治しました。大学の後輩たちを紹介してくれましたが、最後に本人が「大学に残ることにしました。運動できないので教師になろうと思っていましたが、競技を続けられるようになったので大学院へ残ります」と伝えてきました。私は「本人にとって、院に残るより教師になったほうが、生活が安定していいんじゃないか」と思いましたが、「まあ、よかったね」といって送り出しました。

こうした痛みは一般に六～八回の治療で消えますが、最初に治療した人と、半年以上かかった二人だけは強烈に覚えています。また、椅子に腰掛けると大腿後面の外側が痛む人がありました。坐骨結節と半腱半膜様筋、大腿二頭筋の長頭に刺鍼しても治りません。「もしかすると大腿二頭筋の短頭かもしれない」と考えました。なぜなら長頭は坐骨結節に付着していて表面なのですが、短頭は大腿骨裏面に付着しているため、骨にモロ圧迫されます。そこで大腿外側から直刺して大腿骨後面を擦り、短頭へ骨擦りして留鍼すると効果がありました。腰掛けると大腿後面の内側が痛む人は、半膜様筋なので大腿内側から直刺し、大腿骨と半腱様筋の間に刺入します。

21 坐骨の痛み

坐骨の痛みとは坐骨結節の痛みのことです。それならば坐骨神経痛じゃないかと思われるでしょうが、坐骨神経痛は主に下腿部が痛むものを言い、坐骨の痛みは坐骨結節のみで下腿が痛まないものを指します。これを坐骨神経痛と勘違いし、大腰筋や梨状筋ばかりに刺鍼しても効果がないので患者が離れていってしまいます。ハムストリングの痛むケースも坐骨結節に痛みが出ますが、本症例は坐骨結節だけが痛み、ハムストリングは痛まないものです。

坐骨結節に付着する筋肉は、ハムで述べた大腿二頭筋と半腱半膜様筋がありますが、それはハムストリングの痛みで述べたため割愛します。ほかには内閉鎖筋、下双子筋もあります。また裏表の法則により坐骨結節前面に付着している筋肉も大概は後ろの痛みとして感じますので、大腿方形筋、外閉鎖筋、大内転筋、長短内転筋なども可能性としてあります。ですから坐骨結節が痛む場合は、大腿内側まで触診する必要があります。でも普通に考えられるのは内閉鎖筋と下双子筋ですから、やはり股関節周りから坐骨結節にかけて帯状に刺鍼します。それで好転しなければ、大腿方形筋、外閉鎖筋、大内転筋、長短内転筋なども触診し、圧痛やシコリなどの異常があれば刺鍼します。ここで重要なのは、それぞれの筋肉には深さがあるので貫かないこと。どうやったら貫かないで済むのかは、標的に当たるとゴムのような固い感覚と同時に、患者が重怠さを訴えるので、それから1センチほど入れるということ。貫いてしまったら別の筋肉に刺さるため目標筋肉が緩みませんので、得気があるところまで引き戻します。もし心配ならば「下手な鉄砲数打ちゃ当たる」方式で、二寸から四寸まで様々な長さの鍼を用意して、バラバラな深さに刺入するといいでしょう。しかし「硬い筋肉を貫いたら1センチぐらい刺入して止《と》める」という原則は守ります。

臀部は大きくて目標が取りづらいのですが、それでも仙腸関節沿いの大殿筋の痛みよりは治りやすいです。大殿筋は薄いため貫きやすく、「貫いてしまえば効果がない」の格言に基づくと、仙腸関節付近でしか大殿筋に当てることができず効果が悪いのです。中殿筋付着部にある腸骨稜の痛みも取りにくいのですが、大殿筋より遥かに治りやすいのです。こうした臀部の痛みを訴える患者は長患いが多く、痛みが尻の一部ではなく全体に広がっているケースが多いです。また、肛門の下付近の痛みでは、内転筋の上部付着部である尻を骨擦りせねばなりません。

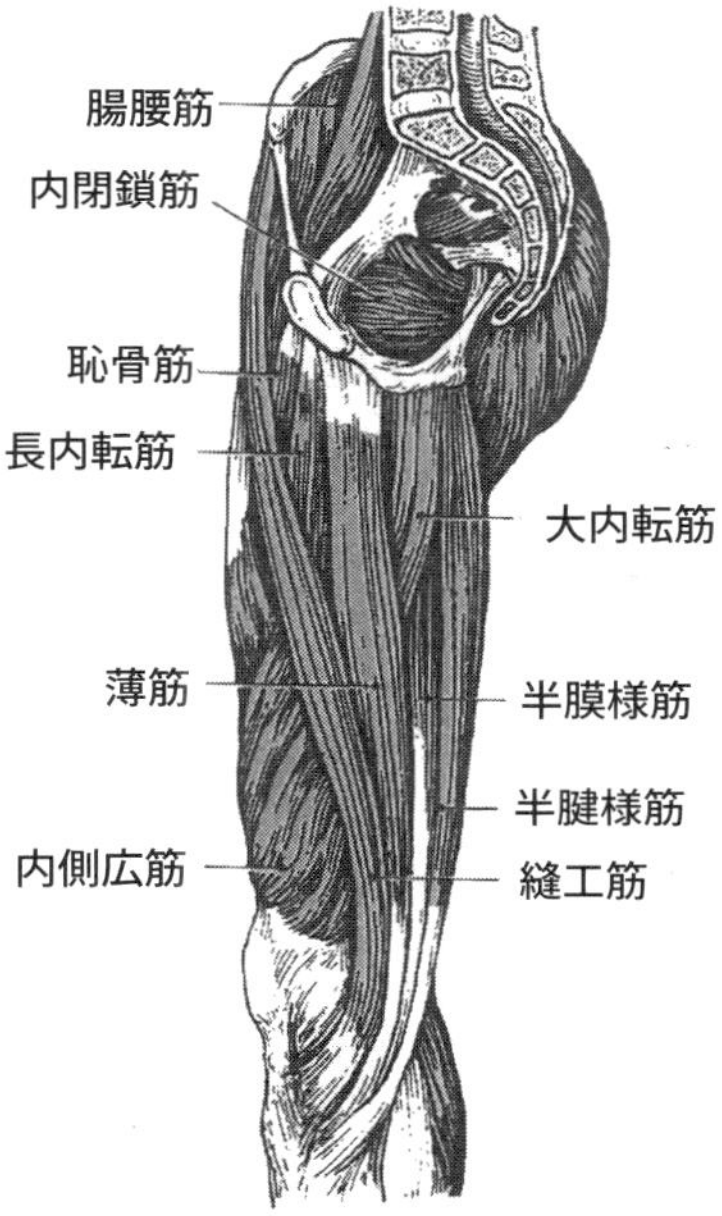

22 肩甲間部の痛み

肩甲間部の痛みとは、膏肓付近の痛みのことです。二行線は筋肉が薄く、刺鍼すると気胸が起きるので、施灸やマッサージのツボとされています。でも円皮鍼や梅花鍼、吸玉ならやっても構いません。

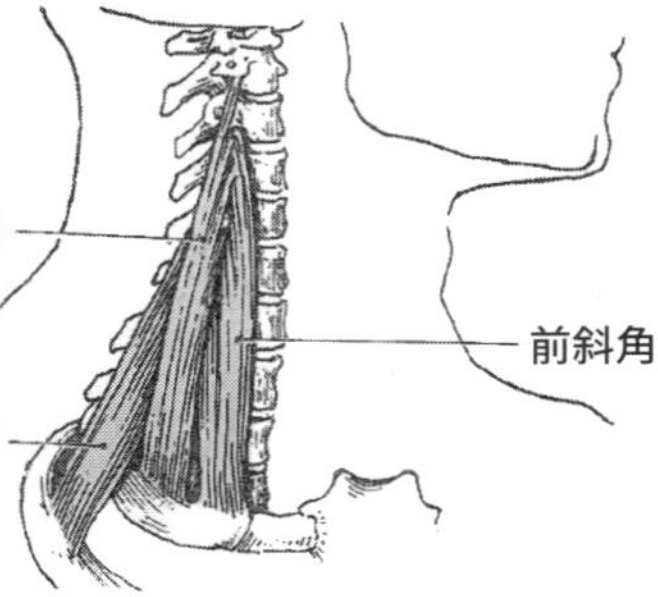

肩甲間部の神経として、まずは背骨から出る肋間神経が考えられます。そもそも肩甲間部には菱形筋や僧帽筋が分布していますが、いずれの筋肉も薄いので肋間神経を締め付けて痛みを出すほどの力があるとは考えられません。したがって絞扼しているのは脊柱付近の厚い筋肉群でしょう。ですから最初に脊柱の夾脊穴へ基本どおり刺鍼し、もし重症ならば傍鍼刺や斉刺で排刺します。それで痛みが治まらなければ、肋間神経ではなく肩甲背神経が絞扼されていると考えられますので、後頸部から斜角筋、特に前斜角筋を中心に刺鍼し、重怠く腫れぼったい鍼感を肩背部まで響かせます。その二箇所で治まるとは思いますが、もしかする

と肩甲骨の痛みを肩甲間部の痛みだと訴えているのかもしれません。その場合は肩甲上神経を緩めるために棘上筋へ棘上窩に向けて刺鍼したり、棘下筋・小円筋・大円筋を緩めたり、腋の腋窩神経を緩めるために肩甲下筋へ刺鍼したりもします。実際にいずれが絞扼しているのか一つ一つ確かめていると、外れ続けたあと四回目にして初めてポイントに当たるため、それまで患者が来てくれるか分かりません。だから最低でも一番疑われる肋間神経と肩甲背神経の絞扼《やく》部分には刺鍼します。つまり疑わしい部位すべてに刺鍼するため、どうしても治療箇所が増え、刺鍼本数も多くなります。

それでも痛みが消えなければ局所の肩甲間部を梅花鍼で叩刺し、吸玉で血を出します。中国に「古い血があれば新血は生まれず」という格言があります。それは静脈に酸素不足の血が滞っていれば、そこには酸素を含んだ血が入って来られないという意味です。そこで皮膚表面に穴を開け、陰圧をかけてやれば滞っていた血が吸い出され、酸素を含んだ血が入ってくるため筋肉が緩んで血管や神経の絞扼がなくなるわけです。肩甲間部は筋肉が薄く、鍼尖を止《と》める骨として肋骨がありますが、それには隙間があるので肺に刺さる危険があります。太い筋肉で下に骨があれば、鍼尖が骨で止まるため内臓に刺さりませんから、置鍼すれば筋肉が収縮と弛緩を繰り返し、滞った静脈の瘀血は追い出されます。しかし表面の薄い筋肉では毫鍼が刺せませんので、吸玉で瘀血を除去したほうがよいのです。ただし、ほとんどの肩甲間部の痛みは起立筋と頸の前部で取れるため、まず吸玉を使う必要はないでしょう。特に前斜角筋中部の肩甲背神経は重要です。

23 鼠径部の痛み

鼠径部の痛みなら背筋《はいきん》、恥骨筋か腸骨筋が原因です。恥骨筋に分布する神経は仙骨から出ており、ヘルニアやすべり症などのように神経根が障害されることがないため、すべて地部のみの局所治療となります。「それならば恥骨に刺鍼すればよいではないか？」と考えますが、それなら経験は要りません。痛む場所に鍼をして治るならば、従来の一般的な鍼治療と同じく、腱鞘炎なら陽渓、テニス肘なら曲池、膝痛なら膝眼と鶴頂など、圧痛点にだけ刺鍼していれば鍼の本数も少なくて楽です。それで一時的には楽になった気がして、そのときは満足します。しかし疼痛点にのみ刺鍼していれば、その他大勢の鍼灸店に埋もれてしまい、治療以外のサービス、例えば料金を下げるだとか、店内を綺麗に改装するとか、アロマを焚《た》くとか、外国の鍼博士の賞状を買って権威付けするとか、鍼治療以外で競争するしかありません。『霊枢』脹論や寒熱、『鍼灸甲乙経』には「一回で効果を分からせ、三回で治癒させる」とあります。鍼の基本書は『素問』でも『難経』でもなく、ましてや『傷寒論』でもありません。『内経』は後世の『傷寒雑病論』となり、『難経』は『脈書』となり、『甲乙経』は『千金』やら『外台』に引き継がれて『鍼灸大成』になったのです。だから一回で効果は分かるものの、一時的に痛みが軽減するだけで根治しない鍼治療は『霊枢』の記載に反するので、鍼治療の基本を踏襲《とうしゅう》していないことになります。ちなみに『素問』や『難経』には、回数の記載がありません。また余談ですが『傷寒雑病論』は『傷寒卒病論』であったということです。だから雑病の語源は卒病ですね。

くだらないことを述べましたが、ここで北京堂には「筋肉付着部が痛む」という格言があります。一般に恥骨が痛むのは、そこが炎症を起こしているから痛むので、刺鍼して局部の炎症を鎮めてやればよいと考えるのが普通の鍼治療です。しかし北京堂の発想によると、恥骨が痛むのは恥骨が炎症を起こして痛むのでなく、そこに付着している筋肉が収縮して骨膜を引っ張っているから痛むのだと考えます。だから恥骨に付着している筋肉を調べます。すると外閉鎖筋、恥骨筋、長短大内転筋、薄筋など多くの内転筋が恥骨から始まっています。これでは目標が分かりません。

私の経験では、恥骨が痛むときは恥骨筋を緩めると痛みが消えるようです。恥骨に直接刺鍼した治療者もあるようですが、患者さんに聞いたところ結果は出なかったようです。まず骨が痛むときは、その骨に付着する筋肉を考え、その筋肉を一つ一つ押してみる。そして異常に過敏な痛みを訴える筋肉があれば、それが原因です。硬くなっている筋肉なら手触りで分かりそうなものですが、鍼灸学校で筋肉のシコリを触知させたところ、同級生は誰も分からなかった現実があります。コリは経験を積んでゆくうちに分かってくるもので、押したら患者さんに圧痛の有無を尋ね、自分の手触りと患者さんの訴えが一致しているかどうかを確かめる経験を積み重ねていかなければ、触って異常なのかどうかが分かりません。ともあれ恥骨の痛みでは第一候補が恥骨筋、他に考えられるのが外閉鎖筋と短内転筋で、長内転筋や大内転筋、薄筋は関係しません。長内転筋や大内転筋、薄筋が硬縮したときは、膝内側の痛みとして感じます。いずれにせよ大腿内側の上中下で、どこを押さえたら痛みを訴えるかによって障害された筋肉が特定できます。そして恥骨筋に刺入するのですが、大腿内側から刺入するのが正しいです。それは大腿前面から刺入すると恥骨筋を貫いてしまい、大腿後面の筋肉に効いてしまうからです。前にも述べたように北京堂では「鍼尖部分しか効果がない」という格言がありま す。現在の鏡面仕上げの鍼では、鍼体がザラザラしていないので鍼体部分では効かないのです。だから筋肉内で鍼尖を止める必要がある。それには大腿内側の上部から薄筋、長内転筋を貫いて恥骨筋に到達させ、大腿骨内側上部に鍼尖を当てて止める必要があります。恥骨筋は大腿の上五分の一ぐらいに付着しているので、そこへ向けて内側から刺入すれば骨で止まり、貫く恐れがありません。こうして内側から大腿上部四分の一ぐらいへ排刺し、それを挟んで両側にも排刺すれば、まず何本かは恥骨筋に当たっているので緩ませることができます。恥骨筋を緩ませることができれば、恥骨の骨膜にかかる張力も緩和できて痛みが消えるはずです。ちなみに恥骨筋の痛みは、全身が痛かったり、マラソンしている人に多いです。

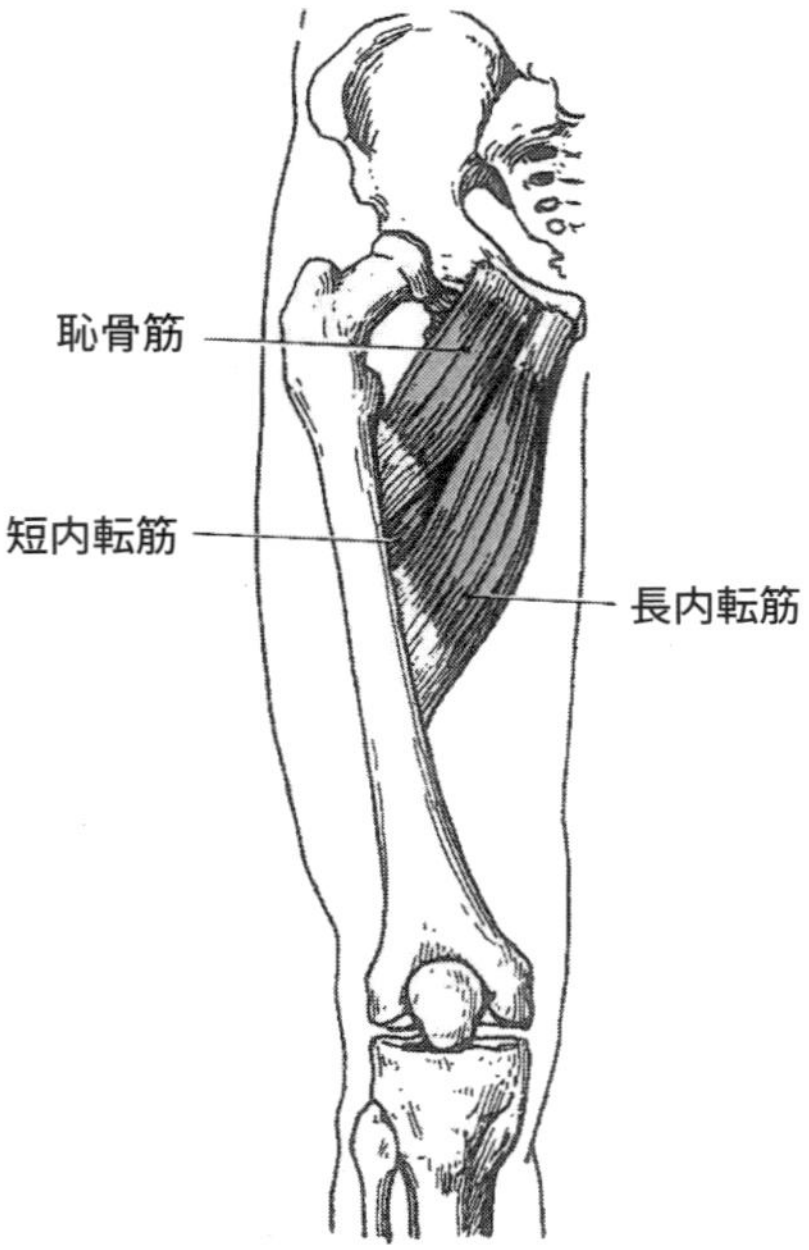

24　アキレス腱の痛み

アキレス腱の痛みですが、一見するとアキレス腱は腓腹筋だから腓腹筋の内側頭と外側頭に浅刺して緩めればよさそうですが、それでは痛みが消えません。そもそも腱が痛むことはあまりなく、腱が痛むと思われるときは腱鞘が痛みを出しています。だから腱鞘のないアキレス腱が痛むこと自体が不自然です。でもアキレス腱に痛みを訴える。これはスノボーやマラソンしている人に多くて、一般人にはいません。腓腹筋に浅刺しても痛みが消えないので、アキレス腱より深部にあるヒラメ筋や長趾屈筋、後脛骨筋、長母趾屈筋などの傷害が考えられます。そこで脛骨内側から刺入してアキレス腱の下を外側へ向けて透刺します。それらの筋肉は横から押さえれば、脛骨内縁に硬くなった筋肉を触れます。なぜアキレス腱の本体である腓腹筋内外側頭が原因にならないかですが、それについては「表面の筋肉は、大気圧しかかからないので血管が圧迫されない」という格言に基づきます。だから血管が圧迫され、血流が悪くなるとすれば、前は脛骨、後ろから腓腹筋やヒラメ筋、下部はアキレス腱によって挟まれている深部の筋肉が血管を圧迫され、酸素不足になり硬縮して神経を絞扼するため痛みを出していると考えるのが普通ですから、目標筋肉はアキレス腱より深部の筋群になります。その筋群にアキレス腱を貫いて刺すにはアキレス腱が硬すぎることもあり、横から刺入するのです。

こうして局所のアキレス腱部からフクラハギまでを脛骨内側に沿って刺鍼します。やはり指先感覚の鈍い人もありますので、脛骨内縁へ三列ほど排刺したほうが安全です。そうでないと指先感覚の鈍い人は、一列刺鍼したもののすべて外して効果がなかったなどということもありえます。アキレス腱の痛みなど、局所の問題だけなので書く必要などないと考えていたのですが、意外に鍼灸師から要望が多くて載せました。私としては圧痛点治療に近いので不要と思いますが…。

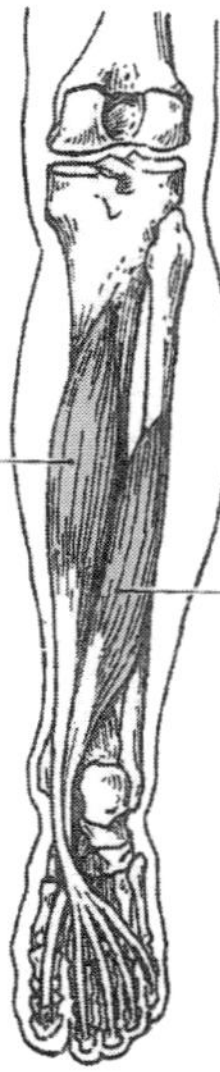

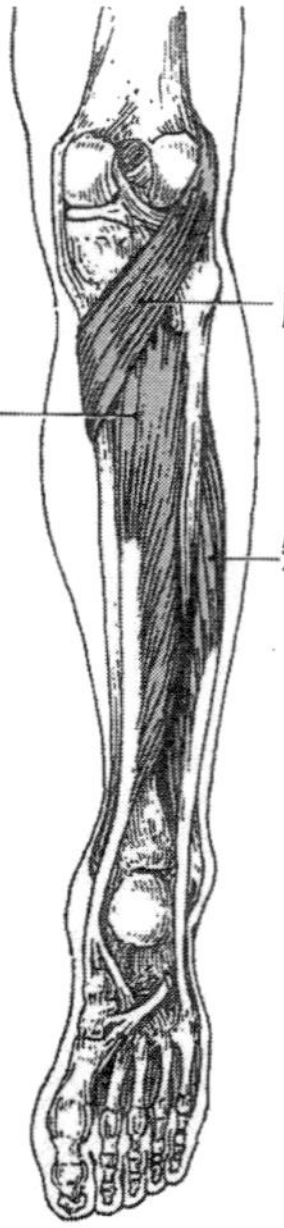

25 踵骨の痛み

これは踵骨のアキレス腱付着部が痛むものです。朱漢章は、足底腱膜やアキレス腱のように筋肉や腱が骨に付着する部位は、付着部が筋肉運動によって牽引され、骨がひずむことから電気が起こり、そのマイナス電気にカルシウムイオンが引き寄せられて骨棘ができて痛むと主張しています。そこで骨棘を砕《くだ》くため、彼は小針刀を開発しました。小針刀は改良した鈹鍼です。骨を砕くことは鍼師として治療範囲外と思いますが、この発想は導入できます。つまり骨に付着する筋肉が常に収縮しているため電気が起き、それで骨棘ができるのならば、その筋肉を弛緩させてやれば電気が発生しなくなり、骨棘は自然吸収されるのではないかと考えられます。その発想に従って、踵骨後面のアキレス腱付着部痛には、朱漢章の骨棘砕きだけじゃなく、原因となっている腓腹筋やヒラメ筋を緩める。そして踵骨裏面の骨棘には、足底腱膜炎と同じく脾経ラインから膀胱経ラインへの透刺が有効です。これは長年に渡って徐々に成長して作られた骨棘ですから、その原因を除くことによって徐々に解消されてゆきます。

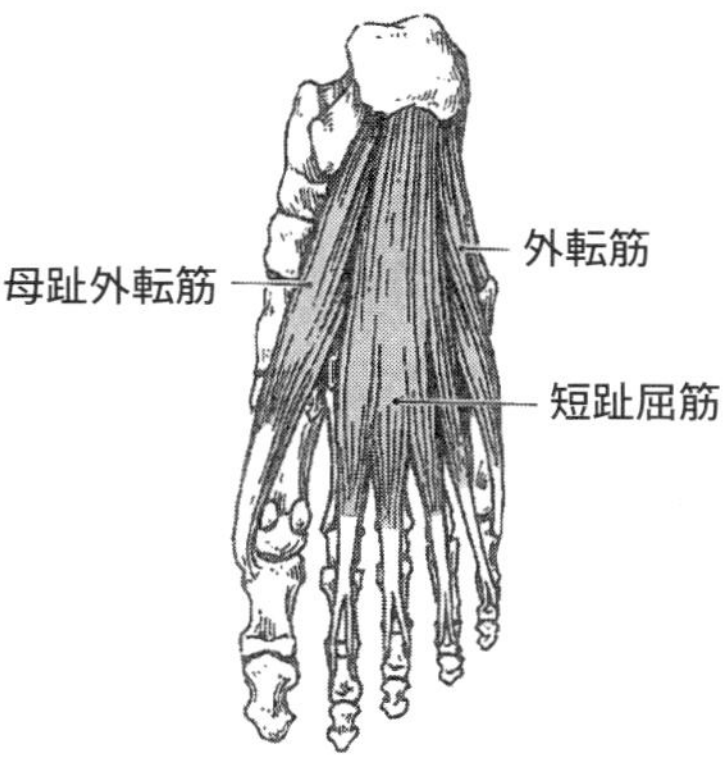

26 脊柱管狭窄症

しばしば脊柱管狭窄症の鍼治療を頼まれることがあります。脊柱管狭窄症といっても、ほとんどが間欠性跛行の治療です。これまで狭窄症を鍼で治癒した例ですが、仙川時代に十月頃、脊椎のＭＲＩ写真を持ってきた爺さんがいました。おばあさんが狭窄症で歩けないから治療してくれと言うのです。その画像を携帯で見せてくれましたが、縦断面で仙椎と腰椎の間が真っ黒、そして四―五も真っ黒、三―四が半分くらい黒くなっている画像でした。恐らく椎間板が脊柱管に飛び出したため馬尾神経を圧迫しているのでしょう。これまでにも脊柱管狭窄症を治療した人がいましたが、当時は狭窄症が鍼で治るとは思えなかったので、主に大腰筋と中小殿筋の硬縮を緩めて間欠性跛行を解消していました。狭窄症患者は小殿筋が硬縮していて、歩いていると小殿筋が動かなくなり、十分間くらいしか歩けないのです。それに対して私は中小殿筋の刺鍼で対処してきました。これは前にも述べた通り、大転子から2～3センチ離れた部位に7・5～12センチの鍼を使い、腸骨まで到達させるのです。そして骨接地面まで刺入し、骨に貼り付いた萎縮している筋肉が膨らんできたとき、さらに鍼を押し込むと効果がよいことを述べました。そして脊柱管狭窄症では、小殿筋に神経を出す大腰筋刺鍼も天部刺鍼として併用していたのです。それまでも中小殿筋を治療するときは、その局所である地部だけでなく、天部に当たる大腰筋も治療していたのですが、そのおばあさんの小殿筋は硬く、なかなか完治しませんでした。そして三カ月ほど経た翌年の二月、爺さんがおばあさんを連れてやってきて、「病院へ行ったけど、医者が脊柱管狭窄症ではないと言うのだ」と申します。そこで新しく撮った画像を携帯で見せてもらうと、それまで半分ぐらい黒くなっていた三―四番だけならまだしも、それから下の四番も五番も全く黒くなく、一本の白い帯が途切れることなく仙椎まで通っていたのです。その白い帯は脊髄と馬尾神経なので、全く黒くなっていないことから圧迫のないことは明らかです。馬尾神経が全く圧迫されていないのですから、医者が「脊柱管狭窄症ではない」というのは当然です。しかし十月に見た映像では、明らかに三番目が半分だけ黒くなっており、その下も真っ黒で白い帯が切断されていたため、馬尾神経が完全に圧迫されていたことは間違いありません。私は鍼で脊柱管狭窄症が治癒したとは思えなかったので、「何かやったんじゃないの？」と質問しました。すると爺さんが「鍼治療だけじゃなく、脊柱管狭窄症を治す体操をやった」と言います。なんでも「脊柱管狭窄症を治す体操」といったような本があり、それに書かれた通り体操していたら治ったと言うのです。恐らく本を買ったのは私のところへ来る前でしょうし、これまでも体操は続けていたと考えられるので、体操だけで狭窄症が治ったとは考えられません。三カ月前の画像では完全に二箇所が切れており、一箇所が半分途切れていたのですから、馬尾神経が三箇所で圧迫されていたのです。ところが鍼治療をしてから三カ月で正常な脊髄に戻っていた。これは鍼治療が脊柱管狭窄症に何らかの作用を及ぼしたのに違いありません。その爺さんに、どんな体操をしたのか尋ねましたが、教えてくれませんでした。それで老夫婦は来なくなりました。恐らく医者が「脊柱管狭窄症ではない」といったのが信じられなくて、私に画像を確認してもらいに来たのでしょう。その頃は爺さんが来るたびに整形の本がなくなっていくから、来て欲しくないので幸いでした。一万円以上の本で、日本語で書かれたものだけを二冊も持っていかれました。最初は一冊なくなったので変だなと思い、警戒していました。おばあさんの治療中に、本棚から爺さんが本を取って見ていることは知っていました。しかし他には本を見る患者などいなかったので、爺さんに注意していたら、帰ったときやはり一冊なくなっていたため、これは治療を断ったほうがいいと思っていたから丁度よかったのです。私のような鍼灸師が整形の本など必要あるかと思われるでしょうけど、鍼が効かない場合、どのようなアドバイスができるのか参考になりますし、また治療の参考にもなります。それに私は鍼灸の本を買おうと思って書店へ行くのですが、どうも日本の鍼灸書は面白くないので、その代わりに整形の本を買ってしまうのです。

私の想像では、おばあさんがやっていたのは身体を反らすような大腰筋ストレッチ体操だったんじゃないかと思います。背骨は棘突起で関節されていますから後縁の長さは変わりません。だから椎体のある前面を伸ばしたり縮めたりして腰を前後に曲げています。前屈みになれば椎間板が圧迫されて髄核が押し出されることになります。前屈みの姿勢では椎体の前部が強く押し縮められますから、椎間板は前を中心点とした扇状に変形し、髄核は後ろに移動して、椎間板が脊柱管や後部に押し出されます。前屈みの姿勢は髄核が出る原因となりますから、そのような体操をするはずがありません。だから髄核が引っ込むとしたら椎間板が牽引され、減圧されたときに吸い込まれて引っ込むはずです。だから体操して髄核が引っ込んだとすれば、それは身体を反らせる大腰筋ストレッチ体操に違いありません。以前に大腰筋刺鍼と腰枕を併用してヘルニアを引っ込めた男性がありましたが、あれと同じ理屈でしょう。ただ体操だけしても大腰筋が牽引している腰を反らすことができず、無理に反らせば椎体が圧迫されて骨折するので、鍼で大腰筋が緩んで腰が反れるようになるまで治らなかったのでしょう。

つまり髄核の出たヘルニアならば、神経根圧迫による坐骨神経痛だろうが、脊柱管狭窄症だろうが、大腰筋へ刺鍼して緩め、脊柱を反らせて椎間板の内圧を弱めれば、ヘルニアは引っ込んで自然治癒するわけです。そして椎間板の線維輪の破れ目が癒合すれば、ヘルニアは完治するわけです。

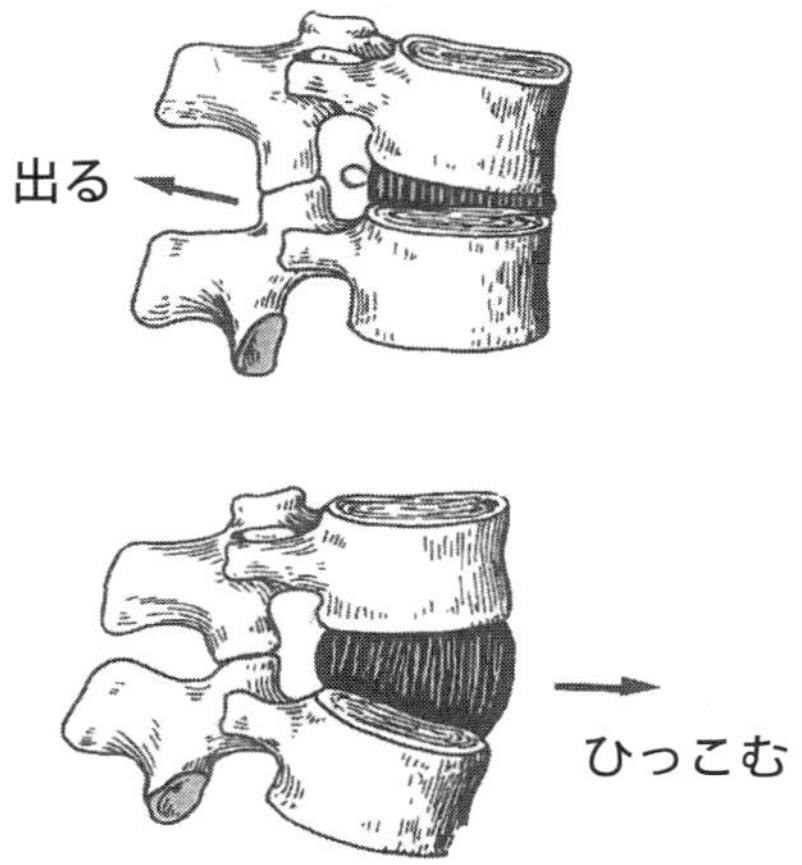

私は初心者の頃、「ヘルニアは軟骨の出たものだから鍼などで引っ込むはずがない」と考えており、そういうふうに北京堂のホームページでも書いていました。しかし自分が頸椎ヘルニアとなり、頸を牽引し続けて三週間で治癒し、また患者さんも腰椎ヘルニアが大腰筋刺鍼と腰枕で完治し、ここにきて脊柱管狭窄症のおばあさんが大腰筋刺鍼と体操によって完治していることを画像により確認すると、「椎間板が脊柱管に突出したタイプの脊柱管狭窄症なら、鍼と腰椎を反らせることで完治する」と、認識を新たにしました。中国でも骨増殖による圧迫

は画像変化が認められていません。

　これまで脊柱管狭窄症の患者さんが来ると、「それは鍼では治らないから手術しなさい。簡単な手術ですから問題ありません」と勧めてきたのですが、手術した患者さんは腰椎に負担がかかるため、三年もしたら黄色靭帯や後縦靭帯が肥厚して再び馬尾神経を圧迫し、そうなったら治療法がないので結局は後遺症に一生涯苦しむことを知ると、このホームページがいかに罪なことをしてきたかと反省します。しかしホームページを直す気はありません。ホームページに本当のことが書かれているとは限らないからです。誰も責任を持たないので、かなり嘘が書かれているのがホームページだからなのです。しかし一部は本当のことも書かれています。何にでも確認作業は必要です。

　つまり脊柱管狭窄症は、ほとんど動けなくなったようなおばあさんでも大腰筋刺鍼と腰椎反らしによって、三カ月以内に完治することが分かりました。それからは脊柱管狭窄症が鍼で完治することが分かり、腰椎ヘルニアと同じように大腰筋刺鍼とバックストレッチャーを併用し、大腰筋を緩めたあと、自宅でバックストレッチャーに寝て腰椎を反らしてもらい、ヘルニアが引っ込んだところで安静にして線維輪の破れ目を癒合させることで完治するようになったのです。ただし、すべての脊柱管狭窄症が鍼で治癒するかといえばそうではなく、椎体が肥厚して馬尾神経を圧迫した骨圧迫型の脊柱管狭窄症は治らないと思います。私も初心者の頃は治せなかった脊柱管狭窄症が、ここに来て治せるようになりました。鍼灸師は、日々にレベルアップしてゆくものです。

27 クローン病

クローン病は難病で、口から半年食べなければ障害者手帳が貰えるそうです。私は過敏性結腸とか便秘なら治療してきました。しかしクローン病で障害者手帳を持っている女性は、生麦時代に初めて治療しました。その女性は東京に住んでいましたが大阪出身で、大阪にいるとき鍼灸院で鍼治療をしてもらったら調子がいいと言うのです。その人は鍼マニアで、これまでも何十軒となく鍼灸院に行ったようですが、東京の鍼灸院では全く効果がないと嘆いていました。

私は習慣性の便秘や下痢などは何度も治療してきましたが、クローン病となると初めてです。慢性の便秘ですが、私が自宅で開業していた頃、隣のおじさんが腰痛になったと来たのです。隣は床屋でした。よく考えてみれば、床屋は前屈みの仕事なので、前屈みで収縮するのは起立筋だから起立筋を治療すればよかったのですが、昔は腰痛治療といえば大腰筋を中心に刺鍼していたのです。すると翌日、「腰痛は治らなかったが、長年に渡って困っていた便秘が治って、すっきり出るようになった。今度は腰痛を治療してくれ」とやってきました。大腰筋で治らなかったので、起立筋への夾脊穴に変更して治癒したのです。そのとき「どうして大腰筋で便秘が治ったのだろう」と考えたのです。

腸には自律神経が行って腸を動かすように指令を出していますが、その自律神経が圧迫されると神経のインパルスが遮断されて腸に届かなくなり、腸が「動け」と言う命令を受け取れないため便秘になるのではないかと考えました。それからは慢性の便秘患者に、大腰筋刺鍼することで解決していったのです。便秘が治るようになると、慢性下痢の患者がやって来るようになりました。下痢は腸の運動が活発になりすぎて起きるのだろうと考えて、やはり大腰筋へ刺鍼してみましたが上手くいきません。そこで考え直しました。

大腰筋は太いので神経を強く圧迫する。神経が強く圧迫されると、神経のインパルスは伝わらなくなって腸が動かなくなる。腸が過剰に動くということは、神経が興奮してパルスを出しているからだ。神経が興奮するのは弱い刺激を受けているのだろう。しかし大腰筋では、神経を遮断《しゃだん》してしまう。

一般的な状況を考えますと、知覚神経が少し圧迫されると重怠さを感じます。もう少し圧迫されると過敏になって痛く感じます。それが神経を圧迫して興奮しやすくなった状態です。そして最後には感覚が麻痺しますが、それは神経が強く圧迫されて信号が伝わらなくなった状態なのです。これは知覚神経についてですが、運動神経ならば少し圧迫していれば興奮してピクピク動き、ひどく圧迫されれば信号が伝わらなくなって動かない。自律神経にしても少し圧迫されていれば興奮してパルスを出して内臓の動きが激しくなる。そして強く圧迫されれば信号が伝わらなくなって内臓が動かないはずです。もし大腰筋によって背骨から出る内臓神経が圧迫されているとすれば、大腰筋なら太くて力が強いため、信号が遮断されて腸が動かなくなり便秘となる。しかし弱めに圧迫されているから興奮して動きが激しくなる。だから力のない薄い腰方形筋が背骨から腸へ行くまでの自律神経を圧迫して、神経を興奮させているのではないかと考えました。それで慢性下痢に対しては、大腰筋でなく腰方形筋を治療することにより成果を上げてきたのです。しかしクローン病は初めての経験でした。

話によると、食べ物を摂《と》ると腸が出血し、腹が痛くなって下痢をするというのです。電車に乗ってもトイレがないので、しょっちゅう降りなければ目的地に着けない。普通の食事は摂れないので、点滴を飲んで栄養補給をしている。こういう状態なので、歳の離れた旦那と結婚したが、自分が食べられないのに食事を作ってやらねばならない。大阪にいるときは鍼して効果があったのだけれど、東京に来ていろいろと鍼灸院を回ったが、全く効果がない。いろいろと大変です。

「食べ物が腸に入って炎症が起きるのならば、自律神経が激しく興奮していて、ちょっとの刺激でも炎症起こすんじゃないのか？　クローン病も口内炎のようなもので、もともと炎症があるのかも」と考えました。これは相当の重症なので、腰方形筋だけでなく大腰筋も関係しているんじゃないかな？　いずれにせよ大腰筋が固ければ、緩めておいて損はない。

そう考えた私は大腰筋だけでなく、腰方形筋も緩めることにしたのです。もともと腰方形筋だけに刺鍼することは少なく、下痢のときは大腰筋プラス腰方形筋と、両方に刺鍼していました。とくに下痢には大腰筋の刺鍼だけでは解決しなかったので、腰方形筋を加えていたのです。クローン病の場合、念のため肩甲骨下角から下の夾脊穴も加えたのです。こうして自律神経は、その内臓枝の通る腰方形筋と大腰筋だけでなく、背筋に伸びている背枝まで攻撃を受けたのです。この三所《みところ》攻めを食らったものだからたまりません。次に来院したときに患者は、「前に大阪で鍼治療を受けたときより、遥かに効果がありました」と報告してきました。本人は痩せていたので、大腰筋と腰方形筋に刺鍼したといっても二寸半を使っています。

　こうして症状が改善したのですが、彼女のクローン病が完治するには一年以上かかりました。そのうち食べても腹がそれほど痛まなくなり、今まで穿いていたスカートが入らなくなってきたと言います。大腰筋や腰方形筋、起立筋は、それほど固いとは思わなかったのですが、刺鍼しているうちにクローン病が改善していきます。最初は顔つきも痩せこけていましたが、ふっくらして可愛らしくなっていました。もう口から食べられるようになったが、障害者手帳は電車代が半額になったりと便利なので、返却する気はないという話でした。そのうち来なくなりました。十年ぐらい後に一回だけ来ましたが、それはクローン病ではなく、単なる肩凝りの治療でした。クローン病は完治してから再発していないとのことです。その人に会ってからはクローン病が怖くなくなり、何人か治療しましたが、他に女性はおらず、すべて男性患者でした。最初の女性が一番長くかかり、他の患者さんは十回ぐらいで治癒しています。

28 口内炎

口内炎は、しょっちゅう私が発病し、鍼灸師になるまで悩まされてきました。これは『開業マニュアル』とかぶるので書きたくないのですが、本書を執筆しているうちに、治療法というより個人的なエッセイみたいになってきたので、やはり書いておこうと思います。

私は北京に留学し、帰国して開業しましたが、その後は北京の姐ちゃんにフラれてハルビン人と結婚しました。そのときワープロを打ち始めたのが原因か、外国人と結婚したのが原因か分かりませんが、とても喉が痛くなりました。今ならば喉の痛みなど自分で鍼して治してしまいますが、当時は初心者でギックリ腰の痛みしか治せず、しかも私はギックリ腰になったことがないので宝の持ち腐れです。いえ一回だけ腰の中に何かが入っているように痛息くなったことがあり、自分で大腰筋に打ってみましたが当たらず、三日後に再度刺鍼して、これはズシーンと患部に当たったような感触があって一発で治癒しましたが、動けないほどの腰痛ではありませんでした。それからは腰痛になったことがありません。だから自分が腰痛でないのに、腰痛治療を専門とする妙な鍼灸師になってしまいました。しかし口内炎はひどいとき、三カ月に一度ぐらいなっていました。日本の書籍を読むと「口内炎の患部に刺鍼しろ」とか書いてあるのですが、やってみても全く効果がありません。

そのときは喉が痛くて医者に行き、喉が真っ白になっているといわれて「ジフテリアか」と思いました。出された抗生剤を飲むと、舌に突然五百円玉ぐらいの白い潰瘍ができて痛くてたまらなくなり、摂氏四十二度の高熱が出て寝込んでしまいました。すると知り合いの医者が熱冷ましを持ってきてくれ、これを飲んで熱が下がっている間に寝ろと言う。それを飲むと30分だけ平熱になりますが、寝ようと思っても再び四十二度の熱が出るので苦しくてたまりません。一時間半の間に三粒飲み、こんなことをしていては副作用でダメになると考えて薬を止《や》めました。夕食の時間になりましたが、じっとしていても舌が痛いのに食事なんてできるわけがない。そのうち、舌の痛みが激しいとき同側の完骨付近が重怠くなり、そこを指で押すと舌の潰瘍に響く感じがするのです。そこへ二寸鍼を入れてみました。すると舌の潰瘍に響いて、なんだか麻酔にでもかかっているような感じがし、潰瘍は痛いのだが、なんだか遠くで感じている気分です。食事をして醤油を付けてみましたが、麻酔がかかったような鈍い痛みです。辛《つら》くはありません。そうして食事を終えましたが、しばらくすると潰瘍がジンジン痛み出してくるのです。そこで舌炎が痛くなっては刺鍼し、痛みが治まったら抜鍼することを繰り返していたら、置鍼するたびに熱も五分ずつ下がってゆき、夜中には三十七度台まで下がったので眠れるようになりました。翌朝も三十七度台をキープしており、潰瘍の痛みも治まったのです。

この場合、舌炎が起きたとき、完骨あたりに違和感が出て、そこを押したら痛かったので刺鍼しました。では何故《なにゆえ》に完骨付近が痛くなったのか？

四十二度という高熱が出ましたが、これを中国医学で考えると、高熱は筋肉を痙攣させます。「熱は陽だから、運動を加速して血流がよくなるのでは？　だから冷えて痛むとき、暖めるじゃないか！」と思われるでしょうけれど、それは一面的な見方です。中国医学では高熱になると、陽が強すぎて陰を追い出します。つまり血液は血と液から成り立っていますが、発熱すると強すぎる陽が陰液を追い出し、汗となって水分が出て行くので血液中の水分がなくなり、血がドロドロして血流が悪くなり、血流が悪くなれば経脈という血管が滞るので痛みが出ます。通じなければ痛むです。だから中国では風邪を引いて高熱になったとき、できるだけ水を飲んで水分補給するように言われます。そうやって血液中の液を補充して血流を確保するのです。だから摂氏四十二度で舌が痛くなったことは、中医理論にかなっているのです。とりわけ高熱では起立筋が強ばって反弓角張になると言います。

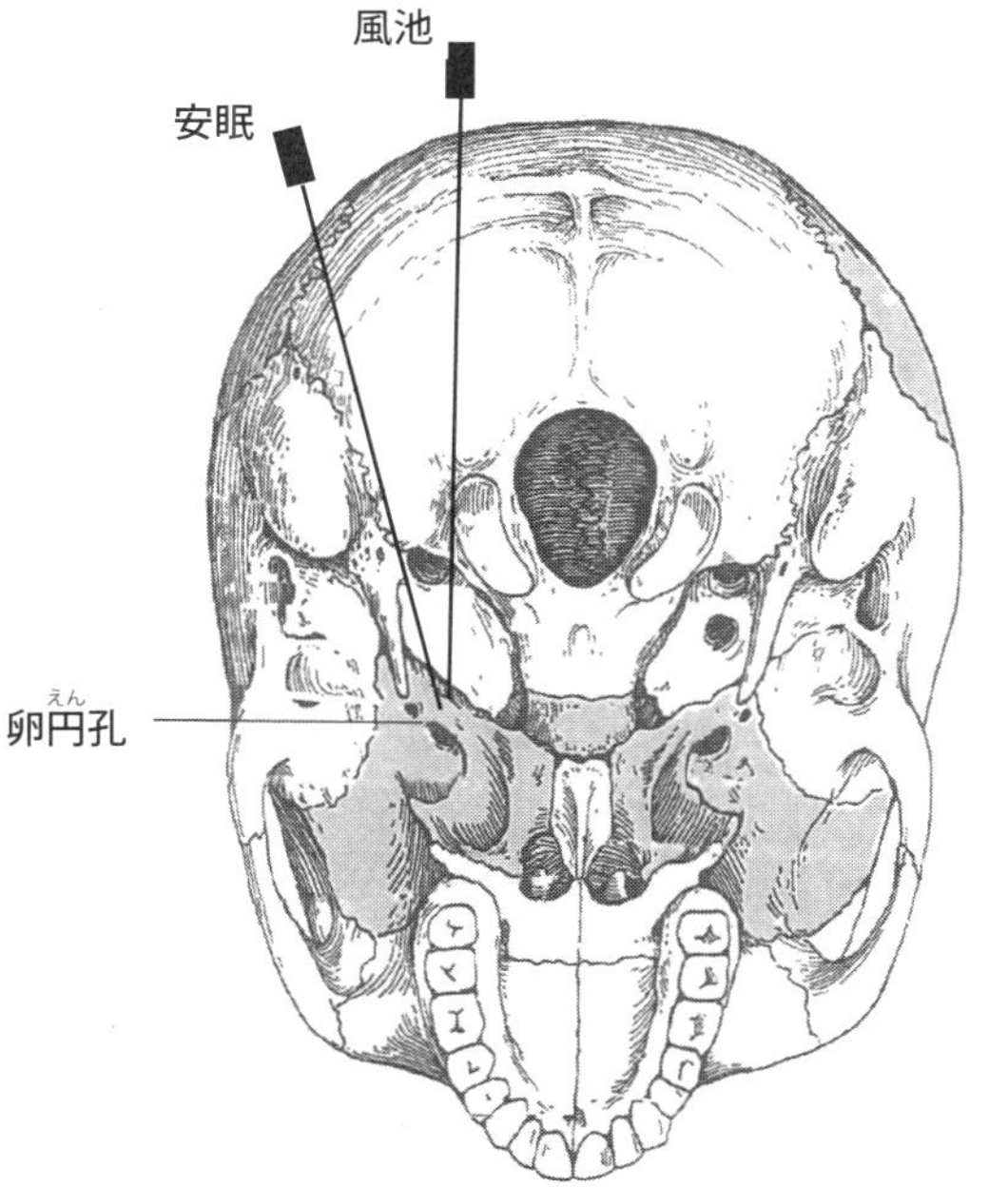

舌が痛くなったのは舌神経が興奮して痛みを感じ、粘膜が荒れて潰瘍となっているのでしょうけれど、興奮しているのは三叉神経から分かれた下顎枝の分枝です。つまり血液中の液成分が高熱のため汗となって失われ、と

りわけ高熱では首や背筋《はいきん》が硬直するので、三叉神経周りの筋肉が収縮して締め付けられているはずです。だから完骨や風池、安眠付近から卵円孔へ鍼尖を向け、その周囲に分布する内側翼突筋や外側翼突筋、口蓋帆挙筋などへ刺入したため、それらの筋肉が緩んで三叉神経の興奮が鎮まり、舌炎による潰瘍の痛みが急激に治まったのでしょう。

これは自分の経験なのですが、そのヒントをくれたのは患者さんです。あるとき初診の患者さんが来て、歯茎が腫れているから頸に鍼を打ってくれと言います。歯茎が腫れているのならば、歯医者へ行けと言ったのですが、「いや、これは首が凝《こ》っているためだから、それが治れば良くなる」と主張するのです。私は頸で歯茎の腫れが治ると思ってはいなかったのですが、肩凝りの基本形である頸部刺鍼をしたら、「ああ、これですっきりした」と、満足して帰っていったのです。その後、自分でも歯茎が腫れぼったくなったことがあり、その患者さんの言葉を思い出して、自分で後頸部へ刺鍼したのです。40分置鍼して抜鍼してみると、なんだか歯茎に何かがあって膨らんでいるような違和感があるのです。そこで歯ブラシを使って歯茎を擦ると、歯周ポケットから黒い血が押し出され、黒ずんで腫れていた歯茎が痩せて正常な色になり、直ちにすっきり治ったのです。その経験から歯茎が腫れた患者さんや、原因不明の歯槽膿漏患者さんに、後頸部へ刺鍼して結果を出してきました。こうした症状に対する鍼治療は、虫歯が原因でない限り、ほとんど100パーセント治癒し、治らなかった人はまだいません。鍼師というものは、いかにして不治を少なめるかが重要です。来た患者さんを100パーセント治癒させていれば、みんなが信用して悪い噂はしません。しかし悪い噂は広がりやすいので、たとえ一人でも治癒しなかったり、全く好転しない患者さんが出ると、その患者さんは周囲に「あそこは腕が悪くて、行ってみたけれど全く効果がなかった」とか「かえって悪化した」と触れ回ります。その声を否定する声がなければ、鍼灸院は先細りになります。だから鍼灸院で治癒しない患者さんの割合は、だいたい5パーセント以下に抑えなければなりません。そうすれば一人だけ治らなかったと主張しても、周りに「それはたまたまだ。自分は治った」と否定する人が多ければ、評判は悪くなりません。だから治癒しそうにない患者は、できれば初診の電話予約のときに断るか、それでも見抜けずに来てしまった場合、ダメと判断したら治療せずに説明だけして帰らせるかしなければなりません。治らなさそうだと分かっているのに治療すれば、悪い評判が広がって治療院には閑古鳥が鳴いてしまいます。だから私は地元で病院の医者に「あんたらは治る患者だけ治療していればいいから楽だわな。わしらはそういかん」と厭味を言われたこともあります。治せそうにない患者を治療する鍼灸師は、アホです。それは『鍼灸大成』にも書かれています。

というわけで口内炎や歯茎の腫れは100パーセント治せる疾患なので、確実に拾わねばなりません。

口内炎に関しては、私は口内炎と頭痛、そして寝違いが起きやすかったのですが、後頸部へ刺鍼して治療するようになり、一年もしないうちにほとんど起きなくなりました。

口内炎で覚えている患者さんは、島根県時代の漁師さんです。その人はすべり症で坐骨神経痛のため来ていたのですが、すべり症といっても3ミリぐらいしか滑ってないので、影響はほとんどなかったのです。だから大腰筋刺鍼などで坐骨神経痛や腰痛を治していましたが、あるとき口内炎になったと言うのです。そこで大腰筋と頸部刺鍼を併用したところ、抜鍼すると同時に口内炎の痛みが治まりました。そこで「痛みは消えましたが、潰瘍が消えるには二〜三日かかりますから」と伝えました。そうして口内炎が起きるたびに治療すると、何回かで口内炎が全く起きなくなってしまいました。その人は感謝して、ギックリ腰を起こしたという若者を連れてきました。そして「この人は、ちょっと偉いさんの息子だから、治しておけばあんたのためになると思って」と言います。ギックリ腰など大腰筋刺鍼で一発ですから、簡単に治って二人で帰っていきました。そのあと父親がやってきたのです。父親は長いこと坐骨神経痛で苦しんでおり、「坐骨神経痛を治すために百万以上も使った。しかし全く治らなかったので諦めた。だけど息子がどうしても行けと言うので、仕方なく来た」と言います。その人は大型船の船長でしたが、もちろん完治したのは言うまでもありません。費用も数万です。

船長さんは自分のところで開業しろと言うのですが、もちろん断りました。それからその船長の五十肩を治療したり、一族を治療したりしましたが、ある日、船長が船で転んで膝を打ち、膝を痛めたから治してくれと言ってきます。膝を曲げたり伸ばしたりすると、ガサガサと軋轢音《あつれきおん》がします。それで「これは鍼では無理です。膝の軟骨がひび割れているから、このまま放っておくと人工関節になります。早く病院に行かなくては。でもバサッと切って手術すると後遺症が残るから、関節鏡を使って治療してもらってください」とアドバイスして、転んで挙がらなくなった肩だけ治療しました。そして船長は病院で手術を受けたそうなのですが、あとでやってきて「あんたの言う通り膝の軟骨にかなり亀裂が入っていて、亀裂の部分を削ったら、あと3ミリしか軟骨が残っちゃおらんかった。あのとき手術しなければ人工関節だった」と伝えてきました。それからあとは来ませんでしたが、紹介されたというか業務命令できた船員さんは数多く治療しました。最初の船長を紹介した息子は、一回で完治したため、全く会っていません。

自分のエッセイ本のようになってしまいましたが、口の疾患には後頸部へ基本形どおり治療するということです。天柱や風池、完骨などのラインへ基本どおり刺鍼すれば、虫歯の痛みも一時間ぐらいは止まりますので、痛みのない間に歯磨きして再石灰化を促せば、軽い虫歯も治ります。これも沼袋で暮れに歯が痛くなったとき、歯医者が休みなので一時間ごとに刺鍼と歯磨きを繰り返して、正月が終わったら虫歯が治ってしまったことがありました。虫歯に鍼治療とは現在でも思いませんが、ほかに手段のないときは鍼で痛みを抑えて再石灰化させる方法もありです。歯が痛いと磨けませんから。

このように後頸部刺鍼で治療できるのは、肩凝りや頭痛はもちろん、口内炎や眼精疲労、不定愁訴や鬱病などがあります。頸部刺鍼は漢方薬と違い、一つの疾患にのみ有効というわけではないので、ほかにも適応症を探してみてください。

29 眼精疲労

眼疾患のツボといえば、天柱、風池、翳風、太陽、睛明などが思いつきます。太陽や睛明は、眼の近くだから「局部が痛むときは、近くの穴位を取る」という近位取穴の法則、うちでは地部取穴と呼んでいますが、それにかなっています。でも後頸部のツボである天柱、風池、翳風などは、どうして眼に効くのでしょうか？

私も風池か天柱に自分で刺鍼したことがありますが、そこに刺鍼すると夜でもはっきり眼が見え、猫にでもなったかのような気分になります。もっとも効果は一時間ほどで消えますが。やはり天柱や風池には明目の効能があると確認できます。

でも天柱や風池に、なぜ明目の効能があるのか？ これについて誰も教えてはくれません。そこで経絡というものが考えられましたが、現在の動静脈は経絡のように走ってはいません。経絡は架空のものだから存在しないことになります。つまり膀胱経は睛明から出て、脳を通って後頸部を通るからだと主張しても、そうしたラインを証明しなければ説明になりません。

眼の深部に行く神経は眼神経ですが、それは三叉神経の第一枝です。だから三叉神経の通り道を狙えば、眼神経に干渉できる理屈になります。口内炎でも述べましたが三叉神経は卵円孔から出るので、天柱や風池、安眠などから卵円孔に向けて刺入すれば三叉神経周りの筋肉を緩めることができ、神経圧迫による緊張が解けるので、眼の奥を押さえつけたような痛みが消えるはずです。側頭筋は三叉神経である上顎・下顎神経の通り道であり、これが強《こわ》ばるとやはり三叉神経の分枝を圧迫して締め付けるような痛みを起こすため、三叉神経節に逆流したパルスが眼神経に干渉するので、側頭筋に位置する太陽も同様に眼精疲労の治療穴となるのです。睛明や球後は眼底に直接刺入でき、やはり眼球周囲の筋肉群を緩めるので、目の治療穴となります。ですから眼疾患については、天柱や風池など卵円孔に刺入できる穴位が天部取穴、そして太陽など側頭筋に位置する穴位が人部、眼底に直接刺入できる睛明や球後が地部取穴として、三部取穴が構成されるのです。これは眼精疲労の治療穴ですが、鍼治療では眼精疲労に限らず、視神経萎縮だろうが網膜炎だろうが、眼底疾患にはすべて同じ配穴をしますので、これらが北京堂の眼疾患治療穴になります。というより眼疾患では、眼神経にアプローチするより他に方法がないと思います。もっとも、眼精疲労くらいで目には刺鍼しませんが。

眼神経は三叉神経の分枝ですが、頭蓋内から眼底に走っているため鍼で直接刺激することはできませんし、頭蓋内には眼神経を圧迫する筋肉もありません。だから心臓の痛みを手の内関で消す、あるいは内臓の不調を起立筋を緩めることで背枝の刺激を除き、自律神経をリラックスさせるように、これも三叉神経の眼枝へ直接アプローチするのではなく、「風が吹けば桶屋が儲かる」式の、三叉神経から出る別の圧迫されやすい分枝を緩めることで、眼神経をリラックスさせようというのが風池や太陽に刺鍼する目的なのです。

30 花粉症

花粉症とかアレルギー性鼻炎は、鼻疾患になります。これは中国で「靳三鍼《きんさんしん》」というのがあり、それは印堂へ下向きに刺鍼、鼻通（上迎香）へ上向きに刺鍼、迎香に中心向けて刺鍼します。一般的には、これで効果があったりします。しかし、その方法では一般的に知られているため差別化できず、また最初のうちは効果があったのに、だんだんと効果が薄れてくる欠点があります。もともとアレルギーはアレルゲンが起こすのであり、それに対する過剰反応だから鍼で治療できないと思います。だから食べ物に注意したり、アレルゲンに接触しないことにより、防衛するしかないのです。

とはいえ一般人は、理屈を知らないから鍼灸に不思議な効果を求めてきます。一般的に鼻炎の治療では、前述した三穴に加えて眉衝や風池、合谷、曲池などを使います。風池は三叉神経のツボですが、鼻腔内には上顎神経や前篩骨神経、鼻口蓋神経などが分布しています。そして上顎神経は三叉神経の第二枝なので、風池に深刺すると卵円孔周辺の筋肉が緩まり、上顎神経の興奮が鎮まって鼻粘膜が正常になると考えられます。

実際、鼻三鍼の印堂、鼻通、迎香では年々効かなくなりますが、自律神経治療とか肩凝り治療のため後頸部や背部に刺鍼している人は、なぜか花粉症が徐々に起きなくなります。免疫反応なので喘息

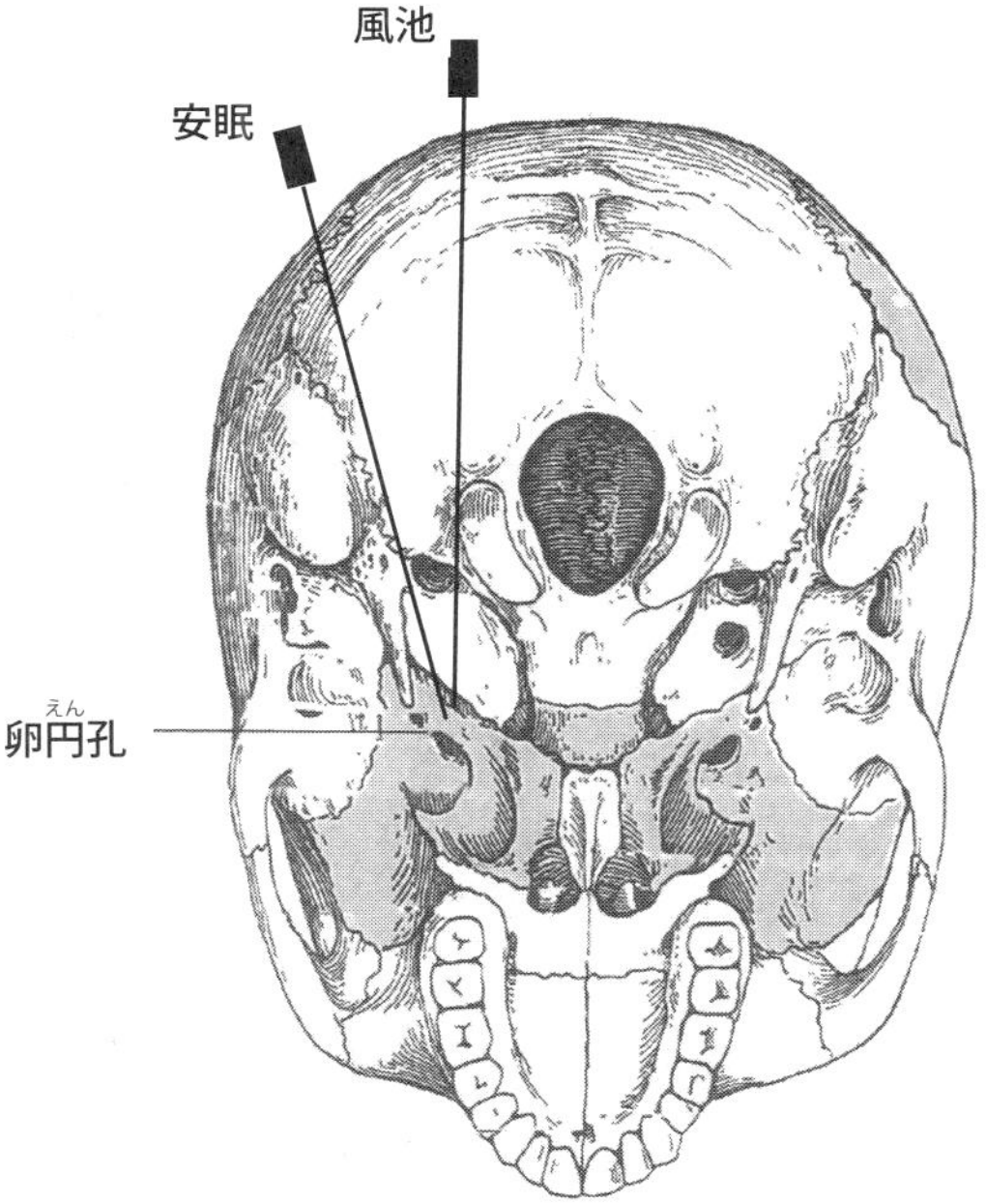

のツボに直接灸しても治ると思いますが、鍼では刺激が一時的なので長期に治療しなければならないのでしょう。実際、花粉症に天柱と喘息のツボに直接灸して治癒させたケースもあります。しかし直接灸は小さくとも瘢痕が残るうえ、患者も鍼以上に耐えられず、煙が出て面倒くさいので、回数がかかっても後頸部刺鍼と背部刺鍼を併用したほうがいいのかなと思います。こうした後頸部と背部の刺鍼は、喘息にも効果があります。

このように北京堂の鍼治療は、遠隔治療と似ており、圧迫されるほどの強い筋肉を通っていない神経にアプローチするには、その神経と分岐点を同じくする神経の絞扼を除きます。これは目的とする神経に直接アプローチできない場合、自律神経の後枝のように分岐を同じくする別の神経の絞扼を除くことで干渉する方法です。この方法は眼や心臓、自律神経や耳に対して使います。

31 鬱病

鬱病の治療ですが、北京堂の治療は双極性障害、つまり躁鬱病には効果がありません。双極性の鬱病では刺鍼すると一見効果があるようですが、鍼したあと躁状態になるので、その後に激しい鬱状態が繰り返し、効果がありません。双極性障害は女性に多い気がします。男性患者は鬱状態が続いて躁のない人が多いようですが、そうした人が鍼の対象です。中国の鬱病治療は印堂と百会に対刺し、パルスで通電するのが普通です。しかし私の治療法は違います。

鬱病患者は肩凝りとか、不定愁訴を訴えるのが常です。そのため肩凝りとかで治療に来て、実は鬱病だと打ち明けられることがほとんどです。最初から鬱病で治療してくれと言う人はあまりいません。印堂と百会の対刺は、恐らく頭皮を刺激して脳内物質を出させようというもので、薬物と同等の効果があるそうです。しかし薬物の効果なら一時的ですから、それで完治するものではないはずです。

鬱病患者を触ってみると、肩凝りという訴えどおりに頸背中が凝り固まっています。北京堂の「分からない時は夾脊へ」という格言に従い、基本形の後頸部と背部へ刺鍼すると、やはり相当に固まっています。それを緩めれば全員ではないにせよ、かなり症状が改善されます。鬱病では主に起立筋へ刺鍼します。

中国では統合失調症の治療に督脈を使いますが、やはり膀胱経などを中心に刺鍼して通電しています。そういえば印堂や百会も督脈ですね。身体の陽気が強すぎるから督脈を取るということでしょうが、はからずも鬱病患者は頸や肩が凝っています。本人には頸や背中が凝っているという自覚はありませんが、背中や頸から常に痛みのパルスが出ていれば、自律神経の背枝が締め付けられるために内臓の働きが異常になり、肋間神経の背枝が絞扼されて胸や腹が痛くなったり、首の神経が絞扼されて頭痛や胃の不快感が起きたりします。こうした痛みは一箇所だけならば自覚できますが、痛めば脳内からエンドルフィンが出て痛みを抑えるので、全身の痛みの中でも最もひどい痛みしか感じられず、次点以下はエンドルフィンで麻酔されてしまいます。そうして無自覚な痛みパルスが絶えず排出され、脳に無意識な痛み刺激を与えるため「こんなに痛むなら死んでもいいわ」という気になります。実際、鬱病患者は痛みのために頭が働かず、同じことを繰り返し質問したりするので問診すれば分かります。こうした患者は筋肉が強ばっており、痛がりなので基本形どおりには刺鍼できません。かといって三番ぐらいの鍼では、あまり効果を感じられずに治療しなくなるので、それなりの効果を上げて痛みも少なくするという難しい選択を迫られます。そういうと鍼灸師の皆さんは楽なほうに逃げ、痛みもないけど効果も患者に実感させせない鍼をするので、患者は行っても無駄だと考えて治療しなくなります。かといってビシバシやれば、心が折れて治療をしません。まことに厄介な患者なのです。

こうした患者には、まずは背中から治療すべきです。「いや、首を治療しないと背中は緩まないんじゃないの？」と反論が来そうです。鍼灸師にしてみれば背中は肺を損傷する恐れが強く、頸へ刺鍼しても脊髄や延髄を傷つける恐れがないので、安全な頸から治療すべきと考えるでしょうが、患者は素人なので頸は自殺したり介錯《かいしゃく》するための場所だと恐れ、簡単に首の鍼に同意してくれません。それを無理やり刺鍼すれば、患者は怖がって二度と来ないでしょう。鬱病患者は通わせることが必要です。そこで最初は背中へ、耐えられるだけの鍼を基本形で刺します。しかし常に患者へは「これで今日は止《や》めましょうか?」と尋ね、「もう無理です」と答えたら、それ以上刺さないことです。「そんなことでは一向に治療が進まないではないか」と思われるでしょうが、無理に我慢させてはいけません。

私も昔は「患者が我慢しないのは患者の責任。治さないのは私の責任」と考えて、無理やりに治療していました。そのため「あそこは何でもすぐに治る」と評判にはなりましたが、妹がムチウチ症になったとき「あんな痛いところに通ってるの?」と同僚に言われたそうです。私の実家と妹の家は数十キロも離れているので、そんな離れた場所でも知られているのかと驚きましたが、その言葉を聞いて反省もしました。

私が耐えられない治療をしたため、患者が他《よそ》に行くとしても、私にとっては別の患者がいるので痛くも痒くもありません。むしろ面倒くさい患者に時間を取られなくて幸いです。しかし患者の立場なら、せっかく治してくれる所はあったのに、そこの治療が痛すぎて耐えられない。だから痛くなくて治してくれる所を見つけるしかない。しかし完治させてくれる所を別に見つけられるかどうかは分からない。つまり患者にとって治る機会を奪っているということなのです。だから「痛みに耐えられないという理由で患者が来なくなるのは、私の責任ではない。患者の責任なのだ」とすることは間違っていたのではないかと考えたのです。

反省のない鍼灸師と治療所は潰れます。治療する目的とは完治させることでしょう。「治らないのは、その人の技術が不足しているのだ」と『霊枢』九鍼十二原に書いてあります。治らない原因が痛みのせいだとしたら、耐えられる範囲の痛みで治療するしか完治させる方法がありません。だから最近では腰痛の治療で、ひぃひぃ騒ぐ患者さんでも、「これぐらいにしておきますか？」と尋ねています。そのため最初は一本しか刺さない人もあります。「大腰筋に一本でも入ればいいか！」という感じです。昔なら「男なら、これぐらいの痛みは我慢せい！」と言っていましたが、人間も六十を周ると仏に近づくものです。女性はひぃひぃ言っても「じゃあ、これぐらいで止《や》めましょうか？」と言うと、「もっと」と答えます。でも男ならひぃひぃ言っている人は限界です。

とにかく鬱病患者なら、ひぃひぃ言っていれば背中に六本ぐらいずつで我慢すべきです。それでも鍼が基本どおり骨に当たっていれば、必ず効果を感じて次回の治療では本数を少し増やすことができ、徐々に腰まで刺鍼できるようになり、それに伴って症状も和らいで会社復帰できるようになったり、たとえ会社を辞めたにせよ、新たな人生に挑戦することができます。だから鬱病患者では、普通よりコミニュケーションが必要です。しかし治療者が患者と世間話ばかりして病気について語らなかったり、どんな状態に変わったのか質問しないようではダメです。うちの弟子でダメな人は、患者と話をしません。また患者の訴えに取り合いません。私が治療ばかりをマニュアル化して、インフォームドコンセントをマニュアル化してこなかったのが災いしていると思います。また患者さんの声として

「改善していないことを治療者に伝えても、治療方法を変えてくれない」という不満があります。改善していないと言われたならば、「それでは最初のが誤診だったのでしょう。ほかにもこういう原因が考えられますから、そっちのほうを治療してみましょう」と答えて治療法を変えてみれば、患者は納得します。『鍼灸大成』にも治療穴が述べてあり、「この方法で治らねば、次の治療穴を試せ」とあって、第一段階で失敗したとき、プランBへ移れるように書かれています。もしプランAを実行し、患者から「上手く行ってない」と伝えられたのにプランAを続けていれば、上司なら「こいつは馬鹿だな。ついていけない」と思われ、患者さんなら離れます。何のために「前回治療して、どう変わりましたか？」と質問しているのかです。患者が「全く改善していません」とか「そのときは良かったけれど、一晩したら元に戻っていました」と答えているのにかかわらず、その失敗した治療法を続けていれば、そのうち患者が来なくなって潰れるのは当たり前なのです。多少なりとも階段を登るように、徐々に改善していかなければ、同じ場所でジャンプを繰り返していても仕方がないのです。鬱病や慢性化した重症患者では一発や数回で完治させることができないため、一回ずつ良くなっていることを実感させることが重要です。だから最初の鍼は少なめ、徐々に本数を増やして、現在の患者の状態を尋ねることが大切です。それで効果がない場合は、どこが悪かったのかを反省し、改善して次回に臨《のぞ》めばいいのです。私に限らずですが、誰でも一回目から効果を上げられるとは限りません。二回ぐらい無効な治療を繰り返し、考え直して治癒できる治療にたどり着く場合も多いのです。

鬱病の場合、後頸部と背部の夾脊穴へ刺鍼することにより、身体の無意識な痛みや内臓不調を解消

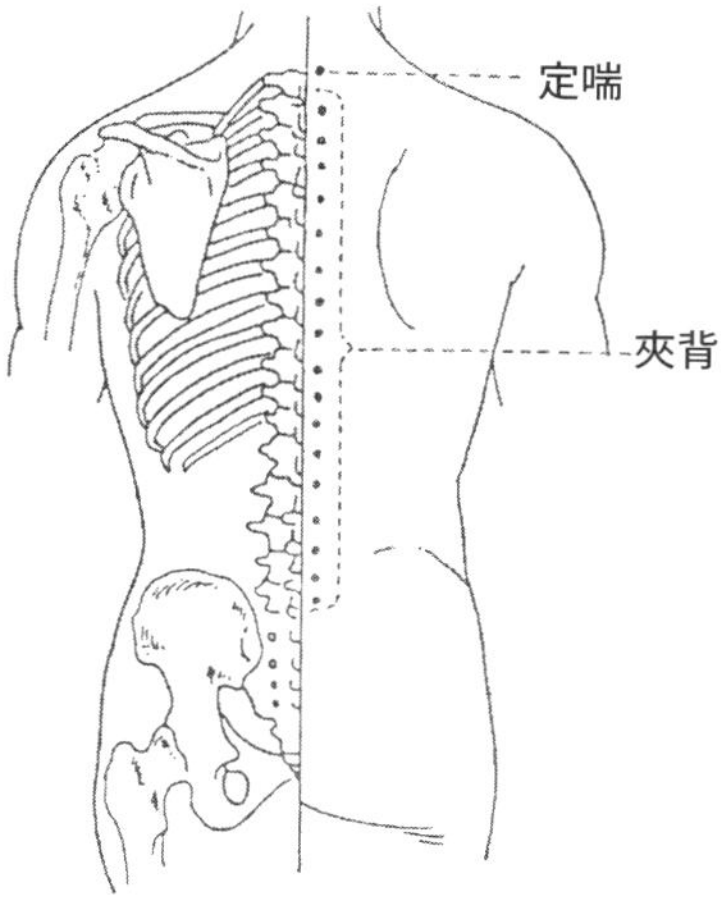

できるので、徐々に症状の緩解を実感します。だから治療を続けようという励《はげ》みにもなり、鍼の本数も増やそうと思うのです。こうして半年も治療すると、すっかり良くなりますが、患者は「ビックリするほど良くなったが、完治ではない」ということがあります。たぶん身体の不快感は消えても、脳内物質が調っていないのでしょう。そのときこそ印堂と百会の対刺、プラス微弱電流のパルス通電の出番です。頚や背中が柔らかくなり、そこに治療しても改善が望めないならば、印堂と百会の頭鍼によって前頭葉と頭頂葉の血流を改善することで脳内物質は調い、そのうえ身体の不調が消えている前提の下で完治します。再発することはありません。これは北京の協和病院が開発した方法のようです。

抗鬱剤の治療は、長年の服用によって錐体路障害を起こし、身体が震えるジストニアになりますが、薬物の影響で発病したジストニアは鍼が効きにくいため、鬱病はできるだけ鍼で治療したほうがよいのです。

ジストニアも全身性のものでなければ鍼で治ります。

32 バネ指（弾撥指）

バネ指は腱鞘炎の延長なので、治療法が腱鞘炎と同じなのです。だから指の腱鞘炎と同じで、手首から肘までの前腕から指の屈筋と伸筋を探り、硬いスジのようになっている筋肉を捜して排刺します。このように腱鞘炎の治療しただけでバネ指が治る人は結構多いのですが、それではちょっと物足りない人のために付け加えます。まず弾撥指《だんぱつし》では手掌を見ます。するとバネ指になった手掌の腱で、少し盛り上がった所が目に入ります。だいたい中手指節関節の手掌面で、労宮あたりに存在します。そこを強く押さえると、痛いけど指の曲げ伸ばしがスムーズにできます。指の腱は手掌側の手指骨に帯状の靭帯で押し付けられていますが、弾撥指は指の腱に膨らんだ部分ができたため、そのトンネル内を通過するときに膨らみが引っかかり、強い力で引っ張られたときにパチンと押し込まれるため急激に指が動くものです。その原因は日頃から指を握ったり開いたりを繰り返し、強く握って腱に圧力がかかったため、腱が手繰《たぐ》り寄せられて膨らんだものです。

現在の中国では局部麻酔し、手掌から小針刀というマイナスドライバーの先が刃になった小型メスを入れ、帯状の靭帯を切る手法が取られていますが、以前には小針刀がなかったため太目の鍼で治療していました。その方法とは、腱の膨らんだ局部へ集中的に密刺し、そのあとテープなどで強く巻いて膨らみを潰して小さくしようというものです。これは手掌へ直接刺鍼するので麻酔しなければ非常に痛く、北京堂の治療としてはアウトです。しかし腱の膨らんだ部分に刺鍼して小さくするのは、一理あるのではないかと思います。いずれの方法でも指を伸ばした状態で治療するため、麻酔したり痛かったりするのです。手がパーの状態では、腱の膨らみが中手指節関節より末端にあり、そこへ刺鍼するには手掌から刺入するしかありません。しかしグーの状態ならば、腱の膨らみが中手指節関節より手首側にあるので、合谷や後渓から刺入すれば、手掌に刺さなくとも到達するはずです。

そこで私の考えた方法とは、最初に腱の膨らみを触知し、手を握らせて膨らみを手掌中央の労宮へと移動させ、その膨らみ目掛けて合谷から刺入する方法です。これは中国の労宮の取穴法とも合致しています。だいたい中国では労宮を取るとき、拳を握って中指の尖端が当たる部位を労宮とします。もっとも、北京では中指と薬指の尖端が当たる中間を取って労宮とするそうですが、拳を握った場合に中指の腱が通る部位は、この両者の中間に位置するように思います。そこが恐らく労宮の部位なのでしょう。私は「中指の尖端が当たる部位、そして中指と薬指の尖端が当たる部位の中点、この両点を繋ぐ線の中点が労宮である」としています。こうすれば中国にも顔が立ち、北京にも顔が立ち、しかも私の手では中指の腱が通る場所なのです。正確に言うと中指尖端が当たる部位の3ミリぐらい薬指側です。

労宮という名称も、昔は農作業が多かったので、鍬《くわ》やスコップを使って畑を耕したあと、つまり労働したあと腱鞘炎になり、弾撥指となったからと考えられます。だから手を握って取穴する。その場所は中指先端の当たる部位で、合谷から刺鍼すれば労宮に当たって弾撥指が治まったと考えられます。そう考えると弾撥指に対して腱鞘炎の天部治療をするとともに、合谷から労宮へ透刺して腱の膨らみに風穴を開ける地部治療を併用することは意味のある治療と思います。私は学生時代に「バネ指は鍼灸で治らない」と聞いていました。しかし患者さんたちから「鍼でバネ指が治った」という声を多く聞き、やはり鍼灸で治療する方法があったのだと確信しました。なかには両手ともバネ指で、一カ月治療して一本だけ少しバネ指気味という患者さんもいます。十本の指のうち九本が治ったのだから、90パーセントの治癒率です。治療技術は経験とともに進歩してゆきます。腱鞘炎の治療は、前腕で強《こわ》ばった筋肉を探して排刺するということで終了します。

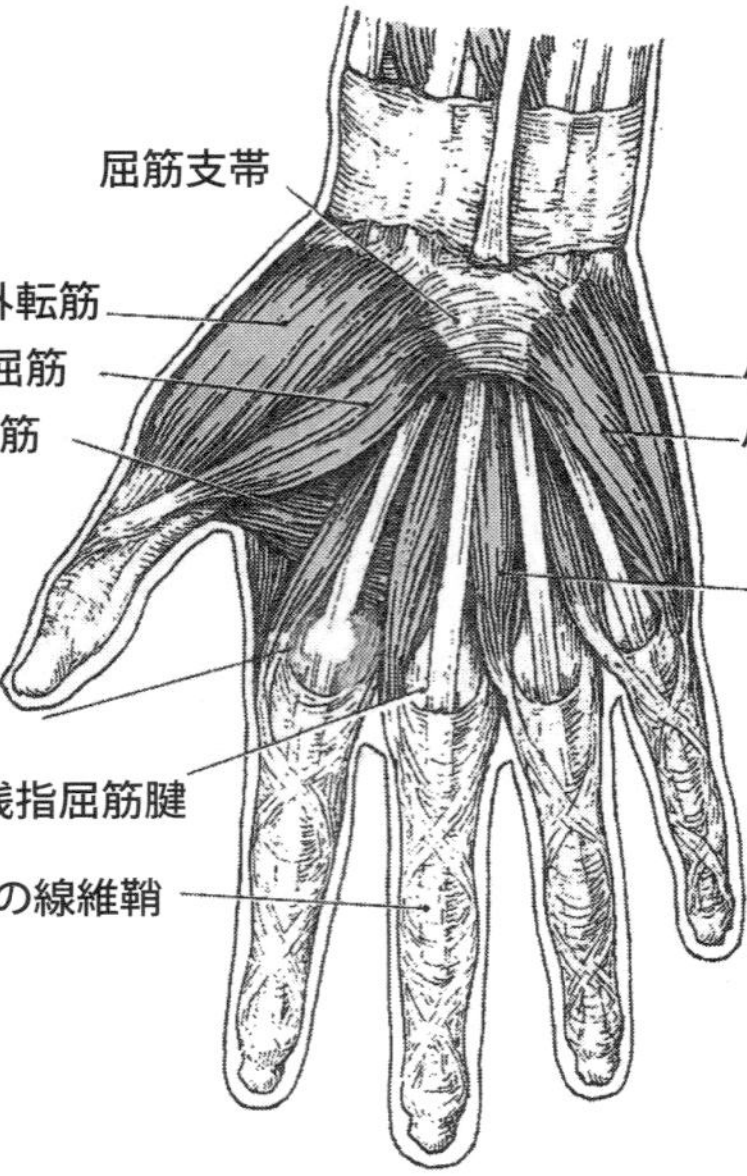

33　更年期障害

更年期障害は閉経期に始まる不定愁訴ですが、これには「分からない時には夾脊を打て」という格言に従って治療します。症状として目眩《めまい》や手足の冷えなどがありますが、目眩や手の冷えなどは後頸部の凝りが原因です。しかし後頸部の筋肉は背中まで繋がっていますので、後頸部の基本形へ刺鍼したあと、背中の夾脊へ刺鍼しますが、それは胸椎の七番ぐらいまででいいでしょう。不明なときは、とにかく夾脊穴を打っておけば、自律神経背枝が緩められて自律神経節が調整され、何かしら症状が改善されるため患者は満足するのです。実は北京堂の治療とは、基本形の頸や背部の刺鍼に加算していって治療する方法なのです。ですから必然的に刺鍼本数が増えます。それは患者をできるだけ触らないようにするため、そして手の感覚が鈍い人でも治療ポイントを外さないよう、さらに一本よりは二本のほうが効き、健康部分へ刺鍼しても不良な結果の現れないことが理由です。もし健康部分に刺鍼して不良な結果が起きるならば、鍼灸学校で生徒どうしの打ち合いなどさせるはずがありません。

私が最初に更年期障害を治療したのは、開業して一年目ぐらいだったと思います。40代の女性が、更年期障害で目眩、頭痛、手の痺れ、手足の冷え、そして全体的な不調で来院したのです。そのころの私は更年期障害など治療したことがなく、「足の冷えは治らないかもしれませんが、手の冷えや

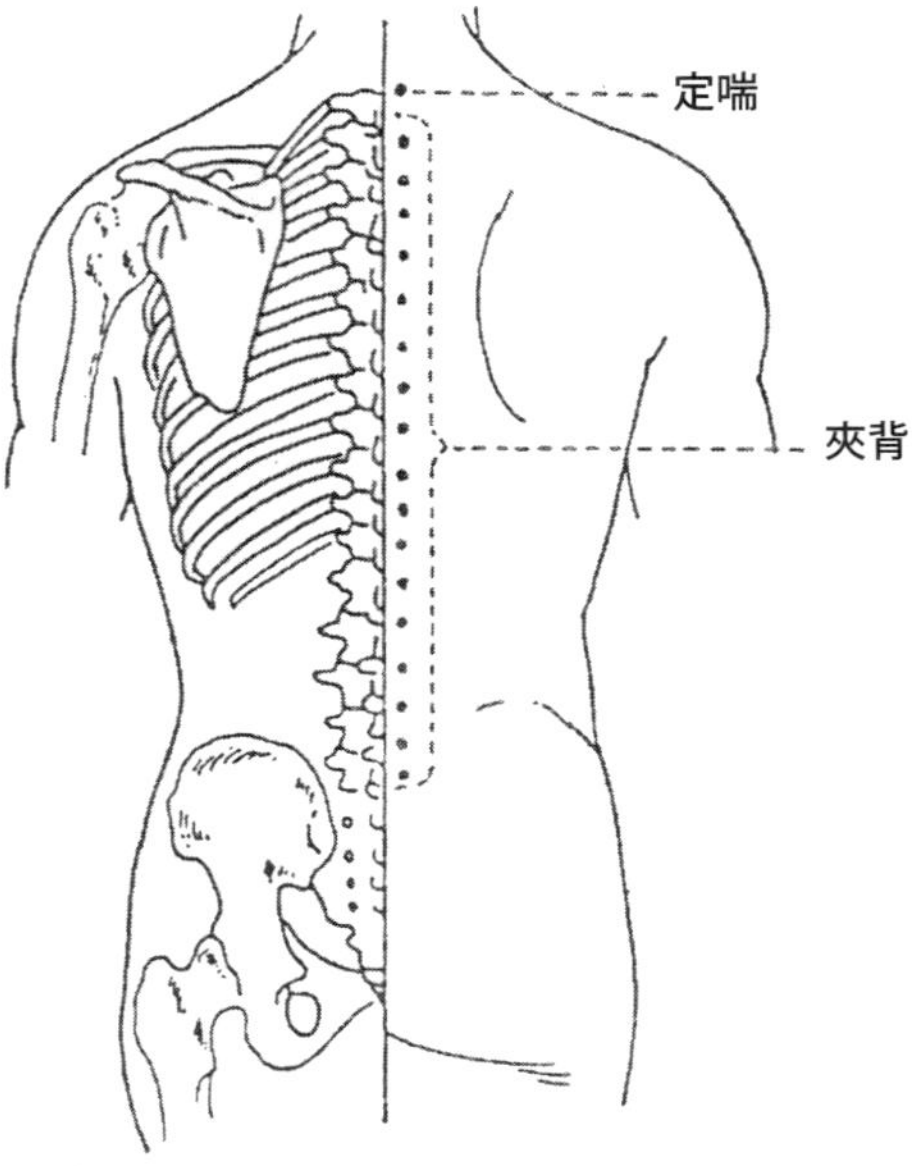

目眩、手の痺れ、頭痛などは、すべて首が原因です。ですから首を治療しましょう」と提案しました。そして頸と背中にマニュアルどおり刺鍼すると、徐々に症状が軽くなり、三回目には患者が「手の冷えだけでなく、足の冷えも治りました」と伝えてきました。私は「なぜ上半身だけ治療したのに、足の冷えまで治ったのだろうか？」と不思議でしたが、自律神経が改善されて治ったとしか考えられません。自律神経は、まことに不思議な万能薬で、病院でも不調を訴えると「自律神経失調症です」と言われます。この意味は「自律神経失調症だから、すぐに治療すれば治ります」ではなく、「治療のしようがありません」という代わりに使われています。しかし鍼治療では自律神経失調症など、頸や背中の自律神経背枝の圧迫を緩めること、そして睡眠によって解決するのです。

鬱病治療でも述べましたが、人は頸や背中が凝ってきても自覚しません。しかし身体は感じているので、常に言いしれぬ不快感があり、それで悲観的になってポジティブになれないのです。こうした人は弱っている病人と一緒で、明日がないと考えています。しかし身体の不調が解消されると人は積極的になり、ちょっとしたストレスも気にしなくなります。ところが現代では下向きの作業が多くなり、後頸部の筋肉で絶えず引っ張って頭を支えなければならず、背中を前屈みにして背筋を収縮させていなければなりません。当然にして背部の筋肉は縮みっぱなしになり、筋肉内の血管を圧迫して血流が悪くなり、筋肉によって酸素を消費された血液が滞り、新鮮な血が入ってこなくなります。そして自律神経背枝を圧迫して様々な不調が起きる。だから背部の兪穴がどうのということではなく、背筋《はいきん》一本全体を緩めなくてはなりません。だから頸夾脊穴と背部夾脊穴へ刺鍼するのです。それが私の基本的な考え方です。それをいかに刺鍼して１００パーセントの安全性を保つか！　そのためには人体輪切り本が必要で、刺鍼事故を研究して「他山の石」とせねばなりません。自分ひとりだけで患者に事故を繰り返し、安全な方法を確立するのでは、安全な方法を確立する前に、誰も患者が来なくなってしまうでしょう。それに警鐘を鳴らすため、私は上海の断面写真集を翻訳しましたが、あまりに高い本の価格を要求されたためホームページで訳文をアップし、目論見どおり中国の出版社がそれをパクッて日本語版を刊行しました。そして刺鍼事故の本も出版できました。読者の皆さんも、人の輪切り本と刺鍼事故の本を参考にし、いかにすれば安全に深刺できるか考えてください。簡単ですが「更年期障害には頸と背中を使う」ということで終了します。ちなみに中国語の閉経とは無月経症のことで、更年期の閉経とは違います。

34 冷え性

冷え性ですが、最近は低体温症が話題で、癌の原因になるとか、免疫力が低下して病気にかかりやすくなるなど様々な影響があるとされ、湯に長時間浸かって体温を上げ、腹巻をして体内温度を保てと言われています。男は冷え性が少ないのですが、女性は学生時代、素足《すあし》にスカートが義務付けられており、寒風の吹き荒《すさ》ぶ中で足を冷やしながら通学するため、体温を保つために足の血管が収縮し、それでも歩くために多少の血流を確保しなければならないので体温が逃げ、骨盤内の血管が冷えて子宮筋腫や生理痛が起きやすいのです。中国ではズボンとズボン下の着用が認められているため、冬に生足《なまあし》でスカートなどは愚の骨頂と思われています。しかしハルビンなど零下20℃や40℃の世界では、そうした防寒をしていても足が冷えるため、やはり脳卒中や生理痛が多いのです。だから冬にズボンとズボン下を着用する男は冷え性や低体温が少ないのですが、女性では低体温と冷え性が宿命のように付きまといます。冷え性対策は、生姜や附子の入った漢方薬を服用するぐらいですが、鍼治療も重要な方法です。したがって中国の学校は女性の冷え性を減らして鍼治療を衰退させているが、日本の学校は鍼治療を助けるように患者を増やしてくれていると言えます。このようにして大量の冷え性患者が生み出されます。冷え性といえば、足の冷えが中心になります。

足に限りませんが、内臓と関係ない部分は温度が下がっても死にません。しかし体内温度が下がると正常な化学反応が起こらず、死んでしまいます。だから寒すぎる場所に行くと、体内温度を維持するため手足や耳などの血流を悪くし、体内だけ血液を循環させて体温を一定に保とうとするので、手足や耳、とりわけ指先などへは血が行かず、凍傷になって腐ってしまいます。逆に夏は体温が上がりすぎて化学反応が進みすぎるため、手足の血流をよくして手足から熱を捨てるように仕向けます。それだけでなく発汗して気化熱により温度を下げようとします。犬など毛に覆われて発汗できない動物は、舌を出して濡れた舌の気化熱によって熱を下げたり、体毛を薄くしたり、水浴びしたり、冷たい石に寄り添うことで体温を下げます。よく初心者に抜鍼を頼むと、冬には手が冷たいまま抜鍼するため患者が驚いて筋肉が収縮し、せっかく鍼で緩めた筋肉が縮むし痛いというヘマをしでかしますが、それは「冷たい手で患者さんの皮膚に直接触れてはいけない」という原則を無視するからです。身体が冷えていれば、身体は体温を確保しようと手足に血を流さなくするので、手先が冷たくなるのは当然です。だから抜鍼するときに備えて、身体を温めて手足から熱を放散する状態にしていなければなりません。そうした暖かな手で、初めて患者さんに触ることができるのです。それを無視した初心者がいるので困ります。用事もないのに治療室の外へ出て身体を冷やしているので、鍼を抜くときに手だけ湯で洗っても冷たいままなのです。厚着をするとか、もう少し患者さんのことを考えて欲しいものです。

これまで足が冷える原因、そして手足を温めるには体温を上げることを説明しましたが、それは裏を返せば「どうやったら冷え性が治るか？」のヒントにもなっています。内部体温が下がって冷える原因の一つには冬に手足を冷やすからだと言いましたが、筋肉量にも問題があります。人は身体が寒いと、ブルブル震えて筋肉を動かして熱を作ります。しかし筋肉量が少なくて痩せていたり、太っているように見えても脂肪ばかりで筋肉がなければ、身体を動かしても熱が発生しません。だから筋肉を付けて脂肪を燃やし、血流を確保すれば冷え性が解消されるはずです。

まず人体で太い筋肉は、上半身ではなく下半身に集中しています。腕と腿のどちらが太いかですが、腿はゴボウのようだが、腕は大根のように太いという人は少ないです。ほとんどの人は足が太くて腕が細いのです。足は体重を支えて歩かないといけないので当然と思います。逆立ち歩きが普通に歩くより長距離だという人は少ないでしょう。だから鍼治療も下半身が主になります。

まず大腰筋へ刺鍼して骨盤内の血流を改善するとともに、大腰筋という太い筋肉を緩めて使えるようにします。すると大腰筋に血が流れ始め、大腰筋が使えるようになるので熱が産生されます。大概の冷え性や生理痛は、この大腰筋刺鍼だけで治るのですが、それでも足が冷える人は股関節に刺鍼します。それはやはり小中殿筋がデカイ筋肉だから発熱量が大きいためです。それにデッチリの人は、実際は筋肉がなくて脂肪に覆われていることがほとんどです。だから脂肪を筋肉と入れ替えることで、熱を発生させられます。こうした治療によって少なくとも臀部までは温まります。しかし患者さんが「尻までは温まってきたが、足は依然として冷える」と言ってきた場合、ズボンを脱いでもらって足を調べます。足を腿から触って、どの部分から冷えているのか調べるのです。患者さんは大腰筋と股関節に鍼されて、少なくとも腰尻は冷えが解消されているため、この段階で太ももを触ってもセクハラで訴えられることはありません。普通は太ももから冷えているることは少なく、フクラハギから冷え始めているのですが、もし大腿から冷えているのならば大腿四頭筋の刺鍼をします。基本どおりに仰臥位で、膝蓋骨の上縁から中間広筋を内側と外側から対刺します。そうすれば中間広筋が緩んで大腿動脈の圧迫がなくなり、大腿は血流が改善されて冷えなくなります。しかし大腿は冷えなくなってきたが下腿が冷たいと訴える患者では、再び腹臥位に戻して大腰筋と尻、そして下のフクラハギをアキレス腱の治療に従って刺鍼します。腓腹筋へはコムラ返り治療のように内側頭と外側頭から対刺で排刺し、内側からヒラメ筋へ透刺します。それでも冷える人は、今度は足底腱膜炎のように足内側の脾経ライン、脾経が通る赤白の境目である足底と足背の縁から膀胱経へ向けて透刺し、足底の筋肉群を緩めます。足底の筋肉まで緩めれば、下半身の血流は圧迫がなくなって瘀滞《おたい》しなくなり、温かい血液が流れ込むので冷え性がなくなります。それにフクラハギの筋肉が硬縮して血管を圧迫すると、静脈の還《かえ》りに圧力がかかって静脈瘤の原因にもなります。静脈瘤は鍼灸で治癒できず、足の血行不良を招いて冷えの原因となります。女性は男性と違い、冬でも生足《なまあし》なので足の筋肉が収縮し、筋肉で圧迫された静脈の中を心臓まで血を戻さねばならず、静脈の弁に負担がかかって壊れやすいのです。弁が壊れてしまえば、静脈は血の詰まった袋に過ぎないので、足は血が溜まって重怠くなり、腫れぼったくむくみます。そうなったら手術するしか方法がないので、コムラガエリや足が冷える段階で鍼治療します。男は冬に生足《なまあし》にならないので、あまり静脈瘤もコムラガエリも起きません。

35 肋間神経痛と腹痛

原因不明の肋間神経痛と腹痛は比較的多く、なかには鼠径部が痛むという人もいます。病院で検査しても原因が分からず、心療内科や精神科に回され、そこでも手の施しようがなく彷徨《さまよ》っている人が鍼灸院へ来ます。そうした人は「ここが痛むので、ここに鍼をしてください」と、脇や横腹を示しますが、「そこは肺があって刺せません」とか、「そこに刺せば腸を傷つけて腹膜炎になります」と拒否しています。そして「それは肋間神経痛のようなもので、神経を筋肉が圧迫しているから起きている痛みだから、痛む部分に鍼しても治りません。原因を治療しなければ」と、天地配穴を説明します。

鼠径部の痛みは、大腰筋の第1第2腰椎間から出た神経ですから、そこに刺鍼すれば鼠径部に響き、そのまま留鍼すれば痛みが消えます。そして肋間神経痛は、痛む肋骨を触り、そこから肋骨を辿《たど》って絞扼している胸椎を探せば解決します。これは基本刺鍼の胸背部に近い刺鍼法ですが、基本刺鍼では鍼尖を椎弓に当てて止めるため安全です。しかし肋間神経痛は椎体間の神経根を狙うため基本刺鍼より1～2センチ深く入り、内臓を損傷する危険性が高いので載せませんでした。それに肋間神経痛は局所の筋肉が異常に収縮していることが多く、椎体間に刺入すると背筋《はいきん》が引き攣《つ》って鍼が倒れて引き込まれ、内臓に刺さる危険性があります。だから肋間神経痛や腹痛には、椎骨と椎骨の隙間に入らない特殊な鍼を使ったほうが安全です。しかし普通の鍼しかなくとも注意すれば治療できます。

肋間神経痛は肋骨を辿《たど》ってゆくと、ほぼ胸椎の4～5辺り、鼠径部が大腰筋の第2腰椎付近は前に説明しましたが、腹痛の場合は胸椎の10～12辺りで神経根が絞扼されていることが多いです。一カ所だけ取るというのも外《はず》れが出ますから、胸椎なら一帯を3椎体ぐらい取ります。そして少し斜めから45度くらいの角度で鍼を椎体間に入れていきます。直刺に近く刺入すると引き込まれた鍼が椎体でなく内臓に刺さり、いろいろと問題が起きますので横から入れたほうが好ましい。しかし特殊な鍼なら直刺できます。こうして真ん中、そして上下の椎体へと、神経根に向けて斉刺したら、もう少し外側からも神経根に向けて刺入し、真ん中の鍼は縦ラインで斉刺、横ラインで傍鍼刺になるように四本を刺入します。揚刺の外側一本欠けたやつですね。こうして神経根付近を鍼で緩めてやれば、脇や横腹の痛みが徐々に消えてゆきます。一回で完全に消えることはなく、三～十回は掛かります。しかし肋間神経痛や腹痛の人は何年も経過して拗《こじ》れているので、当初の神経痛が消えても、今度は刺鍼部位の背骨痛が現れてきます。本来は背骨に痛みがあり、放置していたために背骨の痛みは麻痺して感じなくなったのだが、局部の痛みが麻痺した代わりに肋間神経痛や腹痛が起きてきたものなのです。だから原因の部位を治療して後から起きた症状が消え、本来の原因となった症状が復活したものなのです。

背骨の痛みが起きてきたら、今度は胸背部の基本治療を継続し、背骨の痛みが消えてから2～3回の再発防止治療をすれば終了します。

36 パーキンソン症候群

パーキンソンですが、これはパーキンソン病とパーキンソン症候群に分けられます。中国ではパーキンソン病と類パーキンソンとか、真性パーキンソンと仮性パーキンソンなどと分類します。つまり真性パーキンソンは日本のパーキンソン病に相当し、類パーキンソンや仮性パーキンソンは日本のパーキンソン症候群に相当します。そして中国の書籍には「類パーキンソンや仮性パーキンソンは鍼治療で良くなるが、真性は鍼で治らない」と記載されています。つまり震顫麻痺は治るわけです。

私も患者に紹介されてパーキンソン病患者を治療したことがあります。遠くまで出張治療したのですが、翌日に奥さんから「主人が眠ったまま起きません」と電話がかかってきて驚きました。本人は「鍼したあとで眠くなったので、眠っただけだ」と言っていましたが、翌日も眠りっぱなしなので人騒がせな話です。その人は80代で、紹介者に「あまりにも高齢すぎる」と言ったのですが、紹介者は「私より若い」と嘯《うそぶ》いていました。パーキンソン患者には、刺鍼すると筋肉が柔らかくなる効能はありますが、やはり中国の書籍にある通り舞踏震顫区へ頭鍼しても完治しません。鍼が適応できるのは類パーキンソン、つまりパーキンソン症候群です。それは震顫麻痺と筋肉硬直を主症状としていますが、歩行や動作がパーキンソンとは違い、両側性ではありません。ジストニアです。

東京に来てからは腰痛や五十肩、頸椎症ばかり治療し、脳疾患で来院する人はいませんでした。ですから島根時代の話になりますが、50代の男性がパーキンソン病で、患者さんである親戚に紹介されてきました。しかし顔つきは正常で、薬を丸めるような動作もなく、歩行状況も正常です。本人は右手が震えると言います。そこで裸にして見てみると、右の肩甲骨が背骨とくっついています。たぶん菱形筋など肩甲骨周りの筋肉が痙攣しているのでしょう。これは後頸部と背部の夾脊穴へ刺鍼し、棘下筋、肩甲下筋なども緩めて、六回ほどで完治しました。単に筋肉が引きつりすぎて痙攣していただけなのです。それがなぜパーキンソン病と診断されたのかは分かりませんが、田舎の医者なので震顫を見ただけで適当なことを言ったのでしょう。ただのジストニアだったのです。

このようにパーキンソンと呼ばれていても完治する場合もあります。しかし条件があります。左右対称に症状があるもの、また動作を始めにくかったり、最初の一歩が踏み出せなかったり、徐々に速くなる慌てふためくような歩行、鉛管や歯車様の動き、左右対称の振るえ、こうしたパーキンソン特有の症状が揃えば真性なので「鍼しても筋肉の緊張を和らげることしかできません」と断ったほうが無難です。しかし震顫だけで他の症状がないのならば、仮性とか類パーキンソンと呼ばれるパーキンソン症候群なので、ジストニアの治療すれば良いでしょう。

『西遊記』には孫悟空が、お師匠様に術を教わるとき「36変化と72変化のいずれか選べ」と要求され、多いほうがよいだろうと72変化を教わったとあります。猪八戒は36変化だったらしいのですが、鍼治療の世界では36の疾患を治療できれば十分です。まずは基本形をしっかりやること。そして痛がりの患者には、切皮を指パッチンで速く、刺入はゆっくりすることと、押手は力を入れないで10ｇ前後の圧にすること、患者と本数を交渉して患者の要求にできるだけ応えること。そして「治らない場合は捜索範囲を広げろ」、「表が痛くても裏を探せ」、「患者に治療結果を報告させて、それによって治療方針を変える」、「順調ならば治療法を変えないが、好転しなければ治療法を改める」、「分からない時は夾脊穴を攻めよ」、「局所だけでなく天部を考えろ」、「神経と筋肉が交叉している部位を疑え」、「室温26℃以上で鍼治療しろ」、「患者は局所のみの刺鍼を求めてくるが、天部も刺させるよう交渉しろ」などの格言を覚えてください。これは私が中国の書籍からパクッたり、治療の中から感じたものです。特に患者との交渉は重要で、患者が「ここに鍼をしてくれ」と言っているのに、「そんな所に鍼をしても治りません」などと話を打ち切ってはなりません。たとえ治療者が正しくても、患者は「自分の言うことなど聞いてくれない」と考えて、来なくなってしまいます。治療者は、他にも患者がいるので痛くも痒くもないのですが、患者にとっては治るチャンスが二度とこないかもしれません。そこで「分かりました。そこへ刺鍼しましょう。けれども私が打ちたいところもやらせてください」と交渉します。患者は「この人がやりたい場所に鍼をさせても、別に料金を取られるわけじゃないんだ」と思えば、やらせてくれます。しかし交渉しなければ「この人は交渉できない人だ」と思われて来なくなり、完治してくれません。だから患者さんと仲良くなることは、非常に大切なのです。治療したあとの調子がどうなのか、患者が治療者に忌憚《きたん》なく言える関係を築かねばなりません。

九　見学者が犯しやすい間違い

①　患者さんの血が付いた乾綿をハンドラップで濡らす。これは考えられないと思う人もあるだろうが、やったのは一人だけではない。血の付いた綿でハンドラップからアルコールを付けると、その血がハンドラップ全体に広がって感染する。だから、分解してオートクレーブにかけなければならなくなる。これは院内感染が起きるので、絶対にやってはいけない。

②　患者さんが着替えているところに入ること。そしておっぱいなどを見ること。これは患者さんから苦情が来るので、絶対にやらないで欲しい。特に女の患者さんが着替えているときには、絶対に入ってはならない。だから着替える前に準備しておく。

③「大丈夫ですか?」という呼びかけは禁句。内容が具体的でないので、何か起きたのではないかと患者は不安になる。だから「寒くないですか?」とか、「姿勢は苦しくないですか?」などと具体的に尋ねる。「大丈夫ですか?」などと言われたら、鍼が折れたんじゃないかと思って、置鍼中の患者さんは起き上がってしまう。いずれにしても抽象的は悪い。

④　抜鍼するとき、綿花を持たずに抜鍼しない。鍼が動脈に当たっていた場合、血が30センチぐら

い噴き出す。そのとき綿花を当てていなければ血を止《と》めることができないので、衣服やカーテンを汚すことになる。そうなると洗うのが大変だ。だから鍼孔を包むように綿花を置いて抜鍼する。

⑤　抜鍼するとき、アルコールで乾綿を濡らさない。抜鍼するときは皮膚に穴が開いているので、そこからアルコールが染《し》みて痛い。抜鍼するときは、鍼孔を乾いた綿花で包み、鍼孔から血が噴出しても綿花で止《と》まるようにして抜く。なぜ抜鍼で綿花にアルコールを付けるか不明です。

⑥　冷たい手で患者さんに触らない。冷たい物で触れられると、患者さんは反射的に筋肉へ力を入れ、鍼が曲がることがある。そのうえ力が入るから痛い。だから抜鍼する前に、ぬるま湯で手を洗う。そして乾いた綿花を患者の鍼孔に当て、自分の指が綿花一枚隔てて肌に触れるようにする。そうすれば冷たい指先が直接患者の肌へ触れることもなく、綿花を隔てているので患者の筋肉が緊張することはない。また、暖かい場所にいて、手先が冷えないようにする。体温が高ければ、手先も温かくなる。

⑦　冬場ではドアを3秒以上開けないようにする。治療室の中は26℃以上の室温が必要だが、患者さんを迎え入れるために治療室のドアを開けっ放しで、来るのを待っている見学者がいる。その間に部屋の温度が冷え切ってしまい、鍼が効かなくなる。だから患者さんにドアを開けてもらう。

⑧　タオルや患者着に血が付いたからと、水を含ませた綿花やアルコール綿花で拭く。そうすると下のタオルにまで血が移ったり拡散して被害が拡大してしまうので、血が付いてもそのままにしておく。そして汚れた部分が目立つように畳《たた》んで、洗濯物置き場へ移す。

⑨　抜鍼するときに、押手で鍼孔をグイグイと押す。すると他の鍼が動いて痛いので、患者さんか

ら「あの人には抜かせないでくれ」と苦情が来ます。抜鍼するとき皮膚が凹《くぼ》むようではいけません。私の押手圧を台所秤で測ると10ｇ前後の圧でした。自分の圧手を測ってください。

⑩　抜鍼するとき、鍼柄と一直線の方向に抜く。鍼柄を斜めに抜く人がいるが、そうすると鍼尖が鍼の穴を擦って痛いし、出血する原因ともなる。だから鍼の刺さった側に移動し、真っ直ぐに抜いて、患者に抜鍼時の痛みを与えない。特に背部夾脊へ刺鍼しているとき痛く抜くと、背筋が痛みで収縮し、鍼が引き込まれて位置が変わり、椎体間から肺に刺さって気胸を起こす可能性があるから注意する。ただし背筋《はいきん》が硬直して鍼が引き込まれていれば、一刻も早く背部を抜鍼しないと危険なので、押手もせず両手でバンバン抜いてゆく。特に最後の1センチで斜めに曲げながら抜く初心者が多い。

⑪　鍼を抜くとき、抜く鍼以外の鍼に触れない。

⑫　鍼の抜き忘れが多い。服が被《かぶ》さる境目は、少しズラし過ぎと思うぐらい肌を露出させて抜く。また抜いた後、服の上から撫《な》でて、頭髪や下着の中に鍼が残ってないか確認する。

⑬抜鍼では椅子に腰掛けて身体を安定させ、ベッドの端に近い側から抜く。

以上が注意事項です。本法の治療では寸三のみとか一種類の鍼だけ使うわけではないので、部位によって鍼の長さが違います。だから様々な長さの鍼が患者さんにあるわけですが、うちは患者さんごとにボトルキープしています。その分類に20分もかけられると治療する時間がなくなってしまいます。だから3分以内で鍼が分類できるように練習してください。

十　免許を取ってからの方針

免許を取る前の学生に「卒業してどうするの？」と聞くと、教員や就職する人を除いて、大概の人が「出張して鍼灸します」と答えます。たぶん鍼灸学校の卒業生の半分以上は、出張治療を希望するようです。その理由を尋ねると「開業すると家賃がかかりますから」と答える。それが最大のデメリットなので、みんなが出張治療に集中します。つまり出張治療の競争率はとんでもなく高く、しかも何十年も前から出張専門にしている会社組織もあるので、それらと競争していくにはよほどの策を持ってないと勝てない。それなのに本人は出張すべき患者すら持っていない。私が出会った中では、確かに出張治療のみでやっている人もいた。しかし最終的には開業している。出張で食っていくには、まず往診患者を持っていなければならない。

私が初めて出張治療している人に会ったのは仙川時代だが、その人は主にマッサージをしていた。鍼を教えてから鍼患者が増え、往診患者が多くなったので、往復時間がもったいなくて開業した。だいたい北京堂の鍼治療では、刺鍼30分、置鍼40分で、合計1時間10分かかる。仮に30分以内で行ける近所へ出張したとして、往復で1時間はかかる。また茶を出されたり挨拶したり、道に迷ったりで2

時間30分はみておかねばならない。このペースでこなすと五時間で二人、8時間で三人しか治療できないことになる。彼はテニスをやっており、テニスクラブの仲間を患者にしていた。次に出張治療を始めたいと言う人に会ったが、それは子供のママ友会があり、患者を確保できるアテがあったのだ。

もし初期投資がいらないという理由だけで出張治療を考えているのならば、患者を確保してから出張治療したほうがいい。出張が難しい理由を次に挙げます。

①　みんなが出張を考えているので、競争が激しい。後発部隊は、よほど差別化できなければ先発隊に食い込めない。

②　一度の出張で、患者を一人しか確保できないことが多い。しかし一回出張する間に、治療所なら五人ぐらい治療できる。

③　これが最大の問題点だが、患者は見知らぬ人を家に上げたがらないことだ。なかには家の中が散らかっているので、片付けてからじゃないと治療者を呼べないと考えている患者もある。それが出張販売との違いである。

出張治療を可能にするには、特に「あなたは初めて会った人を家に上げますか？」という問題点を解決しなければなりません。

私が会った二人の出張治療者は、一人が男性、一人が女性ですが、男性は出張患者が増えて往診時間が取れず、結局は店舗を構えて開業してしまいました。女性はママ友の出張と併用し、知人の美容院を週一で使わせてもらい、そこで開業しています。当時は子供の問題があって引っ越し予定だったため定着して開業できないという理由があったのです。また出張はしていませんが、生麦治療所の跡を継いで院長になると言っていた人がありました。ところが跡を引き継ぐ日時がはっきりせず、そのうち知り合いの整骨院の院長が休みのとき週一で治療所を貸してくれることになり、最初は週一で開いていたのですが、そのうち患者が増えて自分で開業してしまいました。特に東京では、見知らぬ人を家に上げるほどフレンドリーな地域でないので難しいです。関西や田舎ならば可能かもしれません。

内弟子の話ですが、生麦を継《つ》がないで自分で開業することになったとき、「開業当初は、難しい患者ばかり来るよ。私のときがそうだったから」と言うと、「大丈夫です。私のところには難しい患者は来ません」と答える。「その心は？」、「だって私は初心者ですから、難しい患者など来るはずがないです」と言う。

もしかすると、この男は「初心者なので、難しい患者さんはできません」と看板でも掲げるんじゃないだろうか？　そんなことをすれば患者は「初心者なら未熟者だから止《や》めとこう」と考え、誰も来るはずがない。だいたい初心者に限ってホームページで難病治療を謳《うた》っている。しかし彼は難病無理と言っている。どうやって開業するのだ。

「あのな。開業しても、周囲の人は初心者かどうか分かりもしない。私なんか中国で何年か勉強して開業した。そうしたやつもいる。簡単な疾患の患者は、自分が通っている治療院がある。新しい治療所ができたからといって来るはずがない。やはり以前の治療所に通う。だから、これまでどこへ行っても治らなかった患者が、新しくできた鍼灸院だからダメとは思うけど、ダメもとで行ってみよう。そういう気持ちで新規開業した治療院には来るのだ。だから新規開業した鍼治療院には、私が開いたときのように難しい患者さんばかり来る。それを治癒させているうちに口コミが広がり、簡単な患者さんも来るようになるのだ。だから他で治癒しなかった患者さんしか来ない」と教えた。かなりショックを受け、グゥの音《ね》も出なかったが、私が開業したときも同じだった。当時は新規さを求めて中国語で広告を作ったので、私は中国人だと思われた。そして難病患者を治癒させていったので、話題になって現在も開業できている。逆に東京へ来たときはホームページで知られていたから、開業当時より簡単な患者が来た。それでも現在に較べたら、小脳萎縮変性症とか線維筋痛症とか難しい患者が多かった。今は有名になったので患者さんからの紹介が多く、一番重症といっても、手が15度ぐらいしか動かない五十肩患者ぐらいのものだ。六回も治療すれば水平近くまで挙がるようになるだろう。

まず新規開業したら、どうしようもない患者さんがダメもとで来ます。そうした患者さんを短期間に治癒させてこそ、軽い患者さんも紹介してもらえます。それが解ってないといけない。

もう一つの簡単な開業方法は、ホームページによる誇大広告です。田舎ではホームページが信用されないので効果がありませんが、人間関係の薄い都会では知り合いによる紹介が少ないので、ホームページに頼るしかありません。だから芸能人のブログがやらせで訴えられたりするのです。道徳心を捨てれば、ホームページを使って適当な経歴、例えば知り合いと「会」と称するものを作って「日本鍼灸研究会・中国交流部会長」とかに仲間うちで役を割り振るのです。そして効果があるのかないのか分からないような疾患を得意項目にします。例えば高齢結婚により不妊症などで困っている人は大勢います。そうした人をターゲットにしても、「六回で妊娠できます」などと具体的なことを書かなければ大丈夫です。線維筋痛症などは効果がはっきり分かるので厳しいですが、不妊以外でも鍼の効果があるかないかはっきりしない疾患は標榜《ひょうぼう》できます。現在の状況では、患者さんが「効果がないなどと本当のことをネットに書くと、名誉毀損で訴えられるんじゃないか！」などと考え、不利な情報は出てこないので悪徳鍼灸師にはやりたい放題なのです。ただしネットで患者を呼ぶにはホームページが上位にかからなければなりませんから、エキテンなど上位に来るための宣伝費がかかります。しかし効果絶大です。患者さんの話によると、エキテンで上位にランクされている店で、「あまり効果がなかった」と書いたところ、しばらくしてコメントが消されていたらしいですから。エキテンは、金を払ってくれる顧客に不利なことはしないので、安心できます。もう一つは出版です。本書のような専門家向けの本を出してもダメですが、千円前後で鍼灸の本を出せば一般書として並びます。それを読んで素人の患者ならば、それがいい加減な理論であっても著者のところで治療をしてもらおうと考えます。だから鍼灸師向けでない、一般人向けの書籍を出して患者さんを呼ぶのも一法です。しかし書籍には裏表紙に、必ず治療者の住所や電話番号が掲載されてなければなりません。また辺鄙《へんぴ》な場所で開業するのもいけません。尋ねた場所が都心でなかったりすると、患者は「なんで偉い先生が中心部でなく、こんな辺鄙な場所で治療しているんだ」と疑います。だから東京では初心者が開業しやすいのです。例えば「有名人を治療している」と鍼灸院のホームページに書かれていることがよくありますが、これは「虎の威を借る狐」といって効果的な方法なのです。病院なら「誰々という有名人が入院している」などの事項は秘密にされており、ましてやホームページで公表するなど考えられません。こうした媒体を使う方法も、開業初期なら有効です。現在のところ治療法を知らなくても開業できるのは以上のやり方です。こうした広告は中国で古くからおこなわれており、方舟子などは自画自賛が中国医学の特徴だと批判しています。しかし、こうした方法を採用すれば治癒させなくともやっていけます。

本来の治療とは、治癒した人だけから料金を取るのが理想ですが、完治した人からだけ料金を取る方法を採用してみても、患者さんは「タダで治療してもらうわけにはいかない」と断りますので成立しません。うちに来た見学者は「そんな弁護士みたいに成功報酬にしたら、本人が治っているのに、治ってないと申請するんじゃないですか？」と反論します。しかし患者さんは良心的なので、効かない治療であっても料金を払いたがります。そもそも治っているのに「効果がない」と言い続ければ、その治療院に行けなくなってしまう。そんな不利益なこと人はやりません。また保険制度なら治療を長引かせた治療者は稼げますが、早く治癒させた治療者は儲からないことになります。こうした矛盾をなくすため疾患ごとに値段を付け、「この病気はいくらで治癒させなさい」と、病気に定価を付けることで保険料を抑えている国もあります。その制度では治らなければタダ働きです。そういう制度を導入すれば、たとえ鍼治療に保険を効かせても安く抑えることができます。しかし、それには保険制度自体の制度改革が必要になりますから、まず不可能でしょう。

十一　どうやって鍼治療師になるか？

学校では座学を聞いているだけで受験資格が得られますが、鍼灸師の免許を取っても患者が指名してこなければ鍼治療師とはいえません。だからほとんどの有資格者は、開業せずにマッサージか教員で食っています。鍼が打てるようになると、前回の治療がどうだったのか患者さんに訊ねられるようになります。だから「患者が最良の教師」という言葉があるのです。患者さんで効果がどうなのか確かめられれば、フィードバックして治療技術が向上します。だから患者は教師でもあり、上司ともいえます。しかし一日三人は患者を診ないとペーパー鍼師のままです。もし開業して一年が経過しても一日の患者さんが三人に満たなければ、誰かに治療法を習いに行ったほうがいいです。「これなら完治させられる」という疾患が一つでもあれば、それが口コミとなって患者さんが芋づる式にやって来て営業を続けられるので、営業が続けられれば他の疾患についてもいろいろな本を読み、どんな方法を使えば自分でも治せるのか、それを患者さんで検証することができます。私の開業当初は「ギックリ腰」一本でやってきました。そして「ギックリ腰なら一発で治る。両肩を支えられてきた人が、あそこへ行ったら普通に歩いて帰れる」と口コミが広がりました。それで別の疾患の患者さんも増えていったのですが、最初は五十肩の治療法が分からなくて、「あそこは腰ならいいけど、五十肩は行ったとき良くなるが、翌朝になれば以前と同じだ」との口コミが広がりました。もちろん治らなければ患者さんは来ません。その後、自分が五十肩になったこともあり、いろいろ調べて自分の身体で試した結果、五十肩もだいたい十回以内で完治させられるようになりました。完治させる技術を持っていなければ、たまに間違って自分の治療院に来た患者さんでも、治療を受けて効果が感じられないと「もう治りました」という社交辞令とともにサヨナラされます。本当に一回の治療で治ったのかどうかは、その患者が友人や家族を紹介してくれたかどうかで判断できます。治れば必ず家族や身内を紹介しますが、効果がなければ全く紹介はありません。したがって治せれば芋づる式に患者が増えますが、効果がなければ単発の患者さんが時たましか来ません。忙しすぎるのは患者を断れますが、治療院が暇ではどうしようもありません。だから実際に治療して食べている人の治療所へ見学しに行き、不躾《ぶしつけ》にも患者さんに好転状況を質問し、どうやったら治るのか学びます。九鍼会の石原先生や竹村先生は、内弟子を取って見学させてくれるそうです。もっとも竹村先生は東洋鍼灸の学生しか弟子にしないそうですが、そうした有名な先生でなくとも、先輩で流行《はや》っている鍼灸院なら見学させてもらうことです。それによって疾患に対する治療方法や治療院の運営方法が分かります。ちなみに治癒率を掲げている鍼灸院もネットに多々ありますが、そこへ行った患者さんに聞いてみると効果の確認はないそうで、来院しなくなった患者を治癒に加算しているとしか考えられません。中国では一般にハガキ調査が実施されており、初診時にハガキを渡されて、それに宛先と治癒、著効、有効、無効の基準が示され、丸を付けて郵便局で投函《とうかん》してもらう仕組みになっているようです。しかし投函しない患者もいるため、必ず何パーセントかの効果不明者が出ます。だから100パーセントの調査結果を出しているところは、どうやった調査をしているのか気になるところです。逆にいえばホームページに高い治癒率を載せ、評価基準などなくても、来なくなった人を治癒にしても許されるわけです。日本の鍼灸には治療効果の判定基準などないわけですから勝手に載《の》せられます。中国では調査方法はハガキ、そして評価基準の目安も決められています。

ぶっちゃけた話、宣伝方法が悪くても、治療院が汚くても、治療者が無愛想でも、治療効果さえあれば、患者さんは口コミで芋づる式に増えていきます。ただ入りにくい治療院、ホームページも持たない治療院は、最初の立ち上がりが遅いので、腕が良くても軌道に乗る前に潰れてしまう可能性があります。それに患者が来なければ鍼の腕も落ちますので、最初から一日三人ぐらいは患者さんが来ないと厳しいのです。そうした最初の立ち上げ方法は『鍼灸院開業マニュアル』に載っているので、参考にしてください。『鍼灸院開業マニュアル』も開業マニュアルなのに治療のことが多く書かれていますが、いくら経理や接客態度、建物を清潔にしても、肝心な治癒率が悪ければ患者を紹介されないし、ほかが何一つ取り得がなくても驚くような治療効果があれば、そのうち噂になって患者が確保できるからです。本書は治療の本なのに「どうやって治療院を軌道に乗せるか？」などと治療以外の内容が書かれていますが、書物に記載された治療法が実際に効果があるかどうかを検証するためには、身内を含めて患者さんに数多く当たり、実際の病人で効果を試してみるしかないからです。そのためには無料でもいいから患者を集めねばならない。特に自分の身体は重要で、もし身体に不調があれば、そのチャンスに自分の身体で鍼を試してみて、実際の治療効果を知ることができます。しかし背中などは自分でできないので、知り合いの鍼灸師に指示してやってもらうか、自分が行ってみたい治療院で治療してもらうといいのです。自分の身体を使って効果を試してみるのが一番なので、自分の身体に刺して病気を治したことのない人は、なかなか上手になりませんし、そもそも自分に悪い所がなければ、治療効果も判断できません。しかし都合よく自分に様々な症状が現れるとは限りません。そこで様々な症状のある患者さんを集めなければ上達しない。だから治療技術と集客は相関関係にあるのです。患者を多数治療していれば、嫌でも治療技術が向上していきます。特に学校を卒業して間がないときは、免許を取っても運転してないとペーパードライバーになってしまうように、鍼を打たないとペーパー鍼灸師になってしまうので、できるだけ早く実戦に入る必要があります。そうすれば治らなかった場合でも、「もしかするとこれが原因かもしれない」と勘が働くようになり、それで治癒に導けることも多々あります。だから患者さんを呼ぶために、鍼灸治療の評価基準や調査方法が決められていないことを逆手《さかて》に取って、ホームページで高い治癒率を宣伝し、患者を呼び寄せる方法もありです。

十二　鍼灸師として開業することの意義

町の鍼灸院は、東京でも地方でも少ないです。しかし整形が数多くありますから、鍼灸院は整形の患者のほとんどを奪い取ることができます。整形では痛みの治療で、ロキソニンやリリカなどの飲み薬を処方したり、湿布薬を出します。しかし処方された薬が効かず、二倍量や三倍量を飲んでいる患者さんが多いのです。だがロキソニンは腎毒性があり、そのため多くの人が腎透析を受けています。またリリカも肝臓毒性があって黄疸などが出ます。湿布薬でも皮膚に障害が出ます。しかも半年とか一年などの期限で完治してくれれば良いのですが、虫歯の治療に痛み止めを使うようなもので、病巣部は改善しておらず永遠に鎮痛薬を使わねばなりません。そのため薬で腎臓や肝臓を壊して、透析や生体肝移植しなければならなくなります。しかし少なくとも鍼灸には、こうした副作用がありませんので、鍼灸が盛んになれば日本の透析患者が減り、すべて保険で支払われる透析医療費が大幅に浮くことになります。そうすれば他のことにも予算を回すことができ、日本のインフラが整備されるでしょう。そもそも老人や医療費に金をかけても何も生み出されないのです。保育や教育に金をかけたほうが日本の将来のためにも良いのです。だから早く安く患者を治癒させることが、社会のためにもなるのです。それに鍼灸は治療に終わりがあります。例えば大腿骨頭壊死など鍼なら自前の骨で歩けるようになるのですが、人工股関節では磨り減るため何年かに一回は再手術して交換せねばなりません。やはりランニングコストがかかります。また患者さんも治療で無駄にする時間が有効に使えます。それに整形は待ち時間が長いのですが、ほとんどの人は治癒目的ではなく一時凌ぎに来ている患者さんなので、本当に治療が必要な患者さんは長時間待たされ、若い人ほど行きにくい状況になっています。だから骨折や痛風など本当に整形で治療の必要な患者さんは、なかなか治療してもらえない状態にあります。こうした状況を解決するためにも、鍼灸院が増えて、膝痛や腰痛、五十肩など整形で治りにくい疾患は、鍼灸によって短期間で治癒させてしまうほうが良いのです。したがって短期間で治癒させることのできる鍼灸師が、整形の患者が多い地域では求められているのです。それが医療費削減にも繋がります。

いずれにせよ整形に一カ月以上通って完治していない患者は、鍼治療なら大概一カ月以内で完治させられますから、社会に対する貢献が大きいといえましょう。

骨折や痛風の整形、そして痛みを治療する鍼灸院と、住み分けすることで効率的に患者さんは治癒します。

十三　勉強方法

鍼灸師としてのスキルアップは、本を読むか勉強会に参加することが考えられますが、私は勉強会に参加したことがありません。それでもギックリ腰は一回で痛みを消すことができ、五十肩の夜間痛も一回の治療で半減させることができます。私が本で勉強するのは、勉強会に参加すると移動時間がかかり、また多人数の勉強会では自分ひとりの質問時間が限られるなどの理由で、効率が悪いと考えているからです。また質問しても、まともに答えてもらえないという状況が多々あるようです。実際に勉強会に参加している鍼灸師が見学に来ますが、質問しても受け付けてもらえず、せっかく学んだ治療でも思ったような効果を上げられていないようです。それに実際の患者さんの治療を見て、どれぐらいの効果があるのか確認しなければ、その治療の有効性が分かりません。一番いいのは参加したい勉強会の先生がやっている治療所に行き、自分の疾患を治してもらうことです。もし自分の身体が悪くなければ、病気持ちの友人やら親類縁者を連れて行って治療を受けさせることです。それで「これは治せる！」と確信できる治療者がいれば、その治療者に着いて治療法を勉強します。そうでないと治療法は習ったものの、実際に治療してみたら一向に効果がないなどの事例が往々にしてあります。

治療法はたくさんありますが、すべての治療法が効くというわけではなく、全く効果のない治療法もたくさん混じっています。また特定の疾患には効果があるが、他の疾患には全く効果がない治療法もあります。もちろん講演者は誰しも「自分の治療は絶大な効果がある」と主張するので、講演者の主張から効果のあるなしを判定することはできません。また実演があったとしても、本物のギックリ腰で歩行困難になっている患者などモデルにしませんから、さくらを使った治療実演では効果のほどが分かりません。だから教わった方法に効果があるかどうか、それを判定するには自分で患者さんを治療してみるしかないわけです。その点で治療所見学ならば、来ているのは本物の患者ですから、真の治療効果が分かるわけです。また患者さんにいろいろと質問もできます。しかし「患者さんが嫌がる」という理由をつけて、日本では実際の鍼治療を見学させてくれる所はほとんどなく、本当の治療を見るためには中国の病院を見学したほうが早いという、おかしな状況になっています。見学者がいると患者さんが来なくなるという問題もありますが、その治療所でしか効果がないとなると、患者さんも（見学者も仕方ないかな。他所《よそ》へ行っても治らないし）と諦めてくれます。だから見学者がいたら患者さんが嫌がるので断るという鍼灸院は、それだけの治療実績がないわけですから見学する価値もありません。一般に女性患者の男性見学者はダメですが、最初に患者さんの了解を取れば見学しても大丈夫です。患者さんにも理解ある人がいます。

中国の病院ではきちんとした治療師を育てなければならないため、必ず患者を使った治療実習をしています。見学拒否はできません。発表する場の鍼灸学会はありますが、講演会や勉強会など聞いたことがありません。一時的に小針刀学習班はありました。つまり現場で実習することが一番です。

私の場合は本を読んで治療法を勉強しました。主に中国の本ですが、その治療法を患者で再現してみることで、それが有効かどうか調べました。私の好きな本は「小針刀」です。私が留学していた頃は小針刀などなかったのですが、腰痛患者であまりに筋肉が固くて鍼の入らない人がいたので、（鍼の先端を平型彫刻刀のようにしたらどうか？）と考えました。それで太い長鍼をペンチで切って、グラインダーで刃を付けて彫刻刀のようにしようと思い、グラインダーまで買ったのですが、面倒くさくなって結局作りませんでした。その後に『小針刀療法』という本が出版され、その形状は私が試作しようとした鍼に近く、その理論にも痛く共感して、『小針刀』の本を集めるようになったのです。そして２００４年頃に出版された小針刀のレントゲン写真から、大腿骨頭壊死が鍼で治癒することを知りました。その後は中国で小針刀が正式な教科となり、大学で教えられるようになりました。現在は開発者の朱漢章は死にましたが、その技術は受け継がれて、小針刀の本はますます増えています。私は小針刀理論だけでなく、頭鍼や火鍼などの書物も試しています。

人には自分に合った勉強法があるので、私の勉強法で誰しも治療師になれるとは限りませんが、自分が覚えた治療法は果たして効果があるのかどうか、患者を使って検証する必要はあります。中国の病院では初診患者に病院の住所が印刷されたハガキを渡し、治療の結果を書いて投函してもらっています。このような調査をハガキ調査と呼んでいますが、中国では鍼灸効果を確認する有効な手段となっています。日本では、どのような手段で効果を確認しているのか知りませんが、中国の方法は参考になると思います。私が患者さんに調査したところでは、患者が治らないからと諦めて行かなくなったときを治癒としている治療院が多く、ハガキ調査や電話調査をしている治療院はないようです。鍼灸師が治療院を開業する目的は、病人に鍼が刺せるからという一面があります。多くの病人に当たれば当たるほど、また様々な疾患に当たれば当たるほど経験値が増えてゆきます。自分が経営してない鍼灸院で鍼灸師をしていても、院長にばかり患者が行き、自分には全く患者の指名がないので、雑用やマッサージばかり任され、鍼技術は全く上達しません。これを副院長という肩書きに変えても、やはり院長に患者さんが集まってきます。そこで自分が院長になるために開業するのですが、開業したら患者が途切れないようにしなければなりません。患者が毎日来ないなら、何とかして患者さんを呼び込まねばなりません。そのため私はホームページを作りました。しかし1996年頃のホームページは珍しくて客寄せになりましたが、現在ではホームページがあって当然だから、それ以外の新しいアイデアを考えねばなりません。そして集客する戦略を考えて患者さんに刺せるようになったら、できるだけ一人の患者さんに多くの本数を打ったほうが良いのです。例えば一人の患者さんに十本しか刺さなければ、それは鍼十本分しか学び取れません。しかし百本刺せば百本分の手応えを学び取れます。これと同じく皮下6ミリしか刺さなければ、深さ6ミリまでの感覚しか分かりませんが、骨付近まで刺入すれば、様々な深度の感覚が学び取れます。海でいえば水面から見るのと、潜水艦で潜って見ることの違いです。深く潜るときも浅い部分の状態が分かりますが、さらに深海の生物も発見できます。しかし水深10メートルぐらいしか見られなければ、それなりの状況しか分かりません。同じようなことが鍼治療でもいえるので、最初は深く刺鍼すべきなのです。それぞれの深さの層で置鍼して、その効果を調べる。もし深さによって効果に差がないのならば、五刺や九刺などのように様々な深度の刺法は誕生していません。浅層にのみ刺鍼して全く効果のなかった症状が、深層に刺入すれば三回で治癒するなどということも多々あります。また逆に深層へ刺入しても全く症状が変わらないのに、浅層へ刺鍼すると直後に好転することもあります。しかし様々な深度で刺してみなければ、どういった場合に、どの深度に刺せばいいのか全く分かりません。そこで様々な深さをダメもとで経験しておくのも大切です。ただし患者さんは何時間も鍼を打たれに来ているわけではありませんから、あまり時間をかけると二度と来てはくれません。だから20分ぐらいで打てる範囲を試してみます。百本を骨まで刺したところで三時間もかかっていれば、患者さんは予定が狂って怒るでしょう。あらかじめ治療時間を伝えておき、その範囲内で打てる本数を刺します。最初は少ししか打てませんが、そのうちスピードが速くなって多く打てるようになります。ただ速く刺入すると衝撃がきついので、それなりにゆっくり刺入しますが、どの程度の速さで刺入したら良いのかも経験になります。だから『霊枢』の官鍼篇には、様々な鍼の深度と主治が記載されています。また「気が得られて効果がある」とも書かれています。「気が得られる」の意味は分かりづらいのですが、それがあれば鍼の効果が現れることは理解できます。現在の中国の書籍では一般に「酸、麻、重、腫」と解説されています。酸は怠さ、麻は痺れ感、重は重さ、腫は腫れぼったさと言われています。これは患者の受ける得気ですが、当然にして治療者側にも得気したという手応えがあります。それは鍼が重くなり、吸い込まれるような感覚とされ、『素問』では「魚が釣り針にかかったような感覚」とあります。実際には筋肉に刺入してゆくと、固いゴムのような硬結に鍼尖が当たり、それと同時に患者はズキンとした衝撃を感じ、次に周囲の筋肉が収縮して締め付けられるような感覚、あるいは重みや腫れぼったさ、押さえつけられる感覚が起きるのです。麻は痺れと言いますが、実際に痺れる感覚が起きることは少なく、怠さ、重さ、腫れぼったさ、そして麻は締め付け感です。昔は緊や沈と呼んでいたものでしょう。たまに静電気に触れたような感覚やチクッとした痛みを感じますが、それは神経に鍼尖が触れたり、血管に当たった痛みなので、そうした感覚があったら鍼を引き上げて方向を変えます。ツーッと刺すような感覚は、筋肉が硬直しすぎて起きる感覚なので、次回の刺鍼では正常な得気感に戻っています。だから治療者の手応えと患者の感覚は一致しており、治療者が自分の感じる手応えを患者に尋ねているだけなのです。だから術者が刺入していくうち固い硬結に鍼尖が当たれば、だいたい患者がビクッとするので押手に振動が伝わりますが、その瞬間患者さんに「今ズキンとした感覚があり、腫れぼったさや重み、締め付けられる感じや怠さが起きましたか？」と質問するのです。こうした患者との得気確認のやり取りがあるため、中国では鍼治療の二重盲検ができないと言われているのです。無言で治療するのならば、二重盲検ができます。こうした得気は生体反応なので、患者さんを治療して学び取るしかありません。ちなみに健康人へ刺鍼しても得気は起きません。

十四　患者さんを師とする

患者さんを治療したら、再診のとき「この前の治療は、効果が如何《いかが》でしたでしょうか？」と尋ねることが必要です。すると患者さんは「症状が半分ぐらいになった」とか「三割ぐらい減った」とか、「全く効かなかった」とか「少し改善したようだ」とか、「痛む場所が移動した」と答えます。間中喜雄の本によると「プラセボで三割は治る」ので、三割以下の改善ならば全く効果がないわけです。間中喜雄は「プラセボで三割治る」と書いていますが、その理由を考えてみましょう。

「三割でも治れば、立派なもんじゃないか！　成功だ」と考える人もいるでしょう。しかし鍼灸院は、楽観的では失敗します。疑ってかかってください。

患者は、鍼灸院が症状を治してくれるところと思ってきてくれます。だから最初から「ここでは自分の症状を良くしてくれるはずだ」と期待しているわけです。人は期待を裏切られたくない心理があります。その例として結婚詐欺に引っかかった人は、警察から「あなたは騙されていたのです」と告げられても、「いえ、あの人は、私にだけは嘘をつきませんでした」と否定します。裏切られたと思いたくない心理が、そう信じ込ませるのです。そうでないと信じた自分がみじめですから。だから

「ここは自分の症状を良くしてくれる」という思い込みが、プラセボの三割の一つです。

次に患者は治療費を払っています。そこには「お金を取られたのだから、これが全く効果がないとすると、自分は騙されて金を巻き上げられたのだ。自分が馬鹿だから騙されたのだ」という理屈になり、全く意味のないことに出費した自分は、とんでもない間抜けだったということになります。人は自分が馬鹿だと認めたくないために、「これは効果のあることに金を払ったのだ」と思い込みたいのです。これもプラセボ三割の一部です。

また治療所に来るまでに、移動時間、治療時間、交通費、自分の時給なども犠牲にしていますから、それを全くドブに捨てたと思いたくありません。そうした金銭的な欲望が、(金を払った＝効果のある治療)を生み出すのです。これもプラセボの一部です。とりわけホームページなどで経歴、例えば鍼灸師会の会長とか学校の先生とか、誰か有名人を治療しているとか書いてありますと、ハロー効果が働いて「こんな有名な人の治療だから、効果がないはずがない」と思いたくなります。しかし有名人が公園の公衆トイレに行ったとしても、それは我慢できなくて、近くの公園にトイレがあったから、たまたま入ることもあり、決してそのトイレが気に入ったからではありません。一回だけ治療院に来たとしても、治療が上手いから行ったというわけではありません。

以上の理由から患者さんは、全く効果がなくても三割の効果を認めるのです。

こうした呪縛《じゅばく》も一日経ってしまえば解けてしまい、(やっぱり効果がなかったんじゃないかな？昨日とあまり変わってない)と気づいてしまいます。しかし「自分の身体が治りにくいのだ」とか、

「これ以上悪化させないために通っているのだ」とか、神頼みのように通院を続ける人もいます。

効果がなかったとき、患者さんが最も多く言うセリフは「少し効いたような気がする」です。その言葉には具体性がない。具体的にどれだけ改善したかを調べるために、前に書いた『鍼灸院開業マニュアル』の巻末には質問用紙を設けました。どう改善したか分からねば、これからの治療方針を立てようがない。改善が分かれば、例えば五十肩なら「上には挙がるようになったが、後ろへは行かない。じゃあ後ろへ行くような治療しよう」とか、次の治療方針を組み立てられます。「夜間痛はなくなったが、腕を回すと痛みは変わらない」と申し立てる患者さんもいます。そうなれば当然、治療法を変更せねばなりません。

ここで中医の弁証治療ならば「効果がなければ治療法を根本的に見直す」という項目が入ります。なにごとも最初から成功することはないのですから。

こうして患者さんにモニターとなってもらうことで、「この場合は、こうすると改善した」とか、徐々に経験が積み上げられてゆくのです。もし患者が「少し良くなった気がする」とか「あまり変わってない」と否定的な意見を述べているのに、「ああそうですか」と返事して、前と全く同じ治療をする。これでは技術の進歩もなく、失敗が全く経験になってないから潰れます。考えて改善しなければなりません。

張仁がまとめた中国の臨床例を見ますと、一回で治る寝違いやギックリ腰、捻挫や口内炎などを除いて、急性の症状なら七回以内、難病の場合は二十回ぐらいで治療効果を判断しています。逆にいえば、それぐらいの回数で結果が出るはずなので、鍼の場合二〜三回の治療で改善がなければ、治療方法を考え直す必要があります。

最近の例ですが、私が腰痛を治療していた患者さんのおばあさん。年齢は九十過ぎですが、そのおばあさんが歩けなくなったので患者さんが連れてきました。人工股関節だそうです。そのときの痛みは股関節に深刺して小殿筋を緩めることで消えました。それから半年ぐらいして、再び股関節が痛くなったから治療してくれと言う。三回治療したけど全く効果がない。「こんなに治療しても効果がないのだから、これは骨の問題でしょう」と宣言しました。それっきり患者一家は来なくなったのですが、それから半年後、おばあさんの孫が久しぶりに腰痛で来ました。そして「祖母はレントゲンを撮ったのですが、何も異常がありませんでした。だけど先生が骨の問題だというもので、精密検査をしたのです。そうしたら人工股関節は良かったのですが、大腿骨とチタン合金の接合部が歩きすぎたため磨り減ってガタガタになり、そのために痛みが出ていたようです。鍼しても治らないから、絶対に骨の問題だと言ってもらってよかったです。そうでないと何が原因なのか、レントゲンで異常が出ないものだから分からないところでした。今、祖母は再手術してリハビリをしています」ということでした。これも即効性のある鍼治療だから、鍼で効果がないのは筋肉の問題じゃないと分かったわけで、絶対に骨の異常があると確信できたわけです。こういう風に鍼治療はスクリーニングできるので、効果がない場合でも骨折とか結石とか推測がつくため、即効性のある鍼治療だからこそ治らなくとも患者さんに感謝されます。このように、原因が分からなければ患者にも信用されません。

十五　鍼の選定

中国では現在、ほとんどステンレス鍼を使います。しかし特殊な治療の場合、銀鍼を指定しているケースもあって銀鍼も売られていますし、金鍼も売れてます。日本で金と銀を使う人は、経絡の上流に金、下流に銀とか、補瀉で分けたりしていますが、その実際の効果について普通の鍼と比較して述べられたものがありません。１９８０年代の中国では、毫鍼はステンレスとありましたが、オートクレーブで滅菌して保管すると三カ月ぐらいで錆びてボロボロになり、少し曲げただけでポキンと折れるような代物《しろもの》でした。だからステンレスではなく鋼《はがね》でできていたのでしょう。その頃の鍼は鉄でできていたのでしょうが、効果は現在の中国鍼より優れていたような気がします。現在の中国鍼はオートクレーブで滅菌したあと保管しても錆びたりしませんので、本物のステンレス鍼になったということでしょう。そのため80年代の中国書籍には、鍼が折れること前提で、使う前に錆びていないかチェックしろとあり、また体内で鍼が折れても簡単に取り出せるような刺入方法が述べられていました。例えば背中では必ず背骨に向けて刺入し、折れたときは刺さっている周囲の肉を押せば、鍼尖が背骨で止まっているため切れた部分が皮膚から出てくるので、そこを毛抜きで挟んで抜き出せとか、腕では反対側に突き抜けさせて取り出せとか書いてありました。その頃から中国では、背中に刺鍼するときは必ず背骨に当てるよう逆八の字、つまり背骨を中心としたV字型に刺入するようになったと思います。それは古典に書かれた背中の直刺とは違いますが、背骨に鍼尖を当てているため絶対に肺に刺さることがないので、現在でも背中へ刺入するときの一般的な刺し方になっています。

刺入痛に対する鍼の材質による違いですが、自分の身体に刺してみたところ金鍼が最も痛くない。そしてステンレス、銀鍼と続きます。ＭＰ鍼は亜鉛の痛みがなく、銅はメチャメチャ痛いです。これは鍼尖の硬さによるものかなと思いましたが、金メッキした鍼でも痛くないので硬さとは関係ないようです。鍼尖の形状では、尖っていると刺入しやすいけど切皮痛があり、丸いと切皮痛はないが刺入しにくいのです。金が痛くない理由はイオン化傾向が小さく、体内で溶け出しにくいため身体にあまり影響がないからと考えられます。金属アレルギーのある患者さんには金鍼が適していますが、効果が今一つです。他に影響のない物質としてチタンやセラミックが考えられますが、セラミックは折れやすくて使えないでしょう。チタン鍼は硬いので入れやすそうですが、存在しないので検証のしようがありません。ステンレスの痛みが少ないのは、ステンレスは最初から錆びており、錆びた皮膜が電気を通しにくく、溶け出しにくいからと思われます。銀も錆びますから溶けやすく痛みがあるのでしょう。銅は最も溶けやすく、やはり身体に強烈な刺激があるのでしょう。亜鉛は生体との親和性があるため、溶けやすいのに痛みがありません。溶けやすさが効果をもたらすならば、金が最も効果が悪く、次がステンレスで、銅、鉄、亜鉛と続きそうです。そのため現在のステンレス鍼より、昔の鉄中国鍼のほうが効果的だったのでしょう。その証拠に昔の中国の鍼灸書は、だいたい置鍼時間が10〜15分と短かったのですが、現在では長時間の置鍼を要求しています。古典には一呼吸で気の進む距離を使って経絡の長さを割り、その呼吸数を置鍼時間としていましたので10分よりさらに短いのです。古代の鍼は80年代の中国鍼より太かったので、短時間の置鍼で効果があったと考えられます。現在の毫鍼は、鉄を溶かして引き伸ばし、針金にして切るのですが、『鍼灸大成』や『鍼灸聚英』をみると、鉄には毒があると考えられており、鉄は金《かね》だから火に剋されて毒が消えると考えていました。そこで鉄で鍼を作る前に、鍼に使う鉄で銜《くつわ》を作って馬にくわえさせ、馬が毒を舐め取った鉄で鍼を作るとしていました。馬は丙午で火に属すため、金を剋して毒を消すと考えられていたようです。それを馬銜鉄《ばかんてつ》と呼びますが、現在ではただの銑鉄《せんてつ》です。これをふいごで熱して叩き、徐々に細長くして作るのです。ちょうど日本刀のように作ったので、簪《かんざし》のような鍼しか作れなかったはずです。これで刺すのですから効果抜群です。鍼には材質による効果の違いもあるようですが、太さによる効果の違いもあるようで、固まった筋肉は太い鍼でないと緩みません。そうした筋肉を緩めようと思ったら大鍼を使うか、揚刺のように多刺することです。

十六　成功させる開業

とにかく開業して自由に患者を診て、自分の覚えた治療法を試す。それができなければ、経験値はアップしません。これを書いているとき、ちょうど『鍼灸院開業マニュアル』を読んだ人から電話がかかってきました。去年の七月に開業して、もう四月になるのに一カ月に三人ぐらいしか患者が来ないと言うのです。やったことは一月十万円ぐらいの部屋を借りて鍼灸院を開き、新聞広告を一回入れて、公民館借りて定期的に一般の人向けに鍼の講演をしていると言う。他にはポスティング。

そもそもポスティングは意味がない。郵便受けに入っている十枚以上の広告に、いちいち眼を通す人はいないでしょう。この方法の中で、鍼灸院ができたことを一般に知らしめているのは、公民館借りて鍼の講演しているただ一点だけ。だから家賃もしんどいし、店を閉めて出張治療しようかと思う。どうしようか悩んだ挙句、私の『鍼灸院開業マニュアル』を読んで電話してきたと言う。年齢的に60を過ぎている。鍼灸師の免許を持っていても、雇ってくれる所はないだろう。自分で開業するしかないのは分かる。部屋を借りて開業したが、月に三人しか患者がないので、店を閉めて出張治療でもしたほうがいいのじゃないかという相談。

「出張とおっしゃいますけど、あなたなら知らない人を家の中に入れて治療してもらいます？　部屋だって人が来るなら片付けなければならないし。それに出張なら往復の時間がかかるし、一回に一人しか治療できないので割高になります。あなただったら高い金払って来てもらいます？　そもそも出張で来てくれと言う患者さんを何人持っているのですか？」という質問に対して、自分だったら知らない人が家の中に入ってくるのは嫌だと言う。自分が嫌なことを他人が受け入れてくれると考えるのはおかしい。そこには自分が患者だったらと言う患者目線が欠けている。

そもそも知らない人間を家に入れたがる人は少ない。よく知った人なら家に入れて治療を受けてもいいと思う。それには知り合いにならないといけない。例えばテニスクラブ、ヨガ教室、ダンスクラブ、ジムなどへ通って、そこの会員と友だちになって、出張治療を頼まれるということはある話だ。そもそも出張は移動時間が無駄なので、出張している人も患者が増えれば治療院を開き、普通に定着治療するようになる。最初から知り合いも少ないのに出張で食おうというのは無理である。

「そもそも開業したら一日三人は患者が来るという根拠は何ですか？　開業したら行くと口約束した知り合いが、かなりいたんですか？」。彼の話では、大阪の鍼灸学生時代にアルバイトしていたが、そこに一日三十人ぐらい患者が来たから、自分が開いても少なくとも、その十分の一は来るだろうという、政府の出生率予想計画のように頼りない話だった。

「そのアルバイト先は、あなたのように開業したばかりだったのですか？　十年ぐらい開業してるんじゃないですか？」。

やはり開業したばかりじゃないと言う。開業して一年未満は多くの鍼灸院が潰れるが、三年も営業していて潰れることはまずない。それなりのノウハウが蓄積されているし、患者さんも着いているからだ。開業したばかりの人が根拠とするものではない。また私の所の見学者で、鍼灸学校の友だちが「開業したら行く」と言っていたのに、誰も来ない。とぼやいていたやつがいた。最初から「それは社交辞令だ」と教えていたが、それでも口約束しただけマシだ。

「でも先生は島根で失敗して、東京に出て行ったのでしょ？」。私は地元でも十分にやっていけた。逃げ出したわけではない。むしろ東京に来たばかりの２００３年はホームページを持って六年目、誰も患者さんが来ないので「資金が尽きたら田舎へ帰って治療所を再開すればいいや」と考えていた。それまでも東京から患者さんが島根まで来ていて相談メールも結構受け取っていたが、そんな状態でも近所に住んでいる親戚のおばさんが患者を紹介してくれるのが頼りかなと思っていた。しかし、おばさんの紹介は当てにならなかった。ネットが引っかかるためか、そのうち患者さんは増えたが、まあまあやっていけるようになるまで一年はかかる。しかし東京ではネットで患者さんを呼ぶにも当時と違い、現在では宣伝費が必要なので、やはり患者さんが家族や知り合いを連れて来るネズミ講方式が最も安上がりだ。

この新人はホームページも持ってないようだった。ホームページについて何も語らなかった。仮に持っていたとしても、眼を引く物ではないだろう。広告についても、私が開業したときは確かに新聞に折り込み広告を入れたが、それは中国語で書かれており、地元では「中国人が鍼灸院を開いた」と噂になった。いとこが「あれは自分のいとこだ」と説明したらしいが、話題性がなければ人はやって来ない。それに私は自宅で開業したので家賃がいらない。島根県で北京堂を継いでもらおうという院長候補者も東京にて開業させているが、五万円台の物件を二人で借りて、交替で治療院をやっている。さらに北京堂の患者さんへ「新規開業」の案内ハガキを出している。たぶん五百枚ぐらいだ。そうして最初から患者を確保している。新規開業者は十五万五千円の物件を借りようとしていたが、開業したばかりでは十五万以上の物件は無理なので、こちらで探したら三万円台の物件があった。しかし店舗にしてはダメとか制約があり、五万五千円の物件で落ち着いた。一人頭二万七千円なので、他にアルバイトしながら何とか払える金額だろう。そこにベッドを二台置いている。最初は維持費の少ない物件で二台のベッドぐらいから始め、患者が増えてきたらベッドを増やせばいい。そして患者が増えたら、来ていた患者さんが無理なく通える範囲に引っ越してベッドを三台に増やせばいい。鍼灸院が本当に軌道に乗るには、三年ぐらいかかると思う。

「田舎で十万の物件は、かなり広いですよね。ベッドは何台ですか？」。三台と答える。私が自宅で開業したときはベッド二台だった。だけど治療が終わって少し休憩する患者さんがいたり、着替える時間が必要なため時間どおりにベッドが空くとは限らない。だからベッドは三台ほど必要だとは思っている。しかし彼は患者さんが一カ月三人だけ、最初の目論見どおりに一日三人来たにせよ、三台のベッドでは一時間半で治療が終了してしまう。時間を空けて午前と午後に分ければ、一台のベッドで足りるから狭い部屋でも十分やっていける。狭い部屋なら家賃だけでなく冷暖房費も安い。私の場合は自宅で始め、カーテンも自分で吊って、フロアシートも自分で貼ったので、実質的な出費はオートクレーブ代と看板費用が最も高い。しかも月々の出費は安い。この人は十万円の部屋を借りているので、月々の出費が最低十万かかる。そして一カ月三人の患者さんが来ているので、その患者さんを増やさないといけない。ここで鍼灸院を辞めて出張にしてしまったら完全にゼロからのスタートで、しかも出張では簡単に患者さんが着かない。しかし誰もが出張治療から始めようとするのは、一つには出張なら資金がいらないので、携帯一本あればできると思っているからだ。その代わり競争が激しい。次に患者が見知らぬ他人を家に入れようとはしないので需要が少ない。三つ目に、携帯だけで電話もない、治療所もないでは、何か事故があったときにどこへ訴えていけばいいのか？　もちろん出張だけで患者さんを持っている人はいる。しかしママ友だったり、何らかの知り合いだったりで、最初から家に訪問している関係だ。一夕一朝にできることではない。私のホームページも「出張治療します」と書いてはあるのだが、電話があるのは何年に一人ぐらいの割合だ。誰が見ても「それなら出張を頼まれるはずだ」と思う方法でないと物事は成功しない。小さなパイを巡って熾烈な争いをしなければならない。

「それでは鍼灸学校の友人はいますか？　その治療院を閉じないで、知り合いの鍼灸師に入ってもらい、家賃を日割りにして負担してもらえばいけるでしょう」と提案した。ところが鍼灸学校にそうした知り合いがないと言う。

「息子に手伝ってもらったら？」と言うと、「息子には仕事があるから手伝ってもらえない」と言う。

せっかく地元で開業するのに、地元の自分の同級生にもハガキ連絡せず、息子がいてもその知り合いにすら通知しない。これでは看板のある道をたまたま通りかかった人が、入ってみようかという気になるのを期待するしかない。まず自分が鍼灸師であることを周囲に知らしめようという努力すらしていない。これでは潜在的な患者がいたところで、到底引き込めないだろう。治療院が溢《あふ》れる世間で、ただ開業して看板を上げるだけ。そして知り合いに連絡すらしない。それで開業が続けられると思っているから驚きだ。

確かに自分の鍼技術を進歩させるためには、まず開業しなければならない。開業する理由は、雇われていたのでは本に書かれた治療法を試せないからだ。書物に書かれた治療法には様々な流派があるものの、実際に患者で試してみると、効果のある治療法と全く効果のない治療法に分かれる。私が弟子入りしようとしていた神戸の先生は、若いときにいろいろな治療法を試したらしい。そして皮内鍼だけが効果があったので、瀉法鍼と皮内鍼をメインの治療法にした。私は皮内鍼のゼミを受けていたので皮内鍼や円皮鍼も時たま使うが、学生時代にアルバイト先の同僚に頼まれて坐骨神経痛治療をしていたので、木下晴都の『針灸学原論』や『鍼灸治療学』、『坐骨神経痛と針灸』などの治療法と、それに影響を受けた中国鍼灸の書籍、特に『針刀療法』の治療原理、またホクロや疣には『火鍼療法』、脳卒中や脳障害には『頭鍼療法』がメインな治療法となっている。それも本に書かれていることを患者で試し、ホクロが一回で消えて全く分からなくなったり、一回の頭鍼治療でＭＲＩ画像から脳内出血が消えてしまうなどの臨床例を体験して、自分の治療法が固まってきた。もし開業してなかったら、いったいどの治療法が効果あるのか全く分からなかっただろう。

そもそも鍼治療は張仁の書籍によると、急性なら七〜十回、難病では二十回ぐらいの治療をしないと治癒しないようだ。しかし中国と違い、ただでさえ鍼灸は胡散《うさん》臭く思われている。だから一回の治療で効果を上げ、三回も治療すれば患者を半分ぐらいは治った気にさせないと、なかなか患者さんを紹介してもらえないので、自分の治療法を確立しないうちから大幅な維持費がかかるような経営方法は自殺行為だ。だから最初のうちは狭くてベッドが一台ぐらいしか入らなくても、できるだけ維持費のかからない物件で開業すべきだ。金利のかかる借金するとやれない。開業当初は修行時代なのだ。

大手の企業が新製品を売り出すにも、最初から全国規模で新製品を展開しない。最初は狭い地域で試験的に売り出し、売れるとなって初めて全国展開する。最初から大規模では投資リスクがデカすぎるからだ。個人の鍼灸院も同じで、最初はギリギリの経費で小規模に開業し、治療法が確立して患者の九割がたが完治させられるようになり、ある程度患者さんが定着してから採算の取れる場所に引っ越すべきだ。

次にホームページも持っていないのでは話にならない。すでに患者さんを大勢抱えているとか、一般人向けの鍼灸書でも出しているとか、テレビにでも出ているとか、そういう鍼灸院ならばホームページを持たなくとも患者が探して来るだろう。だけど開業したばかりの鍼灸院では、いくら自宅で開業して経費がかからないといっても、それでは守りだけで攻めがない。攻守のバランスが取れてこそ開業できる。

ホームページには詳しい治療法を載せる必要がある。現在は納得治療、インフォームドコンセントの時代なので、患者さんが鍼の治療原理を理解し、同意しないと治療を受けない。また潜在的な患者は、どんなキーワードで検索してくるか分からない。あらかたの潜在的患者は、たぶん「地域×鍼灸」か「疾患×鍼灸」の掛け合わせで検索してくるだろうが、なかには「深い鍼」とか「長い鍼」とか「腰方形筋×鍼」とか、とんでもない言葉で検索してくる患者さんがいる。「地域×鍼灸」や「疾患×鍼灸」でトップに引っかからなくても、特殊な言葉で検索してくる患者さんもいるから、ホームページの中にはできるだけ多くの言葉を組み込んでおくといい。そうすれば都会だったら、特殊な単語で検索してくる患者さんがいる。

だから開業を成功させるには、次の三点ができていれば良い。

① 開業資金をかけず、できるだけ維持費を安く抑える。
② ハガキやホームページによって、自分が開業したことを周囲に知らしめる。

この二つは、すぐにでもできる。これによってある程度の患者数が維持できる。

③ 本に書かれている治療法を試し、できるだけ患者に効果を感じさせる治療法をマスターする。

③ができれば、あとは患者さんが自分の身内や知り合い、同僚や友人を連れてくる。そして患者さんが一定数を超え、治療所が手狭になってきたら、弟子を作って治療所を譲り、自分は広い場所に引っ越す。前に開いた場所にいる患者さんまで連れて行かないように。そこには地域密着型で、通いやすいから来ていた患者さんもいるはず。治療所自体が遠くに移れば患者は通いにくくなる。その段

階になれば、患者さんが患者さんを連れてくるので、①と②は必要なくなるというより邪魔になる。特に②は、患者さんで埋まっているのに新たな患者さんから電話がかかってきて、治療時間に悪影響がある。人を雇うと人間関係が大変なので、できるだけ一人で営業し、治療時間が長くなると身体が持たなくなるので早めに営業時間を終了する。そうすれば患者さんに感謝され、自分の時間も持てて、いろいろなことをする余裕が生まれてくる。だいたい一日三人治療すれば自分の治療技術は維持できるが、鍼灸書には「一日七人の患者を診るのが適当」と書かれている。確かに一日十人以上を診るのは、若いときならいざ知らず、歳を食うと少ししんどい。

このように小額資金、小額維持費で開業し、やはり小額の宣伝費を使い、治療効果によって患者さんを芋づる式に増やしていけば上手く開業を続けられる。この方法でも最初に多少の患者さんが必要なので、知り合いや伝手《つて》を使って最初の患者さんに来てもらい、患者が増えたら広い治療所に移る。それなら閉院しなくて済む。

ホームページは学生時代に作っておいて、開業の三カ月前にはアップする。そうしないと開業したときに検索で引っかからない。卒業間際にホームページを作っていると国試で落ちる恐れがあるので、二年時ぐらいには完成させておくと良い。そして学生時代には鍼灸学校のブログを書いておき、開業してホームページをアップしたらブログにホームページアドレスを載せて、その読者にリンクしてもらう。ホームページは最初の二〜三ページ目で検索に引っかかる必要があるが、上位に引っかかるだけでは意味がない。読ませる内容がなければ、料金だけ見られて次に行かれる。だから訪問者を留《とど》めて読み込ませる内容のあるホームページを作らなければ意味がない。そういう意味では業者任せのホームページではいけない。また「いつ開業したら良いか?」という問題だが、鍼灸学校を卒業したらすぐ開業すると良い。「学校を卒業したばかりでは、開業しても人が信用しないだろう」と思うのは間違い。他人は、あなたが卒業したばかりなのか、それとも他所《よそ》で修行を積んできた人なのか判断のしようがない。ただはっきりしているのは、そこで何年も開業しているという事実だけだ。だからスタートが早ければ長いこと営業している老舗《しにせ》だが、遅く始めれば開店ほやほやの鍼灸院ということになる。どちらに患者が行くかだが、同じ条件なら長く開業しているだけ経験豊かと思われるほうに行く。

なぜ卒業したときに開業するのが良いかという問題だ。私の読んだ『新しい鍼灸院』という本には「十一月に開業すると良い」とあったと思う。なぜ十一月なのか理由を説明してなかった。だが理由があるのだろうと十一月に開業してみた。しかし最悪な結果となる月である。これから徐々に寒くなるが、寒くなると人は活動的にならず、家に篭《こも》りがちになる。まさに『内経』の言う通り、冬になると草木は枯れたようになり、虫は隠れて動物は冬眠する。そんなときに開業しても人が来るわけがない。おまけに気温が低いから気血の流れが悪く、鍼も効かなくなる。さらに開業して間もなく暖房が必要となるので、暖房器具や灯油代など出費がかさむ。だが四月中旬頃に開業すれば気候も暖かくなり始め、三月で患者さんの移動も終わるので人の動きも安定し、エアコンだけで凌《しの》げる。そうすると電気代も安くて灯油代もいらず、維持費が安くなるし患者さんも増えてゆき、夏枯れを乗り越えれば再び楽になる。十一月では開業したばかりの資金不足の折に、すぐに暖房設備や灯油が必要となり、おまけにわずかばかりの患者さんも三月の移動でどこへ行くか分からない。それでは冬枯れを乗り切っても、患者の線が途絶えてしまう。だから開業するなら春が理想だが、物件探しは夏がよい。気候の良い季節に物件を探すと、外気温と室温が変わらなくても過ごしやすく、物件の断熱具合が分からないので、気に入って住んでも冬になるとメチャクチャに寒く、患者さんが耐えられず鍼の効果もないなどということが起きる。温度差だけなら冬に探してもよいような気がするが、冬ではガスが揮発せず、冬に探したら断熱が効いていて良い物件のように思えたが、夏になったらホルムアルデヒドの臭いがひどくて居られないなどの状況が起きる。恐らく『新しい鍼灸院』は、同業者を増やしたくないため最も失敗する時期の開業を勧めることを目的とした本であろう。それを信じて開業するから、みんなが失敗するのも当たり前だ。やはり根拠を示さないことを信じては失敗する。まず外気との温度差が激しい季節に物件を探して断熱の具合を感じ、次に温度が高くなればホルムアルデヒドが出ないか調べる。だから鍼灸院が夏枯れする八月に物件を探すとよいと思う。

また患者さんが、治療と関係のない場所に刺してくれと要求してくる場合が多々ある。鍼治療して思ったような効果があれば良いが、効果がなかった場合、まずは「治療の捜索範囲を広げる」という原則に基づき、天地人取穴や前後配穴に則《のっと》って刺鍼範囲を拡大したり、前側に刺鍼していたけれど後ろ側の刺鍼に改めるとかするが、それでも効果がなければ患者が自分の思っている部位に刺鍼しろとか要求してくる。また初《しょ》っ端《ぱな》から自分の思っている部分に刺鍼してくれと要求する患者もいる。だけど治療者は、患者の求めるところに鍼しても効果がないと考え、自分の打ちたいところがある。こうしたときにどうするか？　中国の『戦国策』には両方を採用すべしとある。王の部下が、ある人は相手国と講和すべきだと説得し、別の人は戦いの準備をすべきだと説得する。そこで王は両方の意見を採用し、講和論者を相手国へ行かせて講和を結ばさせ、その間に戦《いくさ》の準備して、講和を結んでいる間に戦いを仕掛けて勝利したと言う。この故事を応用します。患者さんは自分の思ったところに刺鍼してくれない鍼灸院などに行きたくない。しかし効果がなければ患者さんは来なくなる。そこで患者さんと交渉するのです。あなたの打ってくれという場所に鍼をする代わりに、私の打ちたいところへも鍼させてくれと。患者さんは交渉ができない治療者を嫌います。もう勘弁してくれと言っているのに、さらに「いや、もっとやらねば効果がありません」と無理に刺す。そうしたことをすれば患者が来なくなります。それは治療者にとって一人の患者が来なくなったに過ぎませんが、患者にとっては治る機会を奪われたことになります。この先、何軒の鍼灸院を回ったら、完治させてくれる治療院にたどり着けるか分かりません。もしかすると一生治らないままかもしれません。患者の治る機会を奪わないためにも、患者が「もう無理です」と言えばそこで止《や》め、自分の刺したい場所を患者が拒否して別の部位の刺鍼を要求してきたときにも、「そこを刺すけど、代わりにここも刺させてくれ」と交渉することが大切です。こうして両方の意見を取り入れます。

　また開業しても患者さんは常に来るとは限りません。暇に任せて何もせず、ただボーっとしている鍼灸師がいます。それでは徐々に技術が落ち、学校を卒業した当時の腕すらなくなってしまいます。

例えば兵士にしても、戦《いくさ》がないからといって訓練しなければ、いざ戦争になったとき真っ先に斬られてしまいます。鍼灸師も同じことで、患者が来ないからといって電気を消し、ボーっとしていても退化していくだけです。そういうときは鍼灸の本を読むとか、自分の知り合いに無料で鍼をするとか、暇なときは必ず鍼と関係したことをやっておかないと、いざというときに治療しても満足な治療効果が上がりません。日頃からの訓練が大切なのです。うちで勉強している人は、開業したときにお試し期間で、近所の人たちに無料で鍼灸したりしています。「自分はどんな患者でも一発で治せる」と思っている人は別ですが、普通の初心者鍼灸師なら「学校を卒業して国家資格も取ったけど、本当に自分の習った治療法で効果があるのか？」と、自信のない人がほとんどです。そうした人が開業したところで、効果が分からないので誰も尋ねてくる患者もおらず、また治癒させる自信のない様子が患者に伝わって閑散とした治療所になってしまうので、一回で効果を上げなくても患者が来そうな美容や不妊治療に走りたくなります。美容鍼は一回の刺鍼で効果が持続すればいいのですが、何度も通わせねばなりません。そのぶんリピーターを獲得せねばならないので競争率が高いのです。また不妊症治療も困っている人が多く、それを狙って不妊専門の治療院が乱立しています。確かに痣《あざ》消しやホクロ取り、疣《いぼ》取りなどを一発で治して繁盛している美容鍼灸院もあれば、脱毛治療で毛を生やしている治療院もあります。もっとも、毛を生やすには何カ月もかかりますが。不妊症も六回も治療すれば妊娠する人が多いので、効果を否定はしません。しかし「ギックリ腰になって会社にいけないのに、鍼灸院を調べてみても美容や不妊症ばかりで、痛みを治療してくれるところがない」という患者さんのくい問題点があります。つまり大勢が従事している分野は競争率が高いので、新《あらた》に参入しても新規開拓しにくい問題点があります。流行の分野に参入することは大変で、不妊症はともかく美容では治療者が効果を実証するモデルなので、男性治療者では参入しにくく、女性でも美女でなければ苦戦を強《し》いられるでしょう。治療者がブスでは患者も納得できません。それに美容鍼灸を受けようとする人は、やはり美女が受けたがるため一般の人は関係なく、パイ自体が小さい問題があります。しかしながら「美容鍼は美女が受ける」と宣伝することによって、それを見た人が「自分も美容鍼に行かなければ」と、パイが大きくなる可能性はありますが。それに対して柳谷素霊がやったような五十肩治療は、ほとんどの人が罹患するので需要も多いのです。各町では整形外科は多いのに、美容外科などほとんどないことが需要を物語っています。また不妊症は、だいたい六回ぐらいの治療で妊娠しますが、42歳も過ぎたら卵子がなくなり、妊娠自体が不可能になります。それに卵管や卵巣の癒着とか、タイミングとか、様々な原因があるため確実に何回の治療で妊娠できると明言できない欠陥があります。ですから不妊症や美容だけでなく、広い分野で鍼灸治療できることが、特に田舎では開業を続ける絶対条件になりますので、患者が来ない間に様々な書物を読んで実際に試し、患者が来たときに納得してもらえる効果を上げられるようにすべきです。そのためにも未熟な間は無料ででも治療し、臨床経験を積んで技術を磨くことが重要です。私の場合、両親はともかく、いとこや職場仲間に刺させて貰い、どういうやり方で効果があるのか書物に記載された治療法を検証していって、何とか開業できるレベルになりました。修行中は無料で治療することが当然で、張仁の言うように、急病なら十回以内で、慢性なら二十回以内で治癒できるようにならなければ銭は取れないと考えていました。治愈させることができるようになるまでは読書して座学で知識を得るのもよし、知り合いに刺させてもらって治療するのも良しです。そうすれば黙っていても治愈した知り合いが治療効果を宣伝してくれ、有料にしたときも何がしかの患者を引っ張ってきてくれます。だから治療所が暇なときも、鍼に関わったことをしていなければ未来に繋がりません。本書のようなエッセイでも鍼に関して書いていれば、それをホームページにアップすると検索に引っかかるようになるし、私のようにホームページの文章が出版社の目に留まって出版に結びつくこともあります。とにかく何かをしていなければ話が始まりません。無料で治療しているのに相手が対価を払いたがれば、あなたの治療は料金を取れる治療になったのです。

次に鍼治療で最も大切なことを述べます。これを知らなければ鍼治療ができそうにないと思えるのは、刺鍼部位の危険度です。例えば承泣は深く刺すと眼底から脳に刺さって危険だとか、肩井は直刺すると気胸が起きるとかの類《たぐい》です。こうした危険部位で患者を病院送りにした日には、患者自身の不利益のみならず、鍼灸は危険な物だという認識が世間に広まって、他の鍼灸師にも迷惑が及び、また鍼灸で完治するが現代医学では手の施しようがない患者にも鍼治療を思いとどまらせてしまいます。こうした危険部位は拙書の三和書籍『刺鍼事故』にも記載されていますが、刺入方向などを勉強しなければなりません。中国の鍼灸書籍では、刺鍼してどんな組織に刺入するかが問われています。もし経穴に浅刺して効果があるのならば皮内鍼だけを使っていればよく、何も毫鍼を用いる必要がありません。それなのになぜ様々な長さの毫鍼が売られているのかですが、刺入する目的は経穴ではなく、どんな組織に当てるかということだからなのです。中国でおこなわれている比較臨床試験では、経験を積んだ鍼師は効果がないと思って選んだ経穴で治癒させてしまい、経験のない鍼師は効果があるつもりで選んだ経穴で効果を出せないという結果が出ました。だから比較試験が上手くいかないのです。こうした現象が起きる原因は、初心者と熟練者が同じ部位に刺入しても、体内で違う組織に当てているからにほかなりません。例えば私と某弟子で同じ治療しても効果が違うのは、同じ小殿筋に刺さってはいても、私は骨付近の硬く萎縮した筋肉に刺さっているのに対し、もう一人は硬い筋肉に先端が接触しているだけで刺さってはいないのです。だから「骨に当たりました」と言っても、私が入れれば残り5ミリや1センチは入っていくのです。方舟子は「身体の構造も知らない人間に治療してもらいたくない」と書いていますが、解剖でも特に断層解剖を学習し、自分がどの組織目指して鍼を刺入しているのか明確にすることです。それが肺や脳、肝臓や膵臓、脾臓や腎臓などの内臓に刺さるようならば危険で、胃や膀胱、子宮や前立腺に刺さっても問題がないなどと知れば事故が起きません。そのためにも鍼の刺入方向は非常に大切なのです。

十七　どうやったら治療方法が習得できるのか？

鍼灸院を小額資金あるいは自宅で開業することは誰でもできる。そしてホームページを作って、知り合いにもハガキ案内を出した。最後に残るのは効果的な治療法だが、トリガーとか脈診、長野式や良導絡など様々な治療法がある。そのうちのどれが自分に向いているのか？　どの治療法が最も患者にインパクトを与えられるのか？　それは自分で様々な治療法を試し、比較してみなければ分からない。患者さんは効果を感じられないと、治ってなくても「治りましたから、もう来ません」と嘘を言うので、患者さんの言葉を正直に受け取るわけにいかない。具体的な症状に対して検証してゆかねばなりません。例えば腕が上がらなかったのならば、前回と較べて何十センチぐらい手が上がるようになったなど、具体的な改善点が分からなければ、どこへ何センチ刺入したら腕が何十センチ上がったとか判断のしようがない。どんぶり勘定で「ここへやったら患者が良くなったと言った。だからそうする。それによってどう改善したのかは分からない」などというようでは、患者を師とすることはできません。それでは患者がブラックボックスのままで、何が効いているのか不明なままです。

治療して症状が改善すれば、治療所が汚かろうと、院長が高圧的であろうと、接客態度が悪かろうと、患者さんは来てくれるし紹介もします。だから低コストで開業した後は、いかにして患者を早く治し、効果を実感させるかが重要です。もっとも、綺麗な治療院は患者さんが人を紹介しやすく、汚い治療所だと紹介者に「こんな汚い所に通っているの？」と思われるから紹介しづらい面はあります。

世の中には様々な鍼灸方法があります。中国では百人の鍼灸師がいれば百通りの治療法があるといいます。そして鍼には即効性があって、論より証拠みたいな効果があります。それで手到病除とか針到病除などと言うのです。漢方薬のように効き目が遅くはありません。もし怖い鍼が漢方薬ほどの遅効しかなければ、誰も鍼治療など受けに来ないでしょう。

世の中には様々な治療法がありますが、私の神戸の先生が言うように、自分がやって効果がなければ、どんなに優れた治療法を取り入れても意味がありません。ただ問題は、どの治療法が何に効くのか、各流派がはっきりさせてない問題点があります。

北京堂は、鍼灸患者で最も多い痛みの治療を主としています。だいたい患者は三回治療を受けてみて、治療を継続するかどうかを決めます。俗に仏の顔も三度までといいますが、まさにその通りです。日本人は、どうやら一回の失敗は許すようです。それは会社が一度は不渡りを出しても許してもらえるが、二度の不渡りで倒産することからも見て取れます。だから一回目の治療で効果がなくても、二回目の治療は多くの人が受けてくれます。一回で効果がなく、二回目の治療を受けに来ない患者さんなら、治療者の責任ではないでしょう。でも普通の人なら二回の失敗は許してくれます。ただ押しに弱い人もいて、効果を感じられなくとも健康維持のためだとか、鍼は東洋医学だから漢方薬と同様に長期の治療期間が必要だといえば、それを信じて通ってくる人も一割ぐらいいます。しかしそれは治療所が流行《はや》って固定客が着いてからのことで、開業したばかりの治療院が患者の九割を逃《のが》していてはやっていけません。患者さんは病院などを回って、最後の望みとして鍼灸を求めてくるので、一回の治療で劇的な効果があれば信者になりますが、なければ半分ぐらいの人は「やはり無駄だったか！」と思います。それでも半分の人は「もう一回だけ試してみよう」とします。だから一回目に効果がなかったのに、それと同じ方法を二回目も繰り返すようだと、患者は「やはり鍼は効かないのだ」と逃げてしまいます。だから効果がなかった場合の二回目には「それだったら違う方法で試します」と宣言し、他の方法を採用します。そうすると患者は「別のやり方もあるんだったら、それも試してみよう」と思います。それで効果がなかったら、かなりの人が信用を失って来なくなります。でも半分ぐらいの人は効果がなくても、三回目も来ることがあります。だから三回ぐらいは治療効果がはっきりしなくても来ます。しかし三度目の正直、それで効果がなくても「自分の身体が悪いから三回程度では効果がないのだ」と思う人が稀にはあり、延々とリピーターになったりします。しかし何年も営業し続けていて、他の患者さんで食いつないでいける人は、そうした効果のない治療でも少しずつ特殊なリピーターを増やしていけますが、開業したばかりの人が同じことをやっていては、僅かばかりの患者に頼るのみで経費を支払えません。やはり三回以内の治療で目覚しい効果を上げ、患者さんに信者になってもらうことが一番です。そうすれば患者は自発的に布教活動をしてくれるので、何もしなくても徐々に患者が増えていきます。恐らく開業を続けている鍼灸師は、最初のうちは劇的に治し、患者が増えてキャパを超えてしまったときに治さない方針へと方向転換したのでしょう。開業したばかりの人が、何年も営業している人の真似をしても、到底上手くいくはずがありません。大企業と同じ製品をベンチャー企業が出したって、売れないに決まっています。だから最初は自分の身内や知り合いを治療モデルとし、タダでもいいから打たせてもらって、劇的に効く治療法を見つけることです。それには健康人を治療してもダメで、ギックリ腰など何らかの疾患を抱えている知人に実験台になってもらうしかありません。鍼灸学校では実際の患者に治療しているわけではないので、健康人で教わった治療法が必ずしも効果があるとは限らないのです。無料でも効果があれば紹介があります。

効果のある治療法を会得できなければ、ホームページを立派にするとか、一般人が読むような鍼灸の大衆本を出版するとか、テレビに出て有名になるとか、上手く患者を説得する技術があるとか、何かがなければ開業を続けられません。

これまでで、劇的な即効性のある治療法を身につけなければ、営業を続けてゆくのが難しいことはお分かりになったと思います。そこで紹介したのが具体的な治療法です。しかし治療法を教わっても本法は一つの簡単な治療法にしかすぎず、その通りにできなければ予定どおりの効果が得られません。要するにどんなやり方を模倣して試そうが、自分で効果を上げられる治療法に行き着けば良いのです。鍉鍼なども流行していますが、それで劇的な効果を上げられなければ鍼灸院をやっていけません。私が他人のやっている治療法を公開すれば盗作になってしまうので、本書では自分の治療方法のみを公開しました。私の治療方法はＤＶＤも2枚出ていますが、見た目が同じように打ってあっても、硬い筋肉内に鍼尖が入ってなければ効果がありません。もし刺入した鍼が親指を使わなくても、人差指と中指の二本で挟んで簡単に抜けるようならば、それは硬い筋肉に刺さっていないので効果がありませんし、患者さんの得気感覚が自分の刺入感覚と一致していなければ効果がありません。本書の刺法は骨付近まで刺すので、短刺が多いです。これと同じように刺せば、誰にでも比較的同等の効果が得られます。ただし効果の良し悪しを決定する条件があります。それは鍼灸の適応症かどうかを判断できること。そして何筋が萎縮しているか判断できること。最後に萎縮して硬くなった筋肉へ鍼尖が入っているかどうか判断できること。以上の三つが北京堂の治療で効果が上げられるかどうかの分かれ目になります。ここに書かれている治療法を試しても全く効果がなければ、本書の治療法があなたに向いていないので、残念ながら他の鍼灸治療法に転向したほうがよろしいかと思います。

私の治療所ですが、以前は腰痛患者が多く、患者の80パーセントぐらいを占めていました。だから１９９０年代では私の治療院も大部分が腰痛患者で、脳卒中や五十肩は少ない状況でした。しかし現在はスマホやアイフォンの普及により、電車の中でも話をするより画面を見る人が多く、パソコンも普及して下向き作業が多くなり、頸椎症患者が半分ぐらい占めるようになりました。したがって腰痛治療もさることながら、肩痛や上肢痛、頭痛の治療も増えてきました。だから腰痛だけ治療できても上半身の治療ができなければ、なかなか治療院を軌道に乗せられなくなりました。だから腰痛や膝痛、坐骨神経痛、大腿神経痛など下半身だけでなく、頭痛を含めた上半身の治療も大切になってきました。鍼灸の患者は痛みの治療が大部分なので、それに特化すれば確実に食っていけます。なにせ整形に並んでいる患者のほとんどを奪えるのですから。

なお本書で述べるのは、鍼治療が最も得意とする痛みの治療を中心に挙げているため、脳卒中による半身不随とかホクロやソバカスなどの治療については『頭皮鍼治療のすべて』や『火鍼マニュアル』など、別の本を参照してください。

北京堂の治療には基本パターンがあります。そして多刺と深刺という特徴があります。多刺とは揚刺や斉刺を指しますが、北京堂では現代中国の排刺や対刺、叢刺なども併用しますし、北京堂で「骨擦り」と呼んでいる三角筋や中間広筋などに対する短刺もします。だから『霊枢』官鍼に記載されてはいても、現在ではあまり使われてない刺法も使います。「浮刺や半刺などの浅刺は、北京堂では使わないのではないか？」と思う人もいるでしょうが、それは円皮鍼や梅花鍼という形で使うことがあります。日本で有名な賀普仁ですら毫鍼、三稜鍼、火鍼の三鍼を使ったように、北京堂も毫鍼や火鍼など三種類の鍼を使います。ただ瀉血は汚れるので、よほど困ったときでなければ刺絡抜缶はやりません。アトピーのような皮膚の疾患には、体表の瀉血が血液循環させる面でよいのかもしれませんが、アレルギーは食事などアレルゲンに触れないことが大切かと思います。他の治療法では少なく鍼を使いますが、北京堂では運鍼操作をしないことがほとんどなので、多めに刺鍼します。

火鍼は特別な場合しか使わないので、ここでは主に毫鍼を使った治療を述べました。

まず鍼治療の前に、右手の爪は、鍼を摘みやすくするため左より1ミリ長くすること。鍼灸師はマッサージを主とするため両手の爪を短く切っている人が多いのですが、刺手の爪が短すぎると鍼柄を掴みづらく、刺鍼するのに時間がかかります。刺鍼に時間がかかると、患者は同じ姿勢を維持していなければならず、一回の治療で懲《こ》りてしまいます。だいたい北京堂では刺鍼が20分、置鍼40分ですが、刺鍼時間の20分で六十〜八十本ほど鍼を打ちます。だから早めに刺鍼を終えるため、少しでも動作を速くします。鍼を掴《つか》むのにモタモタしていたら20分の間に規定量が打てません。そのため切皮も一般のように三回に分けて叩かず一発刺入をしています。だから最初に鍼の長さをサイズ別に分け、次に刺手の爪を1ミリ長くすることで鍼を取りやすくし、刺入するときも最後の一押しは押手で刺入して、その間に刺手は次に刺入する鍼を掴んでいる。こうした切皮、取りやすさ、押手の刺手化によって刺鍼時間を短縮しているのです。そうして患者に同じ姿勢を長時間させないようにするとともに、刺入速度が速すぎないようにしています。また切皮の押手は鍼管を安定させるだけに使い、押手に10 gぐらいの圧をかけるだけで、グイグイと皮膚を押すことがありません。それは鍼を密集させて打つため、グイグイと圧をかければ、刺してあるほかの鍼が動いて痛いからです。抜鍼時の押手ですが、押さえても皮膚が凹《へこ》まないように、また押さえているのに皮膚が持ち上がらないよう、皮膚が凹みもせず、かといって山にもならず平らを保つ程度の力加減で押手し、鍼体を乾いた綿花で挟んで万一出血しても血が噴射しないように抜く。私は抜鍼も10 g程度の強さで綿花を当てているようです。そして見学者が抜鍼で斜めに抜くことがありますが、刺入した鍼と最後まで一直線に抜くことが絶対です。直刺してある鍼を3度でも斜めに抜くと、鍼尖が肉を擦って抜鍼時に痛みます。そして原則は頸付近など上部から抜きますが、重症の固い部分は最後に抜きます。また特に小殿筋など骨に付着している筋肉では、最初の刺入時には骨に当たっていた鍼尖が、時間が経《た》つと筋肉が膨らんで鍼が押し出されていることがあります。そこである程度の時間が経過したら、再度刺入して骨に当て直すことが重要です。また筋肉が固すぎる場合、鍼して筋肉がほぐれると神経が伝わるようになり、逆に痛みが悪化する場合があるので、そのことを重症患者では事前に伝えておきます。そうでないと「鍼したら逆に悪化したわ」などと言いふらされかねません。鍼は急性ならすぐに完治しますが、大腿骨頭壊死などでは二年ぐらい治療しないと完治しません。完治するまでに重症患者は、別の部位が痛くなってきたり、刺鍼した部位が痛みを感じてきたり、訴えている以外の症状が消えたりと様々な変化が起こりますが、鍼の適応症であれば完治して職場復帰できます。ただでさえ鍼灸は信用されてないのですから、とにかく効果がなければ患者が来ません。そのためには不適応症を治療しないことが大切ですが、とりわけ心臓疾患のある人は血液循環が悪くて改善しないので、心臓とか背中の痛み以外では断ったほうが賢明です。また横紋筋融解を起こす薬とか、向精神薬の副作用とか、離脱症状などでは鍼の効果が現れにくいので断るほうがいい。また生理前も血液量が少なくなっているので、貧血と同じで効果が現れません。妊娠中も、流産したときに鍼の責任にされるかもしれないので避けます。現在のところ鍼で妊娠中絶させる方法が存在するので、流産が鍼の影響でないと立証することは難しいと思います。患者を増やすには、とにかくミスをしないことです。ここでいうミスとは事故ではなく、完治させられない患者をミスと言っています。ミスをしなければ「あそこへ行ったけど効果なかった」などと言われることはありません。１００パーセント完治させていれば、「あそこへ行けば絶対に治る」と評判になり、患者も増えます。いかにして100パーセントを保つか？　それは「簡単に治る疾患しか治療しない」ことです。柳谷素霊が臨床家として有名なのも、論文や出版もさることながら、五十肩患者で腕の挙がらない患者を一回の鍼治療で挙がるようにしたという実績のためです。五十肩だから効果があったのであり、脳卒中で腕が動かなければ簡単ではなかったでしょう。このことは『鍼灸大成』でも楊継洲が「自分が治せない患者には鍼をするな」と述べています。治せない患者を診ることのデメリットを、楊継洲は『鍼灸大成』のなかで「患者や家族に恨まれる」と挙げています。治らないまま無駄に金と時間を浪費させられれば、患者は腹の虫が納まらず、2ちゃんねるとかブログに書き込みするでしょう。東京の人は、あまり悪口を言いませんが、それでもよくは言わないでしょう。でも治してもらえばプラス評価を書いてくれます。もう一つは、患者自身のためにも悪いのです。それは自分という治療者が十回治療しても効果がなかったからといって、他の治療者も十回治療して効果がないとは限らないという問題です。自分が五十肩を十回治療しても腕が挙がらないのに、素霊が治療すれば一回で挙がったりするのです。つまり治せない患者を引っ張るということは、患者の治る機会を奪っていることにほかなりません。これでは社会貢献どころか、社会に害悪をなす行為です。自分が治せる患者なら、もっと上手な人の治療所が混んで難病患者が治療する機会を奪われないためにも、自分が治療して治してしまったほうが良いのです。それぞれ治療者には得意疾患があり、一つの疾患の治療法を覚えるには張仁のように何カ月もかかるので、得意疾患だけを完治させ、完治させられそうにない患者は断って、得意としている治療者に渡してしまったほうが良いのです。うちは大部分の患者が腰痛と頸椎症の患者ですが、そうした確実に完治させられる疾患を相手にしているだけでも十分にやっていけてます。断っても無理に頼まれる患者さんもありますから、必ずしも治せる患者だけ診られるという幸運は訪れないかもしれませんが、それでも断ってみるべきです。私に教わった人たちは、こうした教えを守っているので治療院を開業しても上手く行き、「全員が治っているので、患者さんも私もビックリしています」とメールが入ってきます。それは簡単にマニュアルで治せる患者さんしか治療していないから100パーセント完治するのは当たり前で、無理そうな患者は最初から断っているのです。とにかく最初は一回の治療で効果を上げて地域住民をビックリさせ、三回の治療で完治を目指します。そうすれば地域では口コミがあるので、まず患者の親類縁者が芋づる式に来て、次に地域で噂が広まるのです。いずれにせよ患者が来なければ鍼の練習ができず、いつまで経っても上達しません。私は日赤の医者に「あんたらは治せる患者だけ診てればいいから楽だ」と言われたことがありますが、彼らは治せない患者でも診なければならないのです。しかし我々は病院と違って治せそうにない患者は断ることができる。非常にラッキーで楽な商売です。

もう一つの注意点は、開業して三年目でも、患者さんがついている鍼灸院なら見学させてもらうことです。例えば本書は、講習会や勉強会なら何時間分もの講義に相当する内容が書かれています。原稿を声に出して読んでも四百字詰め九枚で90分かかりますから三千六百字くらいでしょう。しかし本書は十八万字を超えていますから何十回分もの勉強会に相当します。それでも本書を見れば分かるように貧弱な内容で、もっと著者は伝えるべきことがあるだろうと思えます。それを伝えられないのは質問がないからで、著者は（こんなことは分かり切っているだろう）と考えて省略したり、また手順が習慣化していて意識に思い浮かばなかったりで、どうしても書き手は読者の要望を網羅《もうら》できない。それを補うには、やはり治療現場を直接見て、その場その場で質問しなければ分からないことがいっぱいあります。外科でいえば、講義だけ受けて手術することと、実地で手術に参加して見学することとの違いです。頭の中で理解しているだけでは、とても安全な手術ができないと思います。鍼治療も同じで、五十肩を一発の治療で挙げたければ、そうした技術を持った人の治療を見て、自分もできるようにしつこく質問することです。そうしてすべてのことが理解できたときに初めて、その人の治療技術が習得できたといえるのです。治療しても腕を1センチ上げる程度にしか改善できないようであれば、座学を受けているのと同じで実用性がありません。張仁は実地で習得するのに一カ月かかったと言いますが、それは経験を積んだ鍼灸師だからであり、普通の鍼灸師なら毎日実地を受けても三～六カ月はかかると思います。だから北京堂の治療に限らず、どんな治療法を習得するにしても実際に体験してみなければ、プロと呼べる技術を習得できません。いずれにせよ見学にきて質問しないようではモノになりません。見学者は、すべてを判っている監督者じゃないのですから。

そして最後に他の鍼灸院との差別化ですが、例えば私の学生時代、潰れかけた鍼灸院を立て直した先輩の学生がいました。噂によると彼は中国から来た鍼灸師で、治療を受けに来た患者に「あなたを何回で治します」と告げ、本当にその回数で完治させてしまうらしいのです。そのおかげで潰れかけた鍼灸院は立ち直り、彼は学校に通いながら土日だけの勤務で月に十万円貰っていると聞きました。

当時の私は「なぜそんなことができるのだろう？」と疑問に思いましたが、現在では経験を積んだため大よその治療回数が分かるようになって来ました。このように患者に何回で治るか告げ、その回数で治癒させてしまう芸当は、開業を継続するうえで有効な方法です。患者さんに、なぜうちに来たか尋ねると「病気になった期間だけの治療期間が必要だ」と言われ、うちに替わろうと思ったという患者さんが多いです。なぜなら一般の人は四十ぐらいになって調子が悪くなるのであり、それが「誕生したときから原因がある」などと言われたら八十にならないと完治しない理屈です。自分がそう言われたら通いますか？という話になってくる。それも効果を実感できれば通いもするでしょうけれど、治療して三日も経てば元通りではやる気が起きません。そんなことをしていれば急病は十回以内、慢性でも二十回で結果を見るという中国の鍼灸院に患者を取られてしまいます。実際、中国で留学していたとき、日本へ手紙を書いてくれという女性に会いましたが、彼女は中国へ鍼治療を受けに来た日本人団体ツアー客の通訳だったのです。

よく中国人の先生は「日本人は盲人と競争しているから鍼の治療技術がダメなんだ！」と言います。しかし私は違うと思います。中国では人間国宝の鍼灸師がおり、それが必ず弟子を取って、自分の技術を伝えなければならないと法律で定められています。それが本になっており、誰々師匠の鍼灸技術はどの弟子に受け継がれているか家系図のように掲載されています。ところが日本では優秀な鍼灸師がいても弟子を養成しない。だから技術が伝わらず、学生はゼロから独学せねばならない。だから私のように「中国で教わったほうが早い」と考える鍼灸師がいても不思議ではない。しかし若ければともかく、年齢をいってから外国語を覚え、中国古代の鍼灸書まで理解できるようになるのは難しい。そこで優秀な鍼灸師でなくとも、食えている鍼灸師ならば何がしかの技術を持っているはずだから、新米鍼灸師に技術を伝えなければならない。その技術の受け渡しの有無が、中国と日本の差だと思います。中国だって中医薬大学を卒業したばかりの学生など、弁証が多少できるぐらいで、全く治療などできません。

恐らく日本の鍼灸師は「自分の技術を教えたら、真似されるから競争相手が増える」ことを心配しているのではないでしょうか？　それは間違いで、患者は営業を続けていると徐々に増えてゆき、ある程度の段階で爆発的に増加するため、予約電話に追い立てられて治療などできなくなります。また手間のかかる治りにくい患者も増えてきます。そうした患者を弟子に渡すことで、楽な患者を残せるメリットもあります。また弟子だって、師匠の近所に開業するのは太刀打ちできないと思い、できるだけ離れた場所で開業しようと考えます。だから弟子が隣とか向かいに開業することはありません。さらに弟子は、師匠の治療所に近い患者さんを回してきます。だから弟子を教えてもメリットこそあれ、不利益は少ないのです。ただ古典に書いてある通り、人を選ばないといけません。教えても全く覚えなかったり、盗癖のある人もいます。だから性格テストや心理テストなどをして選別すると理想的です。

あとがき

私も還暦を過ぎ、腎臓を悪くして、いつまで生きていられるのか分からなくなりました。中国に留学し、千冊以上の鍼灸書籍を買って、いろいろな知識を得ましたが、死ねば何も残りません。最近は日本鍼灸の本を買って読もうと思うのですが、立ち読みしてもどうも面白くなく、書店に行くと鍼灸書でなく整形の本を買ってしまいます。

日本の鍼灸書は、いずれも内容が難しい。書いてある通りにやっても、教わった通りにやっても効果が上げられず、「効果がありませんでした」と言うと、「それはあんたが下手だからだ」で済まされるといいます。なにより治療の基礎となっている陰陽五行は、どこから来たのか？　また現在では破綻している五行説を、どうやって正しいと証明するのか？　破綻している五行説に基づいて治療をして効果があるのか？

こうした疑問は、私が中国留学したときに解消されました。中国では五行説を古代の形而上学として捉えており、鍼灸の世界では迷信の一種であって、実際に使うことはたまたま一致したときのみだから稀なのです。特に現代では小針刀理論が誕生し、解剖中心の治療が多くなっています。

当然にして日本の鍼灸師も、中医理論を使って治療することは難しく、また理論を理解すらしていない人が多いです。中医理論は主に漢方薬の理論としてあり、鍼灸は経絡学説が中心で、もともと経絡と経筋、皮部などが治療理論としてありました。経絡とは現代の脈管学、経筋は筋学、皮部は神経に当たります。しかし文革前の中国では鍼灸も陰陽五行説が理論の中心でした。陰陽五行説が鍼灸の理論となったのは、古代から王朝変遷の法則として五行の相生相剋理論が重視されており、鍼灸も五行の相生相剋に呑み込まれなければならなかったからです。

日本では源平が権力闘争の中心であり、次期政権は源氏と平家の交替劇という陰陽説の形で推移していました。中国では三皇五帝《さんこうごてい》というのがあり、最初の王朝は相生によって王位を謙譲されるという形で推移します。ところが禹《う》が夏《か》王朝を開いてからは王位謙譲がされず、前の王を滅ぼして臣下が王位を乗っ取るシステムになりました。こうなると次期政権は、前の王から権力を簒奪《さんだつ》した悪者になります。そこで「前の王は火の徳によって政権が運営されていたが、現在の王に至って火の徳が失われ、ただの匹夫《ひっぷ》に成り下がった。火も恩恵を与える物ではなく、火災をもたらす劫火《ごうか》となった。そこで水の徳を持つ私が、災いをもたらす火を斬り、新しい王となる。これは天の命令である。天の命が改まったから革命である」という理屈が使われ始めました。もし五行の理屈がなければ、新王は主人を殺した逆臣《ぎゃくしん》に過ぎなくなります。だから五行理論が天の摂理として、すべての事象に当てはまらねばならなかったのです。この理論は中国で誕生したと言われていますが、李鼎《リティ》先生はインドから伝来した物とし、インド仏教の地火木風水が源流と唱えています。そしてインドの五元素説は、ギリシャの四元素説がアレクサンダー大王のインド遠征によってもたらされたものとしています。四元素説とは、火・空気・土・水が世界を作っているとする考えですが、実は四元素説は五元素説なのです。これだけですべての物ができているならば、人も四元素から成り立っているはずですが、人間は四元素だけで足りず、そこに魂というものが必要だとしています。だから実質は五元素なので、それがインドに伝えられ、インドから中国へ入って五行説になったと考えられます。五行の相生と相剋は、四元素説の関係と非常に似通っています。さらに物質を細かくすると気になるという気学説は、中国の鄒衍《すうえん》が唱えたことになっていますが、古代ギリシャのデモクリトスも水が蒸発するのを見て、分子を考え付きました。こうしてみると五行理論や気の理論は、古代ギリシャの哲学思想がインド経由で中国へ入ってきたものと考えられます。その五行の相生と相剋は、時の権力者に気に入られたため普及したと思われます。そこで中国では五行が絶対的な原理として幅を利かせるのです。

ところが中国の鍼灸は清朝時代に「鍼灸は君子の奉《たてまつ》るところにあらず」として廃止され、漢方薬のみが生き残りました。のちに清朝の滅亡に伴って漢方薬も廃止され、民国では西洋医学が中心となるのですが、その後に中共と国民党が内戦し、中共が勝利したために中国医学が国医として復活しました。漢方には辨証治療が残っていましたが、鍼灸は早くに滅びてしまったため経絡学説が埋《う》もれてしまいました。辨証治療は、主に漢方の『諸病源候論』に基づいた内容です。それで漢方の内科辨証を外科領域の鍼灸に取り入れて、辨証論治として完成しました。そして薬性に倣《なら》った穴性などを創作し、経穴を漢方薬のように組み合わせ処方しようと試みたのです。しかし滅んだはずの外科的な中国鍼灸も、日本の代田文誌や木下晴都などの著作を中国語に翻訳出版して導入しましたが、とりわけ木下の『坐骨神経痛と針灸』を取り入れて中国式比較対照試験を確立し、鍼の治療効果を数値化しようと試《こころ》みてきました。その方法とは、昔から使われている鍼灸手法と、新に生み出された鍼灸手法を疾患ごとに一定の患者数に分けて、二〜三年かけて比較するものです。治療者は自分のやっている治療が古い治療法なのか、それとも新しく作り出された治療法なのか知らされていません。全体の管理者のみが分かっているのです。そのため必然的に治療をマニュアル化できない辨証治療はふるい落とされました。それで1988年頃から鍼灸では辨証が使われなくなり始め、それとともに一症例のみを取りあげた報告が減り始め、比較試験による統計結果に頼るようになって、治療効果を評価するため鍼治療による治療評価基準の統一もなされました。だから現在の中国鍼灸は昭和30年代からの日本鍼灸、特に木下晴都の比較試験が基礎になっているといえます。さらには1992年頃から小針刀の理論が普及して、その理論が鍼灸界を席巻《せっけん》しました。だから中国の鍼灸は、治療においても理論においても内科領域から外科領域へと大きく変わったのです。李世珍などは95年頃、最後の鍼灸弁証の本を出しました。鍼灸の弁証治療は、その本が最後です。

日本では手の感覚を重視する大阪式の鍼治療も、臨床実習で同級生が二十人もいて、誰も硬結を触知できない。それでも卒業して鍼灸師は量産され、整形は流行っているのに鍼灸院が成り立たない。私も入学した一年目、「鍼灸の免許を取って開業するのは十人に一人です。そのうち続けていられるのは十人に一人です」と講師に言われました。うちのクラスは八十人ちょっといたのですが、そのうち八人開業して、誰も成功しない計算になります。

治療実習のとき、臨床家の先生が「ここに硬結がある」と言われても、誰も理解できませんでした。それを知って「手の感覚に頼った治療では、ごく少数しかできないな」と感じ、理論的に刺鍼ポイントを特定できそうな中医学に興味を持ち、当時の浅川先生の書籍を読み漁《あさ》り、ついには自分が中国留学してしまいました。すると中国では、中医の問題点を指摘した本が出版されていました。まず中医の曖昧《あいまい》さ。体温だろうが脈だろうが自分を基準にして測り、壮熱とか高熱とか微熱とか判定するが、じゃあ何度から何度までがそれなのか、1分間に何拍が数脈なのかが定義されてない。脈にしても呼吸を基準としているので、治療者の呼吸が速かったり遅かったりすれば不正確になる。古代では血液が栄養したり感覚を伝えると考えられていたため、経絡の一部である脈を採《と》ることが重要でした。しかし脈自体が曖昧で、デジタル化されていない。感覚的なものになるから、誰でもできる治療の基準とはならない。誰でも鍼治療できるには、熟練した痴漢並みの手指感覚を持っていなくても治療できる簡単な方法が必要でした。そうでないとアルバイトでも作れるケンタッキーみたいにできない。

そこで私は解剖にしたがって治療すれば、誰でも治療できるんじゃないかと考えました。姪に私の跡を継がせようと思いましたが、そのためには誰でも治療できる方法が必須で、しかも私が後継者教育にも慣れている必要がある。そこで新米鍼灸師を教えることを始め、硬結を探すことのできない欠点を多刺により補い、正確にツボを探せない人でも治療できるようにしました。姪は跡を継がなかったが、嫁さんに治療法を教えたり、他の人に教えたりで、過去に治療家を育生する面で、それなりに役に立ちました。もっとも、嫁には東概の講義ばかりしていましたが。

北京堂の治療法は簡単で、ほとんどの人が半年程度でマスターできますが、その理由は手指感覚が悪くても理屈で治療できるからです。学校で習った筋肉や神経の解剖に基づいて治療するので、それまでに習った知識でこと足ります。鍼を刺入することさえできれば、誰でも患者の九割程度は二十回以内で完治させられるでしょう。ただし、この治療方法は、微妙な感覚に頼ってポイントを探す鍼ではないので刺鍼範囲が広く、20分で六十本ぐらいは刺さなければならず、しんどい。しかししんどい治療でも、せっかく大金を払った鍼灸師免許が無駄になるより、確実に営業が続けられるだけマシです。本法を三カ月から一年習って開業し、これまで閉店した人はいません。

本書は、例えば「腕が挙がらなければ何筋に刺鍼しろ」とか、「ギックリ腰で足が立たなければ何筋に刺鍼しろ」とマニュアルがあるので、解剖図、そして人体断面図を見れば、症状から素人でも治療できます。指先の微妙な感覚で硬結や反応点を探し出す必要もなく、微妙な圧力で脈を調べる必要もない。また「どの方向へ何センチ刺入する」などの経験もいらない。さらに竜虎交戦とか透天涼などの手技がいらない。この治療法は症状別に何々筋と指定されており、刺入方向は多数が骨に向けてであり、刺入深度が骨に接触するまでの単刺しか使わないからです。どんな名人だろうが骨の中まで鍼を刺入できないので、グリグリと鍼を押し込んでいれば必ず止《と》まる。そして「重い、締め付ける、怠い、腫れぼったいなどの感覚が、鍼しているところにありますか？」と尋ねて、きちんと標的物に当たっているかどうかを患者に教えてもらえばよい。いかなる初心者にでも、できそうな治療法です。

もちろん各流派には、北京堂の鍼灸院が三回かかるところを脈診により一回で治癒させてしまう治療者もいるでしょうし、長野式やトリガーポイントの鍼もある。良導絡もあり、経絡治療もある。でも本法のように半年程度で、誰でも簡単にマスターできる治療法ではありません。

本書の方法は、ギックリ腰なら一回で立てるようにし、急性捻挫なら一回で痛みを消し、寝違いなら一回で解消する治療法ですが、書かれた通りにやれば誰でも、たとえ初心者でも成果を上げられます。もちろん治療できる疾患は限られており、回数のかかる疾患もあるので、他の治療法を否定するものではありません。しかし治療法を全く知らない鍼灸師が多い現状では、はっきりした効果が上がらないまま何カ月、あるいは何年も同じ鍼灸院に患者を通い続けさせ、結局は完治しないで終わるケースが多数あることを患者から聞くのです。それならば簡単で誰にでもそれなりに効果を上げられる治療法を普及させることは、患者を救う意味で意義がある。もちろん本書でも線維筋痛症など二十回以内で完治できない疾患もありますが、それらは名人や達人に任せ、優れた先生が簡単な疾患に時間を取られないよう、一般鍼灸師が治せる疾患はマスターしやすい本法で治療すべきと思います。

本書の治療法は簡単にマスターできるため、誰にも治療法を習わず独学で開業する鍼灸師に最適です。どんな治療者でも患者の希望どおりに治癒させられ、失望させないからです。

鍼灸院は数回で完治させられなければ、鍼灸院に患者が来ても評判はとれず、患者によるネズミ講式の患者紹介もないので潰れてしまいます。数回での完治を実現するからこそ、患者さんは新患を次々と紹介してくれるのであり、開業しても潰れずに済みます。得意疾患の患者を十回以内で完治させてしまう方法をマスターすれば開業して成功することは、うちの弟子が何人も開業して、誰一人として潰れていない実績で証明しています。何十年も修行している時間はない。治せる疾患だけマスターし、とりあえず患者を増やし続けるだけならば半年も勉強すれば十分です。本書の方法を使えば、だいたい三カ月で治療法をマスターでき、残りの三カ月で患者を使った治療実習を積めば開業できるようになります。一般の会社でも三カ月いれば仕事を覚えるのです。

修行の必要な寿司職人ですが、素人でも数カ月で寿司を握れるようになるスクールがあるそうです。それと同じように数カ月の実習期間で一応は鍼治療できるようになり、しかも鍼灸院として続けていけるのは画期的なことじゃないでしょうか？

名人や達人は独特な触覚を持ち、不思議な治療理論で難病を短期間で治すでしょう。しかし中国医学を理解できず、優れた指先感覚も持たない鍼灸師は、何年かかろうが名人の域に到達できません。しかし患者を呼んで治療しなければならない。だが三度目の正直で効果を実感させなければ患者は来なくなり、食っていけない。

本書は難しい理論は一切なく、刺鍼して置鍼すれば筋肉が緩んで血流が改善する中国の実験結果に基づいて、筋肉が緩めば神経の圧迫もなくなり、痛みが消えるという単純な理論を使っているので、誰にでも理解できて治療できます。六カ月でマスターできる治療法など、他にはないように思える。

これは著者が、様々な奇穴や新穴を調べ、その奇穴や新穴が作られたきっかけは、恐らくこうした疾患に使うためだろうと推測した結果できあがった治療法です。だから先人のパクリです。

本書は治療法を習わずに開業した鍼灸師に、どうやったら整形に行列している患者を横取りできるか、その方法を教え、鍼灸院を開業できると勘違いして鍼灸学校に入学した人たちを救うためと、治療できない鍼灸師の下《もと》へ通い続けて時間と金を浪費し続ける患者を救うため、そして難病を治療できる名鍼灸師がしょうもない疾患の患者で時間をとられないようにとの思いで書きました。

ここに書いてある治療法は、本文にもあるようにＤＶＤが2枚出ています。たいした疾患もありませんが、これだけ治療できれば鍼灸院はやっていけるので、それ以外の疾患で患者が来たら「もうちょっと上手な鍼灸院に行ってくれ」と断ってください。36疾患が確実に治療できれば、それで十分でしょう。猪八戒クラスの私が教えられるのは、ここまで。それ以上を求めたければ36変化でなく72変化のできる孫悟空クラスの鍼灸師に弟子入りするしかありません。北京堂は並みクラスの鍼灸師を養成するのが目的で、はなっから特Ａクラスを目指してはいません。だから理論も理解しやすく、治療法も効果が出やすい。もし書いてある効果が出なければ刺鍼法に問題があるので、マスターしている人の治療を見学し、自分の誤った治療法を直してもらうしかない。書いてある効果が出れば、それは自分の鍼灸技術が並みだということだから、そのまま患者を治療してレベルアップしていけば良い。残念なことに世間には、全く治療技術を持たなくて完治させられないダメダメ鍼灸師が多く、半年通っても一年通っても患者を完治できず、当然にして鍼灸院も紹介がなくて患者も増えず、閉院するしかなく、鍼灸に対する一般人の信頼も失っているという現実があります。そのため鍼して電気を流し、脳内にエンドルフィンを発生させて、一時的に麻酔している鍼灸院が多いのが現状です。しかし患者は通っても完治しないので、他の治療院に移ってしまう。そして私のところへ来る頃には麻酔の対症療法で一〜三年は経過しており、筋肉が萎縮しきっているため完治させるまで一年ぐらいかかる。だから初心者の皆さんも36疾患だけは十回以内の治療で確実に治せるB級の鍼灸師になりましょう。それが実現できたならば、良導絡でも脈診でも辨証でも勉強してレベルアップされたらいい。

しかし理想的なのは、私の治療を含めて、どの治療法が何の疾患に最も効果的なのか明らかにすることです。私の治療ですが、例えば脊柱管狭窄症についていえば、椎間板突出型と誤診による間欠性跛行しか治せません。だから様々な流派を集めて、疾患ごとに治癒率を検証することが、中国の鍼灸に対抗する上で重要ではないかと考えます。疾患ごとに最善な鍼治療法が特定されれば、患者は最も効果的な治療を受けることができます。しかし鍼灸の団体は、そうしたことに興味がないので、自分で一つ一つの疾患ごとに様々な治療法を試してみて、どの治療法が最も早く治るのか結論付けねばなりません。そこで必要なのは、治癒ならはっきりしていますが、中国のように疾患ごとに、どの程度の症状がどこまで改善したら著効で、どれだけなら有効で、どこから無効にするかという治療効果の統一された判定基準を決めること、そして調査方法はハガキによるのか電話によるのか決めることが重要です。中国の方式に倣《なら》うようですが、文革時代の中国では鍼灸の有効率がすさまじいものでした。ところが文革が終わって世間が落ち着くと、書かれている通りに治療しても、記載された効果に遥か及びませんでした。そこで「文革時代は宣伝のため、著効を治癒に、有効を著効に、無効を有効に、悪化を無効に水増ししたのではないか」と結論付けられました。そこで従来は治療者ごとにバラバラだった治療効果の判定基準を統一した基準にし、各治療者がその統一基準に従って自分の治療した患者を評価しようとなりました。そして皆が同じ土俵に上がることで、同じ疾患を治療した結果が、治療者のバラバラな基準によって変わることを防ごうとしたのです。だから日本でも疾患別に、治癒の基準、著効の基準、有効の基準、無効の基準を確立し、また調査方法を決めなければ、ある治療者が著効と判断した内容でも、別の治療者は有効と判断するなど統一されません。評価基準を自分で作るのは大変なので、拙書の『鍼灸院開業マニュアル』には腰痛や五十肩など、治療効果が治療者にも患者にも分かりやすい判定基準を設けています。これは私からの提案でしたが、さらに優れた方法があれば、それを使うべきです。ただ現状では何の基準もないので、声の保存で喩えればエジソンがレコードを発明した段階であり、それがテープレコーダやＣＤへと進化する段階が必要なのは言うまでもありません。それは試用ですが、私の評価基準を使って様々な治療法による効果を評価すれば、いずれの治療法がどんな疾患で優れているのか判定できるので、その疾患に使用する治療法が決まってきます。

こうした、よりベターな治療法を自分なりに確立するためにも、鍼灸学校を卒業したらできるだけ早く開業することです。私のところへ来る見学者は、『霊枢』に記載されている九刺も十二刺も、どういう内容か説明できません。例えば本書に記載された短刺ですが、単刺と間違える。そして短刺は知らない。斉刺も知らない。しかし学校で習う『霊枢』官鍼篇に記載された九刺の輸刺、遠道刺、経刺、絡刺、分刺、大瀉刺、毛刺、巨刺、焠刺、また十二刺である偶刺、報刺、恢刺、斉刺、揚刺、直鍼刺、輸刺、短刺、浮刺、陰刺、傍鍼刺、贊刺、さらに五刺である半刺、豹文刺、関刺、合谷刺、輸刺については、それがどんなものなのか説明できなくてはなりません。また筋肉や神経についても知らなかったりする。そんな状態で、いったい何を習おうというのか？　やはり教わる基礎がない人には、何を言っても理解できないので、基礎から固める必要があります。だから私はテストし、そうした教科書にあるような鍼灸内容も答えられない人は見学をお断りしようかと思っています。

鍼に関する記述の少ない『難経』や『素問』、『傷寒論』、『金匱要略』は漢方薬を使うわけではないので知らなくても仕方ないが、鍼に関する記載の多い『霊枢』、『鍼灸甲乙経』、『鍼灸大成』くらいは鍼灸師をやる以上、古典として読んでおきたい。とりわけ『霊枢』は、『甲乙』や『大成』と違って、昔から多くの人が翻訳し、入手もしやすく、鍼の総論が書いてあるので、それに記載された内容を知らなければB級鍼灸師とはいえません。排刺や対刺、叢刺など現代の刺法もありますが、それは現在になって治療の必要性から誕生した刺鍼法なので、B級鍼灸師は知らなくても仕方がない。学校で習った内容を確実に自分の物とするためにも、早く開業して暇な時間を作り、頭の中を整理しなければならない。そして何冊も鍼灸書を読み、ホームページを作って、知り合いに無料で鍼治療する。知り合いなら患者と違い、効かないなら効かないとはっきり言ってくれるので、効く治療法を選ぶうえで参考になる。これを勤めてしまっては、朝晩の出勤に追われ、また患者のマッサージにも追われて鍼灸書を読む余裕がなく、またホームページも作れないので患者が呼べなくなる。そんな状態で開業すれば、治療法も確立されておらず、患者を完治させる自信もない。私でもやっていけない。柳谷素霊も『素問』『霊枢』が名前の由来だが、『霊枢』の内容すら読んだことなければ実力など養えない。

なぜ学校を卒業したら直ちに開業したらよいかという理由だが、最も大きな理由は開業しても最初のうち患者さんが来ないからだ。私は内弟子を育てて治療所を譲ってきたが、そうすると最初から患者の溢れた治療所を経営することになる。だから伸び代《しろ》がない。鍼灸のことを知らなくても患者が来るのだから、勉強する時間がない。本書を含めて巷《ちまた》に溢れている選択的な鍼灸書ならいざ知らず、『霊枢』や『甲乙』、『大成』など老中医なら暗唱しているという必須書籍すら読み込んでない。それでは治療技術はゼロに等しく、また鍼の知識もゼロだ。私は中国から帰国すると直ちに開業し、あまり患者さんが来なかったので『素問』『霊枢』を読み、内容の薄い『難経』はもちろん、『傷寒論』、『金匱要略』まで手を広げ、『千金』や『翼方』、『外台』の鍼灸部門、さらに大好きな『鍼灸資生経』、そして『鍼灸大全』『鍼灸聚英』『鍼灸大成』『鍼灸甲乙経』と読み進んで、『鍼灸集成』『鍼灸逢源』と古典を読みまくった。また家が焼けたときにそれらが消失してしまうことを恐れ、『難経』『傷寒』『金匱』『大全』以外は持ち出しやすいようフロッピーに入力した。さらに現代の鍼灸書である張仁を初めとし、李鼎先生や高維濱などの書籍も翻訳して、開業して五年後には張仁の『難病鍼灸』と『急病鍼灸』を緑書房から出版した。こうした翻訳や入力は、私が鍼灸院に勤めたり勉強会に出席していたならば、それに時間をとられて成し遂げられなかっただろう。出版したのは翻訳したうちの四分の一ぐらいだ。『霊枢』を読むことは、まさに聖書に帰るピューリタン革命《かくめい》といえよう。

もちろんそれは鍼灸学校を出て中国留学し、知識があったからできたことかもしれない。留学していなければ、時間だけあっても翻訳できなかっただろう。だから自分にとって帰国後直ちに開業し、暇な充電期間があったことは、その間に鍼に関する知識を蓄《たくわ》える上で有意義だったと思う。それを時間に追われて『霊枢』すら読む暇がなく、「短刺って何?」という状態だったら、治療しても効果を上げられず、いつまで経っても自分の鍼治療を完成できなかったと思う。ただ人の治療を真似るだけで、思ったような効果を上げられず、自分は鍼灸師として向いてないと考え、転職していたことだろう。だから暇な開業当初に『霊枢』を入力できたことは、あとのために有意義だった。誰でも私と同じことをしていれば、私程度には開業できる。

そこで感謝すべきは留学時代の友人だ。北京の学校で西洋人たちが集まって「中医学院のプログラムはひどい。来年の授業内容すら分からない。抗議しよう」ということになった。そして私にも署名しろと来た。私は署名したが、西洋人以外はしなかったようだ。話によると、あまりにも授業がばかばかしいので、失望して帰国してしまった者すらいるという。私も授業内容に不満を持っていたので、帰国しようかと悩んで人に相談した。私は日本人なので漢字が分かり、みんなに天才だと思われていたのだ。そこでアラブ人に相談すると「おまえは我々のリーダーだと思っていた。しかしなんと情けないやつなんだ。フィリップを見ろ。彼は授業がつまらないから中国の鍼灸書を母国語に翻訳している。おまえはタダの負け犬で、帰国しようとしている。彼を見習ったらどうだ」と言う。それで留学中に『鍼灸学釈難』を原稿用紙に翻訳し始めた。そして毎週土日は書店に行き、鍼灸書を買い漁った。それは一年で20キロダンボール十八個になり、帰国して積み上げると壁ができた。開業したら暇にまかせて、それを読んで古典を入力し始めたのだ。それは火災で書籍が焼失することを恐れたからだったが、入力をひらがなやローマ数字でおこない、あとで一括変換して漢字に直す方法を思いついた。さらに入力しているうちに「これは入力するより翻訳したほうが早いな」と考え、気に入った鍼灸書の翻訳を始めた。それで最初に中国人と結婚するとき、コレステロールとかクレアチニンなどの中国語を知っていたので、「えっ、彼が学んだのは西洋医学じゃないの?」と言われたほどだった。

中国にいたとき、鍼灸の人と結婚したかったのだが、ある西洋医に「ダメだったら西洋医を紹介してやる」と言われ、「私は西洋医でなく、鍼灸医と結婚したいんだ」と答えた。すると彼から「人を治すのに、西洋も東洋もあるか!」と怒られた。反論できなかった。それに現代の中国鍼灸は、治療は鍼灸でも病気の判定は西洋医学でおこなうので、コエンザイムとか血液数値を調べる。だから鍼灸だけでなく、現代医学の知識も必要なのだ。それは学校で教わるのではなく、一生かけて勉強し続けるものだと思う。その開業の矢先に、勤務して若い時間を無駄に費やすのはもったいない。患者さんを治すには、それなりの知識が必要で、知識がなければ助けられないことは古典の鍼灸書にも記載されている。だから常に医学知識を得ておくことが、技術のある鍼灸師になる道だと思う。『霊枢』や『素問』、『難経』の一節を眼にしても、それが何の一文か分からないようでは到底及ばない。

鍼灸学校の学生の頃から図書館に通い、いろいろな鍼灸書籍を読んだが、印象に残っているのは柳谷素霊の『一本鍼』だった。当時は柳谷素霊が大阪では有名でなく、何の気なしに読んでいたが、ページ数は多くなく、図ばかりで絵本のような小さな本だった。その内容は神経ブロックそっくりで、ほとんどが神経の出口を狙って刺鍼していたため、図では角度や方向がレントゲンのような透視図で示されていた。それを読んで「なんだ。鍼治療は神経ブロックと同じじゃないか！」と考え、それから神経ブロックの書籍を読み始めた。そして木下晴都の『針灸学原論』や『坐骨神経痛と針灸』、『最新鍼灸治療学』などを読んで、傍神経刺という方法を知った。それは腰に75ミリの毫鍼を入れて腰椎の神経出口を狙う方法だったが、神経の出口へ刺鍼するという手法は柳谷素霊と同じだった。恐らく昭和の時代は、刺鍼の効果を皆が神経刺激に求めていたのだろう。そして翻訳書である『針灸臨床24000例』という書籍を読んだ。それは中国の翻訳書だったが、坐骨神経痛の治療を木下が二・五寸の鍼で刺入すると治癒率60パーセントなのに対し、中国書籍では三寸鍼を使って70パーセントぐらいの治癒率を上げていると書いてあったのだ。そこで「なんだ。二・五寸で治療するより、三寸で治療したほうが効果はいいんだ」と単純に思った。私の学生時代は、大阪人なら「学生にはタダで治療してもらえる」と考える人が多く、アルバイト先で坐骨神経痛患者を治療することになった。というよりアルバイト先の先輩が、私が鍼灸学校に通っていることを知って、自分と病院で知り合った友人の坐骨神経痛をタダで治療させようというわけだ。そこで私は坐骨神経痛治療の鍼灸文献を読み漁《あさ》ったのだ。当然にして中国式に三寸鍼を採用した。すると90パーセント近くの坐骨神経痛治癒率だったので、中国の書物はずいぶん控えめだなあと感じた。

そして中国留学し、あの翻訳書は間違いだったと知った。中国の三寸とは3インチのことで、中国1インチは2・5センチだから三寸とは75ミリ、つまり木下晴都の75ミリ鍼による傍神経刺となんら変わりがなかったのだ。同じ長さで同じ刺し方なのに中国の治癒率が良かったのは、文革時代の中国人が効果を水増しして書いたためだろう。

なぜ75ミリの鍼を使うより90ミリの鍼を使ったほうが断然治癒率がいいのか？　その答えを考えると、木下は「75ミリ刺せば神経の傍らまで達する」と書いている。90ミリ刺せば神経の傍らを15ミリ通過して大腰筋に刺さる。これは傍神経刺ではなく大腰筋刺鍼だ。そして中国の人体輪切り写真集を見ると、片側の大腰筋の中心部が白くなっていた。それは筋肉が萎縮して腱のようになっているということだ。傍神経刺は腰方形筋と大腰筋の境目なので、人によっては大腰筋に刺さる。それは神経刺激によって治ったのではなく、大腰筋を緩めることによって大腰筋の中を通る坐骨神経の絞扼を解消しているのだろう。このように筋肉を緩めるという発想で、様々な応用が誕生した。そのうちに1992年に朱漢章が『小針刀療法』という本を出版し、それに私の絞扼理論と似たことが書かれていたので、「他の人も同じことを考えるのだ」と共感した。実は1990年頃、あまりにも大腰筋の固い患者があり、当時の赤医鍼という太さ2ミリぐらいの鍼を刺しても改善しなかったので、こうした腱のように縮みきった筋肉は切断するしかないのではないかと、太い長鍼を切ってグラインダーで刃を付け、刃鍼を作ることを思いついたが、その前に朱漢章が小針刀を作っていたのだ。私は「小針刀は太すぎるし、少しイメージとは違うが、まあいいだろう」と、それを買うことにして刃鍼は作らなかった。つまり本書の治療法は、様々な中国書籍のパクリでもある。

私は、本書の治療法は経筋治療をアレンジした物だと考えている。この治療法の効果が如何《いか》ほどのものか？　実際の患者で試してみるしか検証するすべはない。だが検証するには、開業して患者で試す必要がある。

しかし患者が集まるだろうか？

私は30年ぐらい開業しているが、どうやったら患者を集めてレベルアップできるか、だいたい分かるようになって来た。やはり「患者を師とする」の格言どおりだ。

患者さんは「これまで治療院に行って治療を受けたが治らなかった」と言う。「治らないと治療者に伝えましたか？」と言うと、「言いました。すると良くなっていると言われます。しかし自分としては、全く改善している実感がない。だから行かなくなりました」と言う。そこに鍼灸院がやっていけない原因が隠れている。

どこの会社でもクレーマーは大切にする。まともなクレーマーは教師であり、先生なのだ。もしクレームに対処しなければ、70年代の中国ならいざ知らず、たちまち生存競争に敗れてしまう。患者がクレームを言うということは、少しでも向上してもらいたいと思っているから言うのだ。

韓国人の弟子がいた。すると彼の患者さんからメールが来た。「どうもマルチ商法をやっているみたいで、止《と》めてもらいたいのですが……。師匠のあなたなら弟子も言うことを聞くでしょう。せっかく自分に合う鍼灸院を見つけたので、止《や》めたくないから意見してください」。

彼に「あんた患者さんに物を売っているでしょう。直ちに止《や》めなさい」とメールすると、「分かりました」と返ってきた。韓国人の男は自己主張が強いと聞いていたが、意外と素直だった。むしろ日本人の弟子が言うことを聞かない。

これも患者さんが教えてくれたことで、彼が今後も物を売り続けていれば、患者さんはいなくなって経営できなくなったことだろう。治療効果がないと教えられたら、患者本人が効果を実感できるように改善すべきだ。もし症状が改善しているのに改善してないとクレームが来るなら、例えば五十肩の場合なら鏡を見せ、床から棒を立てて、「ほら、前はここまでしか挙がらなかったのに、今はこんなに手が挙がっているでしょ」と言ったり、以前の状態を写真に撮って比較したり、棒に印を付けて手の上がり具合を納得させる方法を考え出すべきだ。難聴は本人に分かりにくいが、テレビのボリュームや家人の意見で改善したことを分からせる。ただ口先で「いえ、改善してます」と言ったところで、証拠がなければ患者は納得しない。改善したことを本人に納得させる方法が必要なのだ。

私も患者さんの意見を取り入れて、いろいろと改善し続けてきた。だから潰れずに続けてこられた。患者は「お客様は、神様です」ではないがオーナーなので、我々にとって上司であり、その言うことが聞けなければ業界を去るしかない。干されて転職するのは当たり前なのだ。理不尽な上司なら別だが…。患者さんに意見を言ってもらうにはコツがある。賢そうにしているのはダメだ。賢そうにしていると、患者さんは「この人に何か言うと馬鹿にされるのではないか」と恐れます。だから何も言ってはもらえません。馬鹿話をして、何を言われても返答していれば、「これは話しやすいし、自分の症状のことにも返事をしてもらえる」と思われるので、建設的な意見が聞けます。

つまり80点の鍼灸師になることです。100点の鍼灸師は、自分とあまりにかけ離れていると思われて話しをしてもらえません。また60点の鍼灸師も馬鹿にされるので「こいつには何を言ってもダメだ」となります。だから患者さんと対等な関係を築きますが、かといって患者さんにタメ口を聞いてはなりません。馬鹿なことを言いつつも、医療知識は持っていることを知らせます。アスリートはオリンピックとかあるので満点が必要なのですが、鍼灸師はほんの一握りしか食っていけない世界ではないので、床屋と同じく80点を取っていればいいのです。

世間で失敗している鍼灸師は、患者に嘗《な》められまいと必要以上に自分を偉く見せています。そのため年齢より大きく見せたいために髭を生やしたりしています。そんなことしなくても、きちんと治れば患者を紹介してもらえます。私も30代や40代の頃は「若いけど、いい腕していると聞きました」と患者さんに言われました。それで「いや35です」とか「45です」と言うと、「そんなに歳だったんですか!」と返されます。この間も女子大生を治療していて「もう還暦だ」と言ったところ、「30代と思っていた」とビックリされました。だから年齢は治療技術と関係ないのです。

開業を成功させる方法ですが、中国には「没辦法《メイバンファ》」というのがあります。「どうしようもない」という意味ですが、それではダメなのです。クレームが来たら改善し、効果がないと言われたら有効な方法に変えることです。それが鍼治療でなくとも、西洋医学の方法であっても構わないのです。私は鍼灸の適応症でないと考えられる疾患で、病院を紹介してずいぶん感謝されました。それによって適切な病院を受診させ患者の利益を考えれば、感謝されて知り合いを紹介してもらえます。

例えば私は最近でも患者さんの口が臭いとか言いましたが、原因は唾液が少なくなったからだそうです。別の患者さんは、治療を終えて別の部屋から入ると臭いがするので、「蓄膿症の治療を受けたほうがいい」と言いました。普通なら失礼なことでしょうけれど、それによって患者は感謝するのです。蓄膿症は独特な匂いがします。蓄膿症などは脳に感染すれば眼が見えなくなったり、放っておけば腎臓病になったりします。そうした鍼以外のことも言えるような関係にしておくことが良いのです。そうすれば患者も鍼灸院が必要と考え、潰れないように協力するはずです。

鍼灸院を営業していくうえでは、どれだけ鍼灸書の内容が頭に入っているかが基礎です。だから一刻も早く、基礎的な知識を身につけなければならない。鍼と書名のある古書は一年もすれば読み終えるので、何度も読むことで頭に入ってきます。そうした鍼灸書だけでなく、現代の鍼灸書や西洋医学の書物を読んでおくことも必要です。治療は知識という面がありますから、知らなければ知らないほど患者に迷惑をかけます。だから稼《かせ》ぎの一定部分は書籍に投資します。そして三角筋と首の横、大腰筋や腰方形筋と大腿外側の痛みが関連していることを臨床から理解し、三角筋の凝りが頸部に上ってきたり、外側広筋の凝りが大腰筋に上ってくることから、天部と地部の標本兼施《ひょうほんけんし》することを知ります。こうした内容を私は書籍で知りましたが、当然にして小針刀のことも書物で知りました。

知識がなくて患者さんを助けられないことは罪であると、昔の鍼灸書にも記載してあります。ここに書いてある治療法が実行できることは最低レベルで、スタートラインに立ったらさらに先を目指さねばなりません。そして自分が深い専門知識を得たならば、それを後輩に伝えてゆくことが使命だと思います。だから最初は開業することから始めてください。そして治療したあとは、患者さんに症状がどう変化したのか尋ねてください。鍼は即効性があるので、直後効果で痛みが消えています。それを尋ねないで帰してしまう見学者がいますが、非常にもったいない。そんなことでは患者を師とすることができず、技術の進歩もありません。もし改善してなくても、これまでと同じ治療を続けますか？ということになる。「抜鍼したあと、どう症状が変化した？」と尋ねて、「聞いてません」と答えるようでは終わっています。また患者さんの鍼を抜かせてもらうことも重要な勉強なのですが、その際にグイグイ押して、患者さんから「あんたが抜くと痛い」とクレームが来る見学者もいます。そうなると抜鍼させてもらえず、どのように鍼が刺さっているか全く知りようがなくなります。見学者が抜鍼して痛ければ、私が抜鍼しても痛いはずですが、患者さんは違うと言います。見ていると抜鍼するときの押手の当たる皮膚が凹《へこ》んでいるのです。それでは他の刺さっている鍼が動いて痛いに決まっています。それを指摘しても治らない人は、「この人に教えるの？」と嫌気が差します。押手の強さを調べるには料理用の秤《はかり》で測ると良いのです。だいたい10～20 gならば合格です。

こうして治療者と同じぐらい痛みのないように抜鍼できれば、自分で治療したときも同じように切皮痛や抜鍼痛がなく治療できます。

見学者は抜鍼するときの痛みが分からないので、鍼を抜くとき無造作に抜きます。だから患者さんに「あの人に抜いて欲しくない」と言われるのです。また「抜鍼します」と言ってはいけません。患者さんは「抜鍼」という言葉が分からず、何をされるかと不安になります。だから「鍼を抜いていきます」と伝えます。難しい言葉を素人に使ってはならず、やさしい言葉で話しをします。

抜鍼を練習するには、自分の前腿に九本ほどの鍼を揚刺し、それを抜いていきます。そして押手が強いときの痛み、押手の弱いときの痛みを比較します。押手を弱くしろと言っても皮膚を凹《へこ》ませる人は、いっそ押手をしないほうが痛みがないのです。ほかにも押手圧を計るため、ゴムスポンジに鍼を刺し、それを料理用の秤《はかり》に乗せて抜鍼してみる方法もあります。ゴムスポンジの重さ＋押手圧になりますから、その差が10〜20 g以内になるよう押手圧を練習します。抜鍼が痛ければ刺入も痛くなるので、他の鍼灸師より切皮と抜鍼が下手ということになり、Ｂ級鍼灸師にはなれません。Ｃ級以下です。せめて痛くなく抜鍼できる、痛み少なく刺入できる並みの鍼灸師を目指すことです。切皮や刺入も痛いが、抜鍼も痛ければ、なかなか競争に打ち勝つのは厳しいです。だから患者さんに刺入と抜鍼を試す前に、自分の身体や身内の身体で練習することが肝要です。

そして最後に鍼灸師は、人体の断面写真を参照することが必須ですが、私は日本医事新報社の『ＭＲＩ断層解剖アトラス』を推奨します。

【著者】

浅野　周（あさの　しゅう）中国医学翻訳家　鍼灸師（北京堂鍼灸）

出版書籍

『完訳鍼灸大成』『刺鍼事故』『最新鍼灸治療165病』『美容と健康の鍼灸』『頭皮鍼治療のすべて』『火鍼マニュアル』『図説・霊枢現代語訳（鍼経）』（三和書籍）『全訳経絡学』『全訳中医基礎理論』『全訳中医診断学』『全訳鍼灸治療学』『全訳鍼法灸法学』『全訳鍼灸医籍選』『実用急病鍼灸学』『鍼灸院開業マニュアル』『鍼灸院開業マニュアル DVD Ⅰ・Ⅱ』（たにぐち書店）『鍼灸学釈難』『経外穴110選』『鍼灸実技71選』『急病の鍼灸治療』『難病の鍼灸治療』（源草社）『刺血療法（共著）』（緑書房）

略歴

1956年　島根県生まれ　1985年　学生時代に三寸三番を使った大腰筋刺鍼を開発
1987年　明治東洋医学院鍼灸科卒　1990年　北京中医学院針推系進修生終了
1990年　八束郡東出雲町にて自宅で北京堂を開業
1992年　松江北京堂を開業　翌1993年閉店　1995年　北京留学　翌1996年帰国
1997年　北京堂西川津店を開業　2001年閉店
1998年　北京堂ホームページを開設　治療法を公開
2004年　北京堂沼袋店を開業　2006年　北京堂生麦店を開業
2009年　北京堂松江店を開業　2010年　北京堂仙川店を開業
2011年　北京堂京都店を開業　2013年　北京堂綾瀬店を開業
このあとも続々と鍼灸院を開業させている。

超初心者用・鍼灸院治療マニュアル
—即効性のあるテクニック—

2016年 10月 27日　第1版 第1刷 発 行
2018年　7月　24日　第1版 第2刷 発 行

著 者　浅 野　周

発行者　高 橋　考
発行所　三 和 書 籍

〒112-0013　東京都文京区音羽2-2-2
TEL 03-5395-4630 FAX 03-5395-4632
info@sanwa-co.com
http://www.sanwa-co.com

ISBN978-4-86251-203-1 C3047

印刷所／製本　モリモト印刷株式会社

三和書籍の好評図書

Sanwa co.,Ltd.

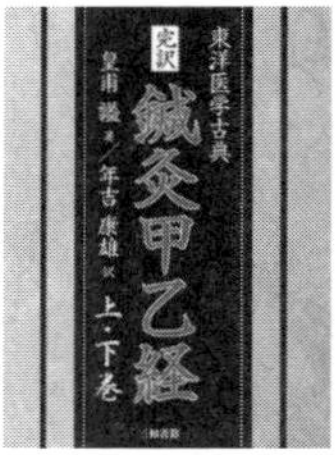

完訳 鍼灸甲乙経　上下巻

皇甫謐著／年吉康雄 訳
A5判／上製／ 1100頁　本体16,500円＋税

本書は『黄帝内經』の『素問』、『鍼經（霊樞）』、さらに『明堂孔穴鍼灸治要』を加えた三部書を元に、当時の文献・理論を皇甫謐が整理したものである。現存する最古の鍼灸古典といわれ、後の鍼灸理論に大きな影響を与えたばかりでなく、現在の鍼灸治療の根幹をなす重要な文献である。

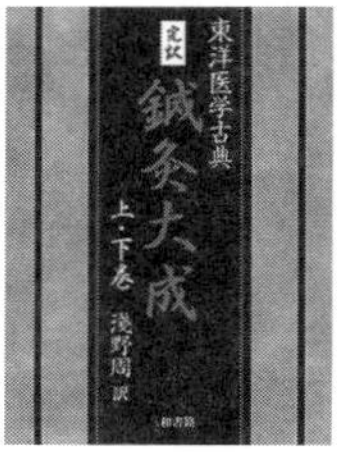

完訳 鍼灸大成　上下巻

楊継洲 著／淺野周 訳　四六判／上製／ 1444頁　本体14,286円＋税

本書は、明代末期に完成した鍼灸書の集大成で、後にも先にも、これを上回る本はないといわれている空前説後の作品です。明代末（１６０１年）に刊行されて以来、六～八年に一度は新版が出されるという大ベストセラー本です。

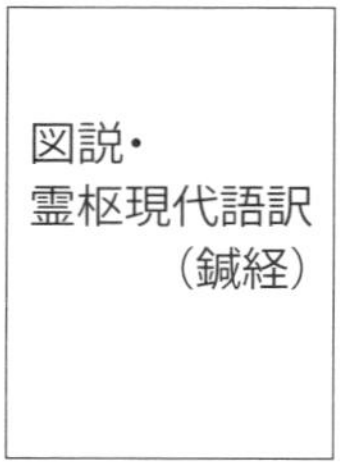

図説・霊枢現代語訳（鍼経）

淺野周 訳

●近日刊行予定

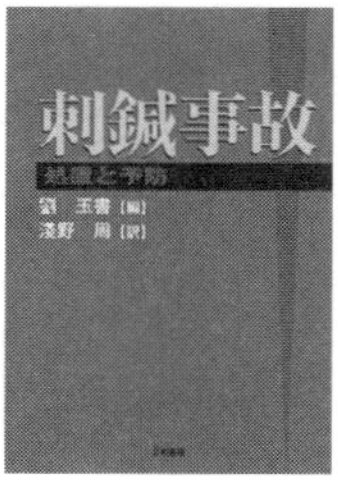

刺鍼事故　処置と予防

劉玉書 編／淺野周 訳　A5判／並製／ 406頁　本体3,400円＋税

中国で1998年11月に出版された『鍼刺事故・救治与預防』中医古籍出版社の翻訳本。著者は1988年に出版された『鍼刺事故類案選析』という本を補足して本書を作った。神経系、呼吸器系、循環器系、消化器系、泌尿生殖器系、視聴覚器官に対する間違った刺鍼例を列挙し、ミスをしてしまったときの症状などが述べられている。

三和書籍の好評図書

Sanwa co.,Ltd.

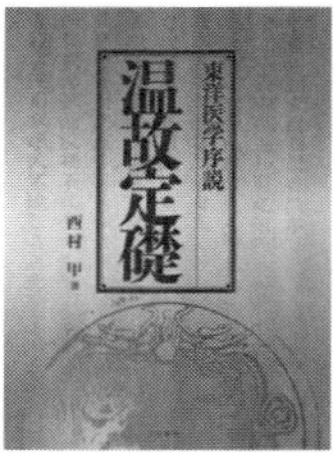

東洋医学序説 温故定礎

西村甲 著　鈴鹿医療科学大学東洋医学研究所所長

B5判／上製／ 549頁　本体9,000円＋税

漢方医学は中国の伝統医学を起源とし日本独自に発展したものである。診察者の直感で患者の具体的な症状・症候を取捨選択し、治療法を決定する。一方、中医学は複雑な理論が特徴で、その診断治療体系により弁証論治とも表現される。両医学には一長一短があり、それぞれの長所を活かし、短所を排除することで、よりよい伝統医学の確率を目指す指針となる必読書。

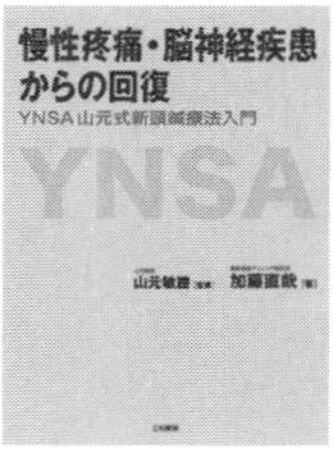

慢性疼痛・脳神経疾患からの回復

ＹＮＳＡ山元式新頭鍼療法入門

山元敏勝 山元病院 **監修**　**加藤直哉** 健康増進クリニック副院長 **著**

A5判／並製／ 200頁　本体3,300円＋税

世界で1万人以上の医師が実践する驚異の頭鍼治療法ＹＮＳＡ。すべての痛み、神経症状、不定愁訴などに即効性のある治療効果がある他、リハビリ以外に治療法がないとされる脳梗塞などにも顕著な効果を発揮する。

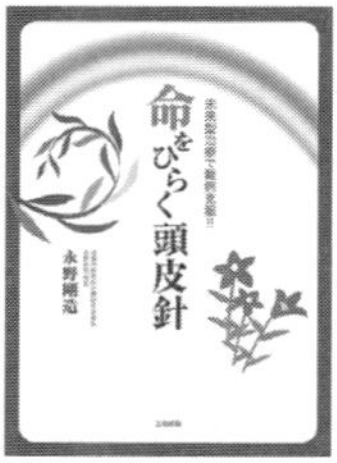

命をひらく頭皮針

永野剛造 著 自律神経免疫治療、研究会会長

A5判／並製／ 189頁　本体1,700円＋税

頭皮針治療は一般的には知られていないが、実は、頭皮にあるツボは健康になるための万能のツボである。そこに鍼（はり）を刺すと、通常の西洋医療では治らない難病が、たちまち治る場合もある。本書は、難病に悩む方だけでなく、一般の方にも読んでいただけるように、植物状態などの状態から頭皮針治療で復活した方の症例や、医療において東洋医学・頭皮針が置かれている現状等、治療の全貌を詳細に伝えている。

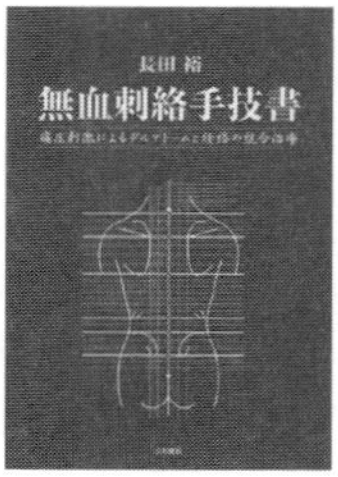

無血刺絡手技書

痛圧刺激法によるデルマトームと経絡の統合治療

長田裕 著　**B5判／並製／ 149頁**　本体6,000円＋税

医学界に衝撃を与えた前著『無血刺絡の臨床』の続編。本書は、脳神経外科医である著者がデルマトーム理論を基に臨床経験を積み上げる中で無血刺絡の実技を改良してきた成果を解説した。

三和書籍の好評図書

Sanwa co.,Ltd.

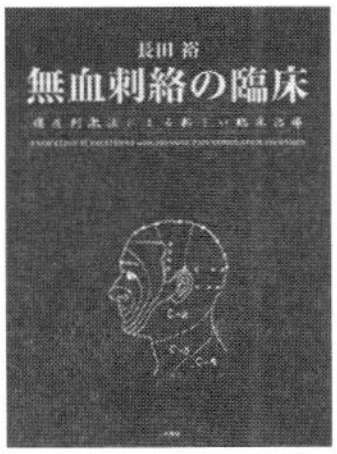

無血刺絡の臨床　痛圧刺激法による新しい臨床治療

長田裕 著

B5判／並製／ 307頁　本体9,000円＋税

薬を使わず刺抜きセッシを用いて皮膚を刺激する新治療法。鍼治療の本治法を元に、東洋医学の経絡経穴と西洋医学のデルマトームとを結びつけ融合させた新しい髄節刺激理論による新治療体系である。この治療法は副作用や危険を伴うことはなく、安全にかつ有効に不愉快な諸症状あるいは疾病の改善に役立つものと考えられている。

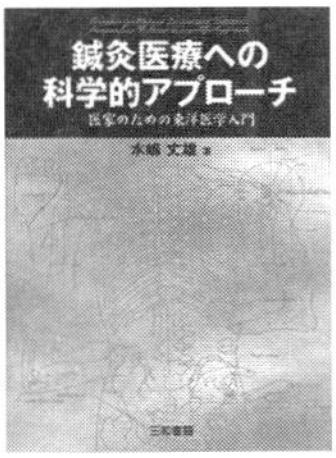

鍼灸医療への科学的アプローチ

医家のための東洋医学入門

水嶋丈雄 著　水嶋クリニック院長

B5判／上製／ 120頁　本体3,800円＋税

本書は、これまで明らかにされてこなかった鍼灸治療の科学的な治療根拠を自律神経にもとめ、鍼灸の基礎的な理論や著者の豊富な臨床試験にもとづいた実際の治療方法を詳述している。現代医療と伝統医療、両者の融合によって開かれた新たな可能性を探る意欲作。

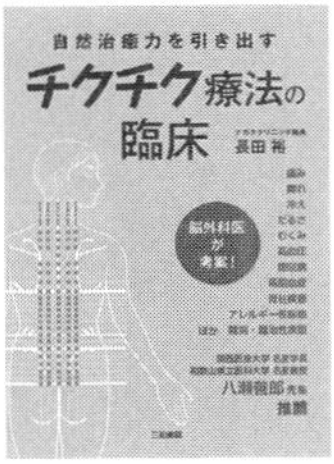

チクチク療法の臨床

長田裕 著

A5判／並製／ 226頁　本体3,000円＋税

一般向けの入門実用書として刊行した『自分でできるチクチク療法』よりワンランク上の知見を求める読者のために、本書は専門家のニーズにも応えられる内容として、難病を含む広汎な疾患に効果のあるこの治療法の治療症例を疾患別に数多く紹介、また、その治療理論を解説した。

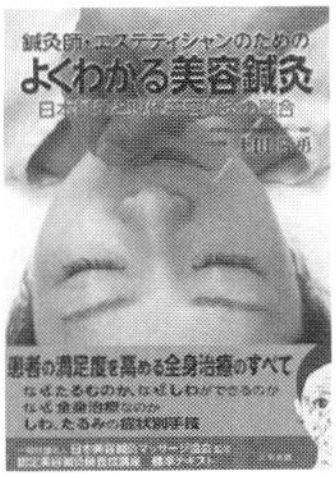

鍼灸師・エステティシャンのための よくわかる美容鍼灸

上田隆勇 著
一般財団法人 日本美容鍼灸マッサージ協会会長
美容鍼灸・自律神経調整専門サロン ブレア元町院長

B5判／並製／ 223頁　本体6,000円＋税

近年広がりを見せる美容鍼灸。単なるエステと異なり、全身を調整をしながら体の根本改善（本治）を行い、同時に肌の局所を改善（標治）して、体の中から綺麗になるのが美容鍼灸。本書は、こうした考えの下にまとめられた一般財団法人日本美容鍼灸マッサージ協会の公式テキストである。